QUÉ HACER CUANDO EL DIAGNÓSTICO ES CÁNCER

Dr. David Simon

Qué hacer cuando el diagnóstico es cáncer

Un manual de enfoque holístico que integra sabidurías nuevas y centenarias, orientales y occidentales, para ofrecer consejos prácticos, apoyo y esperanza a cuantos pasan por este trance

Prólogo del Dr. Deepak Chopra

U R A N O

Argentina - Chile - Colombia - España
Estados Unidos - México - Uruguay - Venezuela

Título original: *Return to Wholeness*
Editor original: John Wiley & Sons, Inc., Nueva York
Traducción: José M. Pomares

Aribau, 142, pral. - 08036 Barcelona
www.mundourano.com
www.edicionesurano.com

ISBN:84-7953-516-4
Depósito legal: B. 45.510 - 2002

Fotocomposición: Ediciones Urano, S. A.
Impreso por Romanyà Valls, S. A. - Verdaguer, 1 - 08786 Capellades (Barcelona)

Impreso en España - *Printed in Spain*

A mis queridos hijos
Max y Sara.
Que la integridad sea vuestra compañera
todos los días de vuestras vidas.

En memoria de
Jill Simon Bernstein,
cuya presencia y ausencia
cambiaron nuestras vidas para siempre.

Índice

Prólogo

Por Deepak Chopra

La vida es una magnífica paradoja. En último término, somos seres espirituales que vibran como energía consciente, al tiempo que aparecemos como entidades físicas hechas de carne y hueso. Al identificarnos principalmente con nuestros cuerpos físicos, situados en el tiempo y en el espacio, sujetos a las leyes de la entropía y de la descomposición, somos susceptibles al temor, la angustia y la enfermedad. Al recordar nuestra verdadera naturaleza como Espíritu, se abre el velo de la ignorancia basada en el ego y podemos atisbar entonces a nuestro Yo esencial como algo eterno, ilimitado y completo. Tanto si considera estar en buena forma física como si padece una enfermedad amenazadora para la vida, el don más valioso que pueda proporcionarle cualquier persona querida o entregada a su cuidado consiste en recordarle que lo verdaderamente *real* de sí mismo no puede sucumbir a la enfermedad y morir.

En este hermoso libro, escrito por mi querido amigo y colega el doctor David Simon, se anima a los lectores a despertar al propio sanador interior, que constituye la base de toda transformación. Con amor, compasión y una gran sensibilidad, David nos recuerda que afrontar nuestra mortalidad nos ofrece una ventana de acceso a nuestra inmortalidad. En el interior de todos nosotros existe una reserva de energía, creatividad y vitalidad, cuyas corrientes curativas podremos aprovechar mediante el uso de las herramientas prácticas indicadas en este libro.

El enfoque general de este libro ha demostrado tener poderosos efectos positivos sobre la vida al ser aplicados en el Centro Chopra para el Bienestar, situado en La Jolla (California). El doctor Simon ha ayudado a conducir a muchos cientos de personas con cáncer por el camino de su curación, gracias al programa expuesto en este libro, que ahora se ofrece en las instituciones de atención sanitaria de Estados Unidos. Abrigo la más ferviente esperanza y convicción de que este libro contribuirá a catalizar una genuina transformación en nuestra forma de enfocar la enfermedad, que integra lo mejor de la tecnología médica occidental con el respeto y la comprensión de nuestras más profundas fuerzas curativas naturales. Si se enfrenta a un cáncer, o a cualquiera otra enfermedad grave, le animo a que permita que la sabiduría contenida en estas páginas le nutran, guíen y apoyen. Me siento agradecido con David, por haber escrito un libro que nos ayuda tan claramente a regresar hacia nuestra verdadera fuente: nuestro derecho de nacimiento a la integridad completa.

Agradecimientos

Son muchas las personas queridas que han participado en el nacimiento de este libro, incluidos miembros de la familia, amigos íntimos, colegas y pacientes. A cada uno de los que hayan compartido tan amablemente conmigo sus alegrías y penas, fortalezas y debilidades, percepciones e informaciones, expreso desde aquí mi más profundo aprecio.

También tengo contraída una deuda especial de gratitud con:

Stephen Bickel, Danielle Dorman, Jeremy Geffen y Gayle Rose, Deepak y Rita Chopra, Muriell Nellis y Jane Roberts, Tom Miller, Myron, Lee Shirley, Howard, Dana, Samantha, Melissa, Judy, Al, Bruce y Lori.

Y con mi querida esposa Pam, cuya amorosa relación me completa.

Agradecimientos

[illegible]

[illegible]

[illegible]

Introducción

> En la claridad de una mente serena hay espacio para todo lo que ocurre en cada momento, y también para lo que pueda ser posible.
>
> RAM DASS

Te informan que tienes cáncer y, en ese mismo instante, te cambia la vida. Un torrente de sentimientos inundan la conciencia. Incredulidad, consternación, angustia y terror pugnan por dominarla, con una perturbadora emoción que se transforma en otra sin solución de continuidad, sin fronteras claras. Cada uno de esos sentimientos enmascara una emoción mucho más primordial: temor. Temor al dolor, a la desfiguración, a la dependencia, la lamentación, la pérdida..., temor a la muerte. Y junto con la activación de esa emoción básica, surge una cascada química de hormonas del estrés, el resultado de millones de años de evolución, que inunda tu cuerpo y te impulsa a luchar o a huir.

Lamentablemente, y a diferencia del extraño furtivo que encuentras en un callejón mal iluminado, lo que provoca el pánico no está ahora fuera de uno mismo y no hay lugar alguno al que puedas escapar de esta amenaza. Te sientes más bien traicionado por tus propias células, y esa deslealtad no hace sino aumentar el nivel de angustia y desesperación. Preguntas fundamentales surgen entonces en tu agitada mente: ¿cómo me puede estar sucediendo esto a mí? ¿Qué he hecho para merecerlo? ¿Qué me va a suceder? ¿Quién se ocupará de mis hijos? ¿Voy a morir?

Cuando a uno le informan que tiene cáncer, todas esas reacciones son naturales. Aunque aceptamos intelectualmente que nuestros cuerpos físicos terminarán por descomponerse, experimentamos invariablemente una conmoción al enterarnos de que nos enfrentamos a una enfermedad grave. Es muy rara la persona capaz de navegar con naturalidad por las turbulentas aguas a las que nos arroja el cáncer. Y, sin embargo, en medio de toda esta tormenta no deseada se encuentra una oportunidad para echar un vistazo en profundidad a la vida. Confío en inspirarle y animarle con la idea de que, por medio del poder inherente en su corazón y en su mente, puede tomar un rumbo que le conducirá hacia un lugar de profunda curación.

Casi inmediatamente después de enterarse de su verdadero estado, tiene que enfrascarse en un proceso destinado a delimitar su enfermedad y concebir una estrategia terapéutica para afrontarla. Con ello, se le suelen plantear toda una nueva serie de preguntas: ¿Qué más puedo hacer para mejorar mis perspectivas? ¿Cómo puedo estimular mi respuesta curativa interna, para intensificar el beneficio de los tratamientos médicos? ¿Cómo me puedo convertir en un participante activo, en lugar de pasivo, en mi propio viaje terapéutico?

Este libro está escrito para todos aquellos que se hacen estas preguntas. Se ocupa de educar y capacitar a las personas que afrontan un cáncer, de modo que puedan mejorar la calidad y, muy posiblemente, también la cantidad de su vida. No es un libro destinado a promover enfoques alternativos para el tratamiento del cáncer que puedan sustituir a las mejores atenciones médicas occidentales, pues estoy profundamente convencido de que los medicamentos utilizados adecuadamente, la cirugía y los tratamientos de radiación forman una parte tan importante de la atención holística del cáncer como una buena nutrición, la herboristería y las técnicas guiadas de formación de imágenes positivas. No obstante, está claro que muchas de las personas que afrontan un cáncer tienen necesidades físicas, emocionales y espirituales que no se abordan en los programas oncológicos modernos. El presente libro intenta contribuir a cubrir esas necesidades.

• • •

Descubrir que uno mismo o una persona querida padece cáncer es un acontecimiento que transforma la vida. De una forma automática y casi instantánea, el cáncer le lanza a uno y a las personas queridas a un período de crisis. La palabra china para designar una crisis, *Wei-ji*, es una combinación de los símbolos que indican peligro y oportunidad. Aunque nadie elige conscientemente desarrollar una enfermedad grave, muchas personas miran hacia atrás y consideran su desafío con el cáncer como la experiencia más importante y significativa de sus vidas. A la vista de los numerosos y perturbadores sentimientos que le agobian a partir del momento en que se le informa del diagnóstico, le resultará inimaginable la sugerencia de que esta enfermedad pueda considerarse en algún momento como un don. Y, no obstante, con una nueva perspectiva, este viaje no intencionado podía ofrecer grandes oportunidades para el crecimiento personal y la sabiduría, capaces de nutrir su cuerpo, mente y espíritu de formas sin precedentes.

Mi objetivo con este libro consiste en guiarle a lo largo del desconocido terreno en el que se encontrará durante su viaje terapéutico. Al ofrecerle la comprensión y las herramientas para acceder a su poderosa reserva de curación interna, confío en aportarle un verdadero ánimo y convicción de que puede influir positivamente sobre el curso y el significado de su enfermedad. Sus pensamientos, emociones y decisiones en la vida pueden crear a su alrededor un ambiente interior y exterior de curación.

No pretendo sugerir con ello que, por el simple hecho de adoptar un estado de ánimo alegre, o de repetirse continuamente afirmaciones positivas, el cáncer se evaporará de algún modo mágico. Lo que se necesita es más bien un verdadero cambio en la percepción que crea la oportunidad para una nueva interpretación del desafío al que se enfrenta. Alcanzar una buena comprensión de la conexión entre la mente y el cuerpo apoya la idea de que nuestras percepciones e interpretaciones del mundo que nos rodea (los sonidos, las sensaciones, lo que vemos, los sabores y los olores) se traducen en códigos químicos que orquestan la sinfonía de energía e información de nuestro cuerpo. Todo aquello que permitimos penetrar en la red de nuestra mente-cuerpo, ya sea la quimioterapia, los alimentos nutritivos, las hierbas equilibradoras, la música suave o las emociones amorosas, transforma la sustancia misma de nuestra vida y puede suponer la diferencia entre el bienestar y el sufrimiento, entre la vida y la muerte.

Nuestra interpretación de cada uno de los acontecimientos que suceden en la vida se convierte en último término en nuestro registro de la realidad, y nuestras expectativas para el futuro se ven influidas por nuestros recuerdos e interpretaciones del pasado. Si hemos observado a amigos o familiares luchar contra el cáncer, nuestras expectativas se verán configuradas por esa experiencia. Y, sin embargo, es importante recordar que ante el cáncer se pueden dar tantas respuestas diferentes como personas se enfrentan a la enfermedad, muchas de las cuales han logrado recuperar la salud.

El gran don del ser humano es la capacidad para aprender nuevas formas de percibir e interpretar los desafíos de la vida. Podemos ir más allá de los modos reflexivos y reactivos de respuesta y utilizar nuestra creatividad para encontrar nuevas soluciones. Si estamos dispuestos a efectuar cambios en nuestra forma de enfocar la vida, podemos incorporar nuevas formas de estimular nuestra respuesta curativa. La fuerza de la evolución abarca la posibilidad de encontrar soluciones que no se habían intentado hasta entonces. A lo largo de este libro, resalto que son nuestras propias decisiones las que pueden constituir toda la diferencia. Podemos ser participantes activos en nuestra recuperación. Podemos aprender a invocar conscientemente la sabiduría de la naturaleza, que es la fuente definitiva de toda curación.

Mi interés por la curación se remonta a mucho tiempo atrás. Antes de ingresar en la Facultad de Medicina, estudié antropología y me concentré en cómo se apoyaban los métodos curativos en las sociedades de todo el mundo. Aprendí así que, en casi todas las culturas de la Tierra, se ha considerado la enfermedad como una pérdida de integración entre cuerpo, mente y espíritu. La recuperación de la salud exigía buscar el punto de interrupción de ese continuum para reactivar la conexión. El apoyo amoroso de la familia y de la comunidad, las representaciones dramatizadas de los mitos destinadas a evocar la percepción emocional, y los rituales espirituales con los que se trataba de conectar al paciente con un poder superior, fueron elementos tan esenciales como los medicamentos, el apoyo nutricional y las terapias físicas. La experiencia del médico no estribó únicamente en comprender la enfermedad, sino también en conducir a sus pacientes hacia el descubrimiento del significado psicológico y espiritual de su enfermedad.

Al ingresar en la Facultad de Medicina me sentí decepcionado al descubrir que ese concepto más amplio de la enfermedad y la salud apenas si era reconocido en la medicina científica occidental. Buscando formas de integrar los aspectos emocional y espiritual de la medicina, investigué una extensa gama de sistemas médicos alternativos: acupuntura, técnica de Alexander, quinesiología aplicada, aromaterapia, remedios de las flores de Bach, terapia quiropráctica y craneosacral, herboristería, homeopatía, macrobiótica, Qi Gong, Reiki, Rolfing, técnica sacrooccipital, Shiatsu, contacto terapéutico, Traeger y varias más, en cada una de las cuales descubrí un conocimiento de una fuerza vital que trascendía el reduccionismo material; no obstante, seguía experimentando la necesidad de encontrar una estructura unificadora que abarcara todas las modalidades curativas.

Al descubrir el Ayurveda, el sistema médico tradicional de la India, tuve la sensación de haber llegado a la Tierra Prometida. El Ayurveda, que significa «ciencia de la vida», ofrece una estructura holística para la curación que abarca cuerpo, mente y espíritu. Lo que distingue el Ayurveda de otros sistemas no son las hierbas específicas del Himalaya o las técnicas de masaje, sino más bien su perspectiva globalizadora que nos permite integrar modalidades curativas que van desde la cirugía psíquica a la neurocirugía. Una historia clásica sobre Jivaka, el médico personal de Buda, ilustra la naturaleza holística del Ayurveda. Al presentarse para ocupar una plaza en una facultad médica ayurvédica, a Jivaka se le encargó que encontrara sustancias que no se pudieran utilizar medicinalmente. Varios días más tarde, regresó con las manos vacías, diciendo que no había podido encontrar una sola sustancia que no tuviera un valor terapéutico potencial. Cada flor, árbol y hierba, cada mineral y criatura, el viento, el sol y el mar, todos tienen propiedades curativas potenciales si se utilizan apropiadamente.

«Cuando la única herramienta de que dispones es un martillo, todo te parece un clavo», dice un refrán que puede aplicarse fácilmente a la atención sanitaria que se dispensa hoy en día. Los médicos utilizan medicamentos, los acupuntores emplean agujas, los quiroprácticos usan los ajustes, y cada uno de ellos funciona en ciertas situaciones. El valor aportado por el Ayurveda no es tanto el de ser otra modalidad alternativa, sino más bien el de emplear un lenguaje común al que puede traducirse toda disciplina curativa. El Ayurveda ve la vida como un intercambio de energía e información entre los individuos y su medio ambiente. Si nuestro medio ambiente nos aporta nutrición, nos encontramos perfectamente; pero si el medio ambiente ofrece toxicidad, languidecemos. En consecuencia, la clave para la curación y la salud consiste en aprender a transformar la toxicidad en sostenimiento.

A lo largo de este libro utilizaré conceptos ayurvédicos, aunque he preferido evitar la terminología sánscrita, con la intención de eliminar cualquier barrera que impida obtener el mayor beneficio posible de estos principios holísticos. Para los que se interesen en profundizar en este cuerpo de conocimientos en plena expansión, encontrarán una bibliografía ayurvédica en el Apéndice. Estoy profundamente convencido de que las intemporales tradiciones sabias pueden aumentar enormemente el valor de nuestra búsqueda de un mayor bienestar, y confío en que este libro demuestre los beneficios ilimitados de integrar las tradiciones curativas antiguas y modernas.

• • •

Aunque me formé como neurólogo y no como oncólogo, he apoyado personalmente a cientos de pacientes que se enfrentan al cáncer. Tanto en aquellas ocasiones en las que he dirigido el tratamiento de personas que padecen de tumores que afectan al sistema nervioso, como cuando he desarrollado programas mente-cuerpo para personas que se enfrentan a un cáncer, en el Centro Chopra para el Bienestar, me he sentido repetidamente impresionado por la oportunidad espiritual que presenta una enfermedad grave. El cáncer nos impulsa a afrontar nuestra mortalidad y, al hacerlo así, a aceptar nuestra inmortalidad. Al encontrarnos ante la posibilidad real de la muerte, se ve alterado todo nuestro concepto del tiempo. Los temas no resueltos del pasado y los objetivos materiales para el futuro pierden entonces buena parte de su importancia. Cada día adquiere un nuevo significado y propósito, en la medida en que nuestras prioridades se realinean y pasan desde los temas materiales a los emocionales, y de éstos a los espirituales. Pierden importancia aquellos aspectos de nuestra vida que tienen un valor limitado o transitorio, al mismo tiempo que aparecen en un primer plano aquellos que son verdaderamente importantes para nosotros.

He visto cómo familias alejadas entre sí se reunían cuando a uno de sus miembros se le diagnosticaba un cáncer. A menudo he visto a personas que se han recuperado de un cáncer y que luego han dejado puestos de trabajo con los que se habían sentido satisfechos durante toda una vida, para seguir aquellos sueños que habían abrigado durante tanto tiempo. Y, con raras excepciones, las personas que se enfrentan a una enfermedad grave se esfuerzan por descubrir el significado más profundo de sus vidas, avanzando para ello conscientemente hacia un camino espiritual que ofrece la esperanza de la eternidad.

En este libro confío en convencerle de algo muy radical. Usted, su verdadero Yo, no tiene cáncer. Es posible que en su cuerpo haya células malignas, que su mente lo defina como un «paciente de cáncer» o «superviviente de un cáncer», pero la naturaleza esencial del ser que es usted está más allá de la enfermedad. No es usted una máquina física con capacidad para generar conciencia, sentimientos e ideas. Es usted un campo localizado de inteligencia situado en un vasto universo de conciencia. Es usted conciencia manifestada... En su núcleo, es usted Espíritu y, como tal, no puede enfermar, del mismo modo que no puede morir.

Un texto sagrado de los *Upanisads* afirma:

> En la ciudad de Brahmán hay una morada secreta, el loto del corazón. Dentro de esa morada hay un espacio, y dentro de ese espacio está la realización de nuestros deseos. Deberíamos aspirar a alcanzar y realizar lo que hay dentro de ese espacio...
>
> No temas nunca que la vejez invada esa ciudad; no temas nunca que ese tesoro interno de toda realidad se marchite y se corrompa. Porque eso no conoce edad cuando el cuerpo envejece, eso no conoce la muerte cuando muere el cuerpo. Esa es la verdadera ciudad de Brahmán, es el Yo, libre de la vejez, de la muerte y del dolor, del hambre y la sed.[1]

Diane Connelly dijo en cierta ocasión: «Toda enfermedad es melancolía del hogar». La verdad de esta afirmación sugiere que la curación es el proceso de llegar al hogar. ¿Dónde está el hogar? No es nuestro cuerpo, ni es nuestra mente, pues esos aspectos de nosotros mismos se encuentran en un flujo constante y dinámico. El hogar es la fuente de todos nuestros pensamientos y sentimientos, es la base de nuestro ser, es el campo de conciencia que nos une con toda la existencia. Nuestra naturaleza esencial es la integridad completa y la santidad. Confío en que este libro le ayudará a redescubrir su hogar, le indicará el camino para que pueda usted regresar a la integridad completa, a la totalidad.

1
Comprender el cáncer

A través de las ventanas de la ciencia moderna y de las tradiciones curativas intemporales

La fusión de la intuición y de la razón proporcionará la sabiduría para la resolución de la lucha en la que nos hallamos comprometidos.

JONAS SALK

De niño imaginaba que un duende vivía debajo de mi cama. Estaba seguro de que esa bestia esperaba para materializarse a que mis padres apagaran la luz de la lámpara de mi habitación. Lo imaginaba esperando ávidamente a que yo colocara un pie sobre el suelo, preparado para devorar mi cuerpo tierno. Si tenía necesidad de vaciar la vejiga, después de que me hubieran acostado, encontraba toda clase de complicadas estratagemas para evitar tocar el suelo, y llegaba a subirme al aparador y a saltar sobre sillas tapizadas para llegar hasta la puerta. Ni siquiera era capaz de considerar la idea de mirar bajo la cama para comprobar si había realmente algo que justificara mis temores. En un cierto nivel, disfrutaba con el peligro y el desafío de superar en ingenio a mi terrible duende.

Sería maravilloso pensar que podríamos evitar el cáncer si fuésemos lo bastante inteligentes para soslayar sus acciones solapadas. Aunque el cáncer sea en muchos aspectos el duende de nuestra sociedad, a esta enfermedad no se la puede engañar con ilusiones o engaños. El cáncer nos desafía en cada nivel de la vida: ambiental, físico, emocional, intelectual y espiritual. Si queremos comprender el cáncer y pasar más allá, tenemos que estar dispuestos a mirarlo directamente a la cara y comprometernos con toda resolución a escuchar su mensaje.

El cáncer es una enfermedad de nuestro tiempo. Cada vez que el tubo de escape de mi coche expulsa humos, que compro un tomate en el que no se observa ni la menor huella de daños causados por insectos, o que no reciclo un recipiente de plástico, contribuyo a aumentar nuestro riesgo colectivo de contraer cáncer. Se ha calculado que más del 80 por ciento de los cánceres son influidos por aspectos ambientales.[1] Eso incluye no sólo los factores ambientales más evidentes, como el tabaco, el asbesto y la radiación ultravioleta, sino que también tiene en cuenta los riesgos de las dietas con alto contenido en grasas tan habituales para la mayoría de estadounidenses. Y es casi imposible explicar los efectos nocivos que causa el estrés moderno sobre la capacidad de nuestro sistema inmunitario para reconocer y eliminar las células malignas.

El cáncer es un proceso complejo en el que intervienen algunos factores que podemos controlar, y otros que no podemos. Lo mismo que sucede con la oración de Alcohólicos Anónimos, es útil saber qué cosas podemos cambiar, qué cosas no podemos, y cómo distinguir la diferencia. Los alimentos que comemos, las toxinas que ingerimos sabiéndolo, las formas que tenemos de utilizar nuestros cinco sentidos y cómo expresamos nuestras emociones..., todo eso está bajo nuestro control. Podemos elegir el aceptar sólo aquellas influencias que afirman la vida y eliminar las otras influencias tóxicas.

Nuestra constitución genética, que incluye nuestra heredada vulnerabilidad a la enfermedad, se encuentra más allá de nuestro propio control consciente. Del mismo modo, el aire que respiramos, el agua que bebemos, las sustancias químicas de nuestro suelo, las toxinas que hay en el lugar donde trabajamos y los campos eléctricos que nos rodean no suelen estar bajo nuestro control personal, pero representan nuestra tolerancia colectiva a la toxicidad reinante en nuestro ambiente. La conciencia de la relación íntima con la ecología de la Tierra vuelve a despertar, y pronto contaremos con una masa crítica de gente comprometida con devolver la calidad de vida a nuestro planeta. A medida que eso se despliegue, se transformarán los niveles de pureza personal y ambiental, y entonces se comprenderá el cáncer bajo una nueva luz.

Descubrir el cáncer

Mi brillante amiga, la doctora Candace Pert, una de las pioneras en el campo de la medicina mente-cuerpo, utiliza una divertida diapositiva en sus presentaciones médicas. Muestra la lápida de una persona que vivió noventa y cinco años, con una inscripción que dice: «¿Lo ven? ¡No fue psicosomático!». Veo cada año a muchas personas que permiten que sus temores al cáncer erosionen su calidad de vida cotidiana. Una mujer que asistió a la batalla librada por su madre contra el cáncer de mama, está convencida de que sólo es una cuestión de tiempo que ella misma sufra un destino similar. Un hombre, cuyo hermano mayor tuvo un cáncer de colon, sigue obsesionado por su función intestinal, convencido de que cada episodio de estreñimiento preanuncia un estado maligno. Las personas que experimentan un intensificado temor al cáncer parecen seguir una de dos rutas. En una de ellas, se atormentan ante cada síntoma físico, convencidas de que anuncia un problema grave. Acuden con frecuencia a la consulta del médico, convencidas de que esta vez recibirán la mala noticia que tanto tiempo llevan esperando.

El otro enfoque consiste en negar el problema, confiando en que, de ese modo, desaparezca cualquier síntoma. Una mujer con un pecho fibroquístico se palpa una pequeña hinchazón, pero se niega a comentárselo a su médico. Está preocupada todo el tiempo, pero evita afrontar la situación directamente. Luego

—y esto con más frecuencia que el caso contrario— resulta que la mamografía que finalmente acepta hacerse es completamente normal, y entonces se da cuenta de que ha pasado largas semanas de innecesaria angustia.

La ansiedad asociada con esta enfermedad puede ser tan devastadora como la propia enfermedad. Hace poco vi en el Centro Chopra a una mujer convencida de que padecía un cáncer de tiroides. Me contó, con lágrimas en los ojos, que su médico le había detectado diez años antes una ligera hinchazón en el cuello. A pesar de que el médico no había planteado la posibilidad de que aquello fuera cáncer, ella quedó convencida de que ese era su problema y evitó desde entonces cualquier clase de atención médica, aterrorizada ante la posibilidad de que confirmaran sus peores temores. Después de examinarla, no encontré ningún problema. Al preguntarle cuándo era la última vez que se había notado el bulto, me contestó que ¡hacía más de diez años! A pesar de la más completa ausencia de cualquier anormalidad física, esa mujer había vivido durante sus últimos diez años sumida en el sufrimiento, temerosa de ver acortada su vida por el cáncer.

A lo largo de este libro propugno un camino intermedio. Al entrar en el siglo XXI sería tan lamentable negar los indudables avances de la medicina moderna como el valor curativo de las hierbas. Aunque este libro propone la utilización de enfoques holísticos para ayudar a las personas que afrontan directamente un cáncer, apoyo de forma plena el uso de las tecnologías de detección precoz de que se dispone. Los exámenes físicos regulares, la mamografía, los niveles de antígeno específico de la próstata (PSA), los frotis del cuello del útero (frotis cervicales) de Pap, los exámenes cutáneos y los exámenes rectales con pruebas para detectar sangre oculta, son herramientas importantes para detectar cánceres en sus fases más precoces y tratables. Si observa un cambio en su cuerpo, ¡preste atención! La negación y el retraso no sirven en último término al proceso curativo. Si algo anda mal, descubra lo antes posible qué es y de qué opciones terapéuticas dispone. Y, lo más importante, encuentre a un asesor médico en quien pueda confiar para que le conduzca comprensivamente y con mano experta a través de la maraña de alternativas disponibles. A pesar de lo mucho que nos asuste afrontar directamente nuestros desafíos, en último término es el único camino que conduce hacia la verdadera curación.

Mirar el cáncer desde un enfoque mente-cuerpo basado en la conciencia

Más adelante, en este mismo capítulo, explicaré la actual comprensión científica de qué es el cáncer, cómo se desarrolla y qué suele hacer la medicina moderna para combatirlo. Pero antes quisiera considerar el cáncer de una forma diferente. Este nuevo enfoque intenta comprender el mensaje que nos dirige como individuos y como sociedad. Esta perspectiva genera toda una serie de preguntas que tenemos que explorar abiertamente si queremos superar el sufrimiento que produce el cáncer.

¿Cuál es el significado más profundo de esta enfermedad que crea tanta angustia?
¿Qué nos está diciendo el cáncer sobre nuestra forma de vivir?
¿Qué podemos hacer para cambiar el impacto que tiene el cáncer sobre nosotros, como individuos y como comunidad?

Se trata de grandes preguntas que no tienen respuestas fáciles. No obstante, vale la pena buscar el significado de esta enfermedad porque nos ofrece tesoros potenciales que, quizá en estos momentos, le parezcan inimaginables. Sólo espero que las preguntas planteadas en este libro le motiven para examinar en profundidad su propia mente, su corazón y su alma para descubrir el significado del desafío que supone el cáncer.

Exploremos antes que nada lo que sucede cuando el cuerpo funciona de una manera saludable. Es, en realidad, un milagro el hecho de que los billones de células de nuestro cuerpo, todas ellas derivadas del óvulo primordial fecundado, sean capaces de realizar sus millones de funciones mantenedoras de la vida de una manera totalmente coordinada. Cada célula cumple un papel específico, al tiempo que contribuye a la totalidad de la fisiología mente-cuerpo. Las células del hígado, por ejemplo, son capaces de desintoxicar la sangre, almacenar y liberar moléculas de azúcar y metabolizar el colesterol, al mismo tiempo que controlan los niveles de docenas de hormonas, digieren el pigmento hemoglobina y reproducen las células hijas. A poca distancia del hígado, las células del colon absorben fluido, impulsan los residuos de la cena de ayer a lo largo del tracto y controlan la concentración de bacterias. Las células del cuerpo, los componentes fundamentales de la vida, realizan su multitud de tareas de una manera coordinada que supera con mucho nuestra concepción de lo que es un poder organizado.

En toda tradición intemporal de la sabiduría curativa existe el reconocimiento de una fuerza vital que unifica y coordina la inteligencia biológica. En la medicina tradicional china se la llama *chi* y se describe como la energía vital que circula por sutiles canales llamados meridianos. Esa constituye la base de los tratamientos de acupuntura, diseñados para eliminar los obstáculos que impiden el libre flujo de esa fuerza vital. En el Ayurveda, la energía principal que crea y mantiene la vida se llama *prana*, que significa «el impulso primario». Mientras fluya el prana, se mantiene la vida. Cuando el cuerpo ya no es capaz de funcionar de una forma coherente que apoye el flujo de la fuerza vital, termina la vida del individuo. Inmediatamente antes y después de la muerte, el cuerpo está compuesto por el mismo conjunto de sustancias bioquímicas, pero la vida contiene la fuerza vital unificadora que anima a nuestras moléculas y nos convierte en seres vivos que respiramos.

¿Qué es esta fuerza unificadora que organiza ese complejo conjunto de sustancias bioquímicas en un ser humano dotado de conciencia, con capacidad para pensar, sentir y actuar? Esa pregunta se encuentra en el núcleo mismo del nuevo paradigma de la vida y la salud que está floreciendo en nuestra sociedad mientras pasamos por la transición desde una perspectiva material a otra de información, basada en la conciencia. Después de doscientos años de una visión del mundo en la que se consideró que sólo merecía la pena prestar atención a la realidad física, el alba de la era de la información anuncia una nueva visión que acepta la conciencia como una fuerza real. A medida que estos principios impregnan toda la sociedad, va surgiendo un nuevo enfoque con respecto a la salud y la enfermedad.

En mi primer día en la Facultad de Medicina, hace ya casi veinticinco años, inicié el estudio de la salud diseccionando un cadáver humano. El mensaje implícito que recibimos, tanto yo como mis compañeros, fue que la clave para comprender la salud se inicia con la comprensión de la muerte y la enfermedad. Y digo implícito, porque en la mayoría de las facultades modernas de medicina sólo se produce una discusión muy limitada acerca de la filosofía básica de la vida y de la muerte, de la salud y de la enfermedad. La mayoría de las instituciones suponen más bien que los futuros médicos comprenderán que su papel consiste en ser técnicos de la enfermedad. Según el modelo prevaleciente enseñado en las facultades de medicina, la vida es el producto de complejas reacciones químicas que generan conciencia, ideas y emociones como productos secundarios de las reacciones moleculares. En consecuencia, se considera la muerte como el fin inevitable de una máquina biológica defectuosa (el cuerpo humano), similar a la avería de un viejo automóvil.

El problema de este enfoque material de la vida no estriba tanto en que sea erróneo, sino, sobre todo, en que es incompleto. Los científicos más brillantes de nuestro tiempo nos dicen que el mundo no es tan sólido como pueda parecerlo. Gracias a las percepciones de los grandes físicos del siglo XX comprendemos ahora que la fachada subyacente de la materia es un mundo no material muy misterioso. Aunque el medio ambiente aparece para nuestros sentidos como una colección de objetos sólidos individuales, ahora sabemos que los componentes atómicos que abarcan este dominio de formas están en su gran mayoría vacíos. La distancia relativa entre un electrón y el núcleo del átomo es tan enorme como la distancia entre las estrellas de nuestra galaxia. Incluso las partículas subatómicas que constituyen los átomos son en último término no materiales, puesto que en cuanto tratamos de localizarlas con precisión en el espacio, se desvanecen envueltas en una nube de probabilidad. Según la tradición intemporal de la ciencia ayurvédica, todo el universo de formas y fenómenos es una consolidación temporal de un campo no material de energía e información. En último término, toda la materia es «no materia».

El mensaje ayurvédico y el de la física moderna tienen notables resonancias mutuas. Albert Einstein dio a conocer la fórmula $E = mc^2$, convenciendo al mundo de que la materia y la energía son intercambiables. A medida que los científicos siguen examinando la sopa cuántica que se encuentra por debajo del mundo de la percepción, aprendemos que hay una realidad potencial invisible que da lugar a los componentes que estructuran nuestro universo. El útero de la creación se encuentra más allá de los límites del espacio y el tiempo, pero su naturaleza es la de dar lugar al espacio y al tiempo. Los físicos se han referido a este campo no material de energía e información potencial que da lugar al mundo llamándolo el campo unificado o el estado de vacío. Los científicos ayurvédicos lo llaman el campo de la potencialidad pura, el de la conciencia pura o, en sánscrito, *Brahmán.* También lo podemos llamar el campo de las posibilidades infinitas, porque todo lo que fue, es o será surge a partir de este campo.

Aquí, el enfoque basado en la conciencia avanza otro paso y sugiere que el mismo campo de la inteligencia que se extiende por debajo del mundo que nos rodea constituye la base de nuestra propia conciencia. La corriente continua de pensamientos y sentimientos que experimentamos consiste en impulsos de inteligencia que surgen de un campo no local de conciencia. El campo de potencialidad pura que da lugar a las partículas subatómicas, arcos iris y galaxias da lugar a nuestra creatividad, ideas y emociones. La conciencia, nuestros pensamientos y células, en lugar de ser el producto secundario de moléculas que entrechocan en nuestro cerebro, son las expresiones de ese campo subyacente de inteligencia. Nuestro cuerpo físico es un campo de moléculas, nuestra mente es un campo de ideas, pero por debajo tanto de la mente como del cuerpo, hay un campo de conciencia que da lugar a ambos. En las tradiciones de la sabiduría intemporal, este campo de conciencia también se ha llamado espíritu.

Nuestra fuerza vital es la expresión del poder organizativo infinito del espíritu que proporciona la coherencia unificadora a las células de nuestro cuerpo. La conexión con el campo universal de la inteligencia permite a cada una de nuestras células expresar sus propiedades únicas, al mismo tiempo que sostiene a la totalidad íntegra de nuestra fisiología. No obstante, cuando se produce alguna interferencia en la libre expresión de la fuerza vital inteligente que hay en nosotros, se perturba la coherencia entre nuestras células. Es entonces cuando se olvida el recuerdo de la integridad y cuando las células empiezan a actuar como si estuvieran desconectadas del conjunto del cuerpo. De acuerdo a un modelo basado en la conciencia, este es el origen del cáncer. Debido a la acumulación de influencias tóxicas o de incomprensiones celulares, la célula individual asume entonces un nivel de autoimportancia que supone una desconsideración hacia su comunidad celular. La célula cancerosa se reproduce entonces, sin darse cuenta de que en su expresión incontrolada de poder está sembrando las semillas de su propia destrucción.

Búsqueda de significado

Veamos de nuevo la primera pregunta que planteamos: «¿Cuál es el significado más profundo de esta enfermedad que crea tanta angustia?». Sugiero que todas las personas afectadas por el cáncer, ya sean pacientes, familiares, amigos o aquellas que cuidan de la salud, se hagan mentalmente esta pregunta y escuchen lo que les dice su corazón. De ese modo, la pregunta se plantea serenamente y cada persona escucha en silencio la respuesta que surge desde el fondo de su propia conciencia. En el Centro Chopra hemos descubierto que el mejor procedimiento consiste en tener los ojos cerrados, para que la atención se concentre en el interior de cada cual. Luego se formula pausadamente la pregunta, y cada uno escucha en silencio la respuesta que surge de su conciencia. Lo ideal sería hacer el ejercicio con alguien que le acompañe en su viaje. Siéntese tranquilamente, con los ojos cerrados, concentrando su conciencia en la zona del corazón. Al cabo de un minuto de silencio, la persona que le acompaña debe susurrarle en voz baja junto a la oreja: «¿Cuál es el significado más profundo de esta enfermedad?», repitiendo la pregunta cada quince o veinte segundos. Escuche sin ideas preconcebidas la información que brote de su propio interior. Cuanto más escuche de un modo inocente, en lugar de tratar de obtener una respuesta a la fuerza, tanto más brotará su propia sabiduría interior. Después de escuchar la pregunta varias veces y de prestar atención al mensaje interior, tómese unos pocos minutos para anotar lo que haya averiguado.

Quizá su primer pensamiento sea que esta enfermedad no tiene un significado más profundo y que, simplemente, desea alejarse de la vida lo más rápidamente posible. Eso es plenamente comprensible, puesto que nadie elige conscientemente contraer una enfermedad. No obstante, la mayoría de la gente que realiza este ejercicio obtiene alguna percepción que inicia el proceso de recuperar el sentido y la integridad completa de nuestra vida. A menudo, las personas con cáncer, como sucede con la mayoría de personas de este planeta, pueden identificar algún aspecto de su vida que es de alguna forma incompleto. Es decir, saben que les falta algo, pero son incapaces o no están dispuestos a abordar esta falta de un modo directo y tomar las decisiones necesarias para mejorar la situación. Es posible que languidezca realizando un trabajo que le aporta pocos incentivos o desafíos. Quizá abrigue resentimiento o amargura por una relación pasada o actual. Quizá sienta el deseo de dedicar más tiempo a los miembros de su familia, pero siempre hay otras prioridades que le ganan la partida. O quizá se ha sentido atraído por un cambio en la dieta o un nuevo programa de ejercicios, pero ha hecho todo lo que estaba a su alcance para desconectarse de ese mensaje. Quizá sólo se trate, simplemente, de dedicarle tiempo a una afición, como la pintura, la escritura o el baile, que siempre le produce una gran satisfacción, pero para la que nunca parece disponer de tiempo. Casi todos nosotros elegiríamos cosas diferentes si estuviéramos realmente convencidos de que nuestro tiempo aquí fuese limitado. Para muchas personas, enterarse de que tienen una grave enfermedad les ofrece la oportunidad de examinar con honestidad lo que les falta y empezar a tomar decisiones que permitan realizar esa necesidad.

Hace aproximadamente año y medio, acudió a verme una mujer asustada, con cáncer de mama, comprensiblemente inquieta porque se había producido una recurrencia de su cáncer después de nueve meses de que se le extirpara quirúrgicamente un bulto maligno. Tras la operación, el cirujano le dijo que sus probabilidades de curación eran excelentes, ante lo cual ella rechazó el tratamiento de seguimiento. Lamentablemente, un bulto que en un principio se pensó era tejido cicatricial debido a la operación quirúrgica, continuó aumentando de tamaño y una nueva biopsia demostró la existencia de células malignas. Después de su primer enfrentamiento con el cáncer, la mujer hizo todo lo que pudo por dejar atrás su experiencia lo más rápidamente posible, considerando todo lo ocurrido como un molesto inconveniente. Siguió fumando, no efectuó cambio alguno en su dieta de comida en hamburgueserías, y mantuvo una relación más bien fría con su novio, a pesar de que él no podía proporcionarle el apoyo emocional que necesitó cuando se le descubrió la enfermedad. Al descubrir que el cáncer había recurrido, sus defensas emocionales se vieron abrumadas y se sintió aterrorizada ante la perspectiva de morir. Estaba preparada para hacer cualquier cosa que mejorase sus oportunidades. Trabajando conjuntamente con su oncólogo, inició un programa de radiaciones, quimioterapia y terapia hormonal, junto con varios enfoques mente-cuerpo. Aprendió meditación, mejoró la dieta y dejó de fumar. Al preguntarse a sí misma cuál era el significado más profundo de su enfermedad, su serena voz interior le dijo que el cáncer representaba una falta de amor hacia sí misma. Al reconocer una prolongada pauta de relaciones unilaterales, se comprometió consigo misma a no tolerar por más tiempo la toxicidad emocional en su vida. Un año y medio más tarde, está libre de la enfermedad, mantiene una relación sana con un hombre maravilloso al que conoció en un grupo de apoyo contra el cáncer, y se siente mucho más feliz de lo que se había sentido en muchos años. Desde un punto de vista retrospectivo, considera el cáncer como un don que la impulsó a tomar aquellas decisiones que tuvieran en cuenta a su espíritu.

En más de una ocasión le recordaré la necesidad de concederse permiso a sí mismo para nutrir sus deseos más internos y vivir su vida como si cada momento de ella fuera un precioso don. Cada uno tenemos contraída una responsabilidad con nuestro propio bienestar y, para crear salud, necesitamos restaurar la integridad completa que es nuestro derecho de nacimiento. Responsabilidad no es lo mismo que culpa. A menudo oímos decir a personas que tienen cáncer que amigos bienintencionados intentan convencerlas de que son ellas mismas las que han elegido crear su enfermedad, dando a entender con ello que, si lo decidieran de otro modo, podrían eliminar espontáneamente la enfermedad. Eso no es útil, comprensivo ni exacto. De una cosa podemos estar seguros, al margen de las decisiones específicas que tomemos en nuestras vidas: nadie elige sufrir. Ni siquiera las personas que fuman dos paquetes de cigarrillos al día eligen ponerse enfermas; lo que hacen, más bien, es elegir un comportamiento que satisface una necesidad que no han encontrado otra forma de satisfacer. A menudo, la gente está dispuesta a renunciar a hábitos amenazadores para la vida cuando se les ofrecen alternativas que la apoyan.

Cada vez que mis pacientes plantean el tema de lo que hicieron para provocarse el cáncer, siento una tremenda cantidad de humildad y compasión. En primer lugar, no han hecho nada a nivel consciente para contraer su enfermedad. Los niños de Hiroshima que desarrollaron leucemia, los adultos con cáncer de tiroides a los que de niños se les irradió por simples amígdalas hinchadas, y las mujeres con cáncer de cuello del útero, expuestas en el útero de sus madres a los efectos de la hormona dietilestilbestrol (DES), difícilmente pueden considerarse como responsables de sus cánceres. Éstos no hacen sino reflejar nuestras decisiones colectivas más que las individuales. En segundo lugar, hay muchos tipos de cáncer cuyo desarrollo no comprendemos que se pueda achacar a ningún comportamiento consciente por nuestra parte. Aunque es posible que haya correlaciones estadísticas entre ciertos tipos de influencias ambientales y cánceres específicos, simplemente no conocemos las respuestas al «por qué» de muchas evoluciones malignas. Ese es, sin duda, el caso de las muchas personas a las que veo con tumores cerebrales. En tercer y último lugar, no sirve de nada crear un sentido de culpabilidad en personas que ahora se enfrentan con el desafío más importante de sus vidas. Sospecho que al asignar una causa simplista a un efecto («Pues claro que tiene cáncer de colon, ¡si no hace más que comer carnes rojas!») nos protegemos del temor de que esa misma enfermedad grave surja en nosotros. Si mi amigo, que trabaja demasiado, se pone enfermo, puedo sentir cierta seguridad de estar protegido ante un destino similar, puesto que no sigo su mismo comportamiento. Según mi experiencia, la humildad y la compasión son las cualidades que verdaderamente benefician a los amigos cuando alguien se enfrenta al cáncer o a cualquier otro desafío grave en la vida.

Más importante que asignar la culpa es asumir la responsabilidad de crear una oportunidad para que se produzca la curación. Por responsabilidad me refiero a la *capacidad* para *responder* de una forma creativa, diferente a lo que se ha hecho en el pasado y abierta a nuevas posibilidades. Sólo escapando a las limitaciones del pasado podemos tener acceso a todo nuestro potencial creativo. Eso significa examinar cada aspecto de nuestras vidas y evaluar con honestidad si realmente elevamos al máximo la nutrición o toleramos la toxicidad. Mediante una autoevaluación honesta, obtenemos el poder para realizar los cambios que nos aportarán una mayor felicidad y bienestar en nuestras vidas.

Eso es cierto, tanto si nos enfrentamos a una enfermedad grave como si no. Reconocer nuestras limitaciones o debilidades no significa que seamos defectuosos, sino más bien que somos seres humanos dotados de múltiples facetas que nos permiten aceptar los aspectos paradójicos de nuestra propia naturaleza. El cáncer puede verse como un espectacular aldabonazo que nos despierta, como individuos y como sociedad. Y en ese nuevo despertar, podemos restaurar la integridad completa de nuestras vidas.

¿Qué es el cáncer?

Puesto que en este libro utilizaré terminología médica, quisiera familiarizarle antes con unas pocas definiciones básicas. Al reconocer que el lenguaje que utilizamos para describir algo determina nuestra relación con ese algo, presentaré unas pocas formas de describir el cáncer que ayudarán a cambiar nuestra interpretación. Pero también me parece muy útil comprender la terminología prevaleciente de la enfermedad.

Consideremos una situación habitual. Se siente usted preocupado por una hinchazón que nota bajo el brazo y acude a ver al médico. Éste examina el bulto y lo califica como un *tumor*, algo que, simplemente, significa que es una acumulación hinchada de células. La cuestión que inmediatamente se les plantea a usted y a su médico es saber si el tumor es *benigno* (la mayoría de los cuales son inofensivos) o *maligno* (potencialmente peligroso). Si el médico es incapaz de determinar con seguridad la naturaleza de la hinchazón palpándola, probablemente recomendará que se practique una *biopsia*, una operación consistente en tomar todo el tumor o una parte del mismo para poderlo examinar bajo el microscopio.

Evidentemente, usted confía en que el tumor sea benigno. Generalmente, los tumores benignos son de crecimiento lento, no se extienden por todo el cuerpo y no es probable que acorten la vida. Tienen límites muy bien definidos, que los separan del tejido sano que los rodea. Al practicársele una operación para extirpar un tumor benigno, no suele dejarse atrás ninguna de las células del bulto.

Pero también teme que el tumor sea maligno. Eso quiere decir que su crecimiento es más rápido, que tiene tendencia a invadir el tejido sano, que se puede extender o efectuar *metástasis* y que puede ser amenazador para la vida. Como quiera que los tumores malignos no se circunscriben a las reglas limitadoras normales del cuerpo, quizá resulte más difícil determinar dónde termina el bulto y empieza el tejido sano.

Si la biopsia sólo demuestra un aumento de células normales, se califica el bulto de benigno y no se necesita aplicar ningún otro tratamiento. Sin embargo, si el examen microscópico demuestra que las células parecen multiplicarse más allá de todo control normal, se le aplica el aterrador diagnóstico de *cáncer*. El termino cáncer deriva de la palabra griega *karkinos*, que significa cangrejo, porque los tumores malignos tienden a aferrarse a los tejidos que los rodean como un tozudo cangrejo.

Si el tumor es maligno, probablemente se le enviará a un médico especializado en el tratamiento de personas con cáncer, llamado *oncólogo*. La mayoría de los tratamientos modernos ofrecidos por un oncólogo se clasifican en una de tres categorías: aptos para cirugía, aplicación de quimioterapia o de radiación. El objetivo de un procedimiento quirúrgico consiste en extirpar todo el tejido canceroso que sea posible, reduciendo al mínimo el efecto nocivo que cause sobre el tejido normal que lo rodea. La quimioterapia supone el uso de potentes medicamentos que dañan las células que están creciendo con rapidez. Puesto que las células cancerosas tienden a reproducirse con mayor rapidez que las normales, los medicamentos utilizados en quimioterapia están destinados a afectar a los tejidos malignos más que a los normales. Debido a que no existe una distinción absoluta entre la forma en la que crecen las células normales y las cancerosas, es normal que las personas sometidas a quimioterapia experimenten algunos efectos secundarios. La radioterapia supone dirigir rayos de energía hacia los tumores cancerígenos, lo que altera su material genético, provocando la muerte celular.

Al igual que con la quimioterapia, en la radioterapia se buscan tratamientos que maximicen el efecto sobre las células cancerosas y que minimicen el daño sobre las células normales. Dos modalidades que parecen prometedoras para el futuro son las terapias que aumentan la capacidad inmunitaria del cuerpo para identificar y eliminar las células cancerosas, y los tratamientos genéticos que tratan de corregir las señales anormales que estimulan el crecimiento de las células cancerosas. El enfoque más reciente que asoma por el horizonte utiliza sustancias conocidas como inhibidores angiogenéticos, que intentan reducir el cáncer impidiendo el desarrollo de nuevos vasos sanguíneos. Si un tumor no puede aumentar el suministro de sangre que recibe, no puede crecer. La investigación preliminar efectuada con animales en los que se han utilizado estos agentes parece prometedora, y entre la comunidad oncológica se espera con avidez los resultados de los estudios realizados en seres humanos.

Muchos cánceres se tratan con efectividad con enfoques médicos modernos, pero como los médicos se muestran reacios a utilizar el término *curación*, las personas que han demostrado una buena respuesta al tratamiento suelen calificarse como enfermas de cáncer *en remisión.* En el caso de una remisión completa, ha desaparecido toda prueba de la existencia de cáncer; en la remisión parcial, el tejido canceroso puede haber disminuido, pero sigue detectándose a un cierto nivel. Un tumor que parezca haber detenido su crecimiento, o que crezca con mucha mayor lentitud de lo esperado, también se considera en remisión parcial. Al reducir la carga de las células cancerosas mediante un tratamiento médico moderno, el sistema curativo natural del cuerpo cuenta con una mejor oportunidad para hacerse cargo de las células malignas que puedan quedar.

Agentes ambientales

Durante las últimas décadas, los científicos han intentado comprender cómo las sustancias tóxicas pueden conducir al cáncer una vez que han entrado en nuestros cuerpos. El término *carcinógeno* se aplica a todo agente ambiental capaz de estimular el crecimiento incontrolado de las células cancerosas. Para la mayoría de carcinógenos es necesaria una exposición mínima antes de que la persona desarrolle un cáncer. Por ejemplo, muchos de los soldados que lucharon en Vietnam se vieron expuestos al agente naranja, un veneno defoliante utilizado para destruir los bosques. La exposición limitada a las sustancias químicas contenidas en el agente naranja, llamadas dioxinas, raras veces producía cáncer, pero las personas fuertemente expuestas al herbicida, en las fábricas donde éste se producía, han demostrado tener un riesgo más elevado para una serie de evoluciones malignas. Incluso con un mismo grado de exposición a un carcinógeno determinado, los seres humanos demuestran una amplia gama de susceptibilidad a desarrollar el cáncer, lo que depende sobre todo de la constitución genética y de nuestro estado general de salud. No podemos hacer mucho acerca de nuestra herencia, pero sí podemos hacer muchas cosas por mejorar nuestra salud general.

Cáncer, estilo de vida y cultura

Como actuario de seguros de vida, Thomas sabía que su hábito de fumar un paquete de cigarrillos al día suponía un cierto riesgo para su salud, y cada año tomaba la decisión de dejar de fumar. No obstante, las tensiones propias de la vida cotidiana siempre le ofrecían alguna buena razón para posponer el día y retrasar los anticipados síntomas de abstinencia de la nicotina. Aunque molesto por su tos crónica, evitó ver al médico hasta que una mañana se asombró al observar la orina de color rosado. Angustiado, describió lo sucedido a su médico de cabecera, al que llamó por teléfono, y esa misma tarde acudió a ver al urólogo. Después de realizarle una serie de estudios, se le diagnosticó cáncer de vejiga. Afortunadamente, era pequeño, localizado y muy tratable.

Un año más tarde, Thomas es un hombre que ha cambiado por completo. Fumó su último cigarrillo aquel día fatídico, perdió quince de los kilos que le sobraban, ahora hace ejercicio cuatro veces a la semana y disfruta con regularidad de vacaciones con la familia. Mira hacia atrás con una sensación de agradecimiento al pensar en la experiencia que le ayudó a restablecer sus prioridades físicas y emocionales.

El cáncer puede instalarse en casi cualquier tejido de nuestro cuerpo, porque en cualquier parte donde crecen nuestras células hay la posibilidad de que pierdan el control normal y se reproduzcan de una manera desorganizada. Los tumores más comunes en cualquier cultura o comunidad dada reflejan el estilo de vida popular que más prevalece. El cáncer de pulmón, por ejemplo, es la enfermedad maligna más común de Estados Unidos, debido a la adicción de esa sociedad al tabaco. Si nadie fumara cigarrillos, el cáncer de pulmón sería una enfermedad rara. Desgraciadamente, a medida que aumenta el número de mujeres que fuman, lo que antes era una enfermedad maligna rara entre las mujeres se está haciendo ahora muy común. Del mismo modo trágico, la incidencia de cánceres relacionados con el tabaco está aumentando en todo el mundo, a medida que los ciudadanos de los países en desarrollo imitan el estilo de vida occidental.

Nuestro sistema digestivo se ve expuesto casi continuamente a carcinógenos existentes en el medio ambiente, que absorbemos a través de los alimentos que consumimos. Casi la mitad de todos los cánceres diagnosticados en Estados Unidos se producen en el aparato digestivo, siendo el intestino grueso el lugar más común. El elevado consumo de grasa y el bajo consumo de fibra aparecen asociados con un movimiento más lento a través del intestino, lo que parece aumentar la exposición del colon a las sustancias causantes de un cáncer potencial. La dieta tiene un gran efecto sobre este tipo de cáncer, como lo demuestra el hecho de que el índice de cáncer de colon entre los norteamericanos y los europeos occidentales es diez veces superior al de los nativos de Asia, África y América del sur.[2] En las comunidades adventistas del Séptimo Día, cuyos miembros tienden hacia el vegetarianismo, la incidencia del cáncer de colon es mucho más baja.[3] Los japoneses sufren de una elevada incidencia de cáncer de estómago, aparentemente relacionada con la gran cantidad de alimentos salados, escabechados y ahumados que se incluyen en la típica dieta japonesa; pero los japoneses que se trasladan a Hawai o California y cambian la dieta, para adoptar otra más característica de Estados Unidos, muestran una disminución en la incidencia de cáncer de estómago y un aumento en el riesgo de cáncer de colon.[4]

Nuestro estilo de vida moderno no sólo aumenta el riesgo de algunos cánceres, sino que también disminuye el de otros. El cáncer de hígado, por ejemplo, es relativamente raro en América del Norte, donde suele estar relacionado con el alcoholismo de larga duración. No obstante, en los países de África y Asia en vías de desarrollo se observa una elevada incidencia de este tipo de cáncer. La malnutrición y la exposición a las toxinas producidas por alimentos contaminados por hongos, así como una variedad de infecciones víricas y parasitarias, pueden contribuir al enorme ocho por ciento de incidencia de muertes debidas a cáncer de hígado en el sur de África.[5] En Estados Unidos se podría reducir fácilmente el riesgo de cáncer de hígado tomando decisiones que afectaran al estilo de vida. Los cambios sociales que habría que llevar a cabo en los países más pobres en vías de desarrollo suponen un desafío mucho mayor.

El cáncer de mama y el de próstata constituyen una gran preocupación en Estados Unidos. Aunque todavía no se comprende muy bien por qué experimentamos epidemias de estos cánceres, parecen estar relacionados con nuestro estilo de vida. Tanto el cáncer de mama como el de próstata son mucho menos comunes en Asia. Lo mismo que sucede con el cáncer de colon, cuando las mujeres se trasladan de Japón a Estados Unidos, aumenta el riesgo de cáncer de mama, lo mismo que el de cáncer de próstata en hombres asiáticos que se instalan a vivir en Estados Unidos.[6] El aumento en el índice de cáncer de mama en Estados Unidos se ha relacionado con una dieta rica en grasas animales, algo que también ha quedado confirmado en los estudios realizados con animales. Sabemos que las mujeres que nunca han tenido hijos, o que tienen a su primer hijo después de los treinta años de edad, corren un riesgo ligeramente superior de sufrir un cáncer de mama. Las mujeres que siguen una terapia sustitutoria de estrógeno también experimentan un pequeño aumento del riesgo. Estas tendencias son más corrientes entre las mujeres occidentales y explican en parte el aumento del cáncer de mama que observamos. Recientemente, también ha surgido preocupación por las sustancias químicas tóxicas conocidas como perturbadores endocrinos. Hay una serie de agentes ambientales que pueden imitar o alterar las hormonas sexuales naturales, lo que posiblemente contribuiría al cáncer de mama, de próstata y de testículos.[7] La Agencia de Protección del Medio Ambiente de EEUU patrocina estudios destinados a valorar con mayor cuidado el papel de estas sustancias químicas comunes en nuestros cánceres más corrientes.

Aunque se han identificado los factores ambientales en muchos cánceres, todavía quedan muchas cosas que no comprendemos. Es posible que en una misma planta química trabajen mil personas, de las que sólo un puñado desarrollarán cáncer. Millones de personas fuman paquetes de cigarrillos cada día, pero no todas desarrollan cáncer de pulmón, boca o garganta. Aquí es donde entran en juego otros dos temas importantes: los genes y la inmunidad.

Los genes y el cáncer

Richard se sintió comprensiblemente preocupado cuando, durante un examen rutinario, le descubrieron varios pólipos pequeños en el colon, ya que tanto su padre como su hermano mayor habían muerto de cáncer de colon poco después de cumplidos los sesenta años. Afortunadamente, el informe de la biopsia indicó que todos los tumores extirpados eran benignos. Con el deseo de hacer todo lo posible para evitar el destino seguido por sus familiares, supo que podía reducir su riesgo de cáncer introduciendo algunos cambios en su dieta. Dejó de comer carnes rojas y aumentó el contenido de fibra en su dieta. Además de reducir el consumo de sal se aseguró de tomar varias raciones diarias de frutas y verduras frescas, ricas en antioxidantes y potasio. También redujo el consumo de alcohol. Aunque no podía cambiar su composición genética, sí pudo mejorar sus expectativas mediante exámenes regulares y sencillos cambios en la nutrición.

Nuestras moléculas de ADN contienen millones de años de información evolutiva acerca de cómo crear una célula viva capaz de funcionar. Poco después de que el espermatozoide de nuestro padre se fusionara con el óvulo de nuestra madre, se emparejaron los moldes genéticos de nuestros padres, creando así el mapa biológico de nuestra vida. El guión que describe el color de nuestros ojos, la textura de nuestro pelo, la tonalidad de la piel y muchos de los rasgos característicos de nuestra personalidad, está escrito en nuestro código de vida, a la espera de ser traducido a partir de los hilos entretejidos de nuestros genes. Las instrucciones para las proteínas esenciales que forman los componentes básicos de nuestras células y tejidos se despliegan de una forma secuencial, en una milagrosa coreografía de bucles de regulación autónoma. Los genes afectan a todos y cada uno de los aspectos de la función celular, incluido el crecimiento, el mantenimiento, la reparación y la disolución.

Las células normales siguen patrones ordenados de crecimiento y desarrollo, y responden a las influencias ambientales de formas que mantienen el equilibrio y la salud. Tienen límites muy bien definidos, y producen descendencia sólo cuando es necesario. Las células cancerosas, sin embargo, no observan las normas del cuerpo. No hacen el menor caso de los límites designados para mantener la armonía y el orden y, en lugar de eso, se reproducen sin preocuparse por las necesidades de las células y tejidos que las rodean.

Los estudios realizados durante los últimos veinte años han arrojado bastante luz sobre cómo se descomponen los mecanismos habituales de control celular en las células cancerosas, como consecuencia de las alteraciones genéticas. Al cambiar la información genética de una célula, como resultado de un daño heredado o adquirido, se plantean varias posibilidades. Una consecuencia posible es que la célula haya cambiado demasiado como para sobrevivir, en cuyo caso se autodestruye sistemáticamente. Otra posibilidad es que la alteración genética sea tan pequeña que la célula siga funcionando, aunque de forma menos eficiente, no siendo esto lo bastante como para provocarle la muerte o un crecimiento anormal. En la gran mayoría de los casos, no nos damos cuenta de esos dos primeros posibles cambios, ya que no afectan a nuestro estado general de salud. No obstante, si la alteración genética afecta a las proteínas que regulan el crecimiento, la célula puede dejar de hacer caso de los mecanismos de control normal, lo que señalaría el inicio del cáncer.

Los genes responsables de estimular a las células a reproducirse son los llamados *protooncogenes.* Se trata de genes que promueven el crecimiento, esenciales en las diversas fases de la vida de la célula. Durante nuestro desarrollo inicial, a partir de una sola célula hasta convertirnos en un complejo ser multidimensional en el útero, el crecimiento de los genes aporta la fuerza impulsora para producir los billones de células que comprenden nuestros cuerpos. Cada vez que un tejido sufre una lesión, se activan los genes del crecimiento, que estimulan a las células a reproducirse y reparar el daño. Normalmente, los tejidos que cambian con rapidez, como por ejemplo la piel y las células productoras de sangre, se encuentran bajo el estímulo constante de los genes que promueven el crecimiento.

El problema se plantea cuando estos genes que promueven

el crecimiento pueden ponerse en marcha, pero no consiguen detenerse. Cuando estas instrucciones básicas para el crecimiento se ven alteradas por exposición a un virus o a una toxina ambiental, pueden seguir estimulando la reproducción, a pesar de que no exista ninguna necesidad sana para el crecimiento. Una vez que los genes normales que promueven el crecimiento se ven alterados, de tal modo que estimulan un crecimiento incontrolado, se les llama *oncogenes*, es decir, genes causantes del cáncer.

Otro componente importante del cuadro del cáncer es un conjunto de genes diseñados para *detener* el crecimiento celular. Se los llama *genes supresores del tumor* porque, cuando se alteran, son incapaces de detener el crecimiento celular. Tanto los oncogenes que estimulan a las células a dividirse, como los genes supresores del tumor, que impiden que las células se dividan, aparecen frecuentemente implicados en el cáncer. Ahora se cree que la mayoría de los cánceres se inician con una sola célula que experimenta dos o más alteraciones genéticas muchos años antes de que empiece a crecer de forma incontrolable. Esta «hipótesis de los dos impactos» explica por qué transcurren años de exposición continuada a un carcinógeno como el humo del tabaco antes de que la persona desarrolle un cáncer. Como quiera que el ADN de la célula tiene que experimentar por lo menos dos mutaciones diferentes antes de perder el control, el sistema de reparación del cuerpo tiene que verse superado dos veces en el mismo gen para que surja el cáncer. Si tenemos en cuenta los cientos de miles de genes que hay en nuestras células y los billones de células que tiene nuestro cuerpo, las probabilidades de que eso ocurra son, afortunadamente, bastante escasas, pero cuanto más tiempo dure la exposición a una sustancia tóxica, más aumentarán esas probabilidades. Eso también explica por qué sigue siendo beneficioso dejar de fumar a pesar de haberlo hecho durante muchos años, ya que entonces se reduce la probabilidad de que se produzca otra mutación productora de cáncer en nuestros genes.

Tal como sucedió en el caso de Richard, ciertas formas de cáncer afectan a familias enteras, lo que sugiere que éstas son portadoras de una susceptibilidad heredada. Una posible explicación para estas familias es que su debilidad heredada esté en los genes que reparan el daño del ADN. Todos nos hallamos expuestos diariamente a influencias causantes del cáncer, a pesar de lo cual no todos desarrollamos cáncer. Ello se debe a que tenemos un elaborado sistema de reparación genética, que controla y repara los defectos antes de que se permita a la célula afectada reproducirse. Es como si dispusiéramos de un corrector ortográfico genético que identifica y corrige cualquier palabra del ADN mal escrita antes de que se vaya a imprimir la historia. Las familias con tendencias heredadas hacia el cáncer parecen tener sistemas de reparación débiles, de modo que, con el tiempo, tienen mayores probabilidades de que se produzcan potenciales ortografías deficientes causantes del cáncer.

Cáncer e inmunidad

Nuestro sistema inmunitario es una complicada red de células y moléculas mensajeras diseñadas para identificar y eliminar a los intrusos biológicos indeseados. Aunque en el próximo capítulo exploraremos este ámbito con mayor detalle, quisiera presentar aquí unos pocos principios básicos. Cada una de nuestras células normales cuenta con proteínas identificadoras que permiten que nuestro sistema inmunitario sepa que son amigas. Podemos concebir estas proteínas como una especie de tarjetas de identidad. Si un organismo extraño entra en nuestro sistema, las células del sistema inmunitarios le piden inmediatamente ver su tarjeta de identidad, y si no presenta la tarjeta correcta, se dispara la alarma, lo que provoca la respuesta por parte de las células de nuestro sistema inmunitario. Cada vez que inhalamos o ingerimos un virus o bacteria, se lo identifica como familiar o como extraño, comparando las características del intruso con las de los invasores anteriores. Si al extraño se lo identifica como enemigo, se liberan señales químicas que movilizan a las adecuadas tropas inmunitarias.

El sistema inmunitario cuenta con una variedad de células diferentes, diseñadas para desarmar e incapacitar a cualquier invasor biológico que pueda causarnos daño. Algunas de estas células liberan anticuerpos proteínicos que inmovilizan al intruso, otras secretan sustancias químicas que perturban su recubrimiento protector, y otras lo engullen como cocodrilos hambrientos. En cada caso, el resultado final es la neutralización del intruso.

Durante la mayor parte del tiempo, nuestro extraordinario sistema inmunitario funciona maravillosamente bien, ofreciéndonos una brigada protectora ante la horda de innumerables desafíos ambientales que nos rodean. De modo similar, el sistema inmunitario suele protegernos de los desafíos internos, al identificar y eliminar las células que han experimentado cambios genéticos. A este componente de inmunidad se lo conoce como *sistema de vigilancia del cáncer*. Cuando una célula experimenta un cambio genético, el sistema inmunitario suele detectarlo, y se apresura a desactivarla. Muchos oncólogos están convencidos de que cada persona crea varias células potencialmente malignas al día, que no llegan a desarrollarse más gracias a nuestro sistema de vigilancia del cáncer. No obstante, las células cancerosas son células normales transformadas y no invasores extranjeros. Ello hace que al sistema inmunitario no le resulte tan fácil identificarlas como potencialmente nocivas. En otras palabras, las tarjetas de identidad de las células cancerosas pueden haberse visto alteradas, pero es posible que las células inmunitarias tengan que estudiar con mucha atención para ver si hay algo de falso en ellas.

Las células malignas también pueden desarrollar la habilidad para ocultar sus características hasta que se han reproducido durante varias generaciones. Una vez que las células cancerosas se han instalado, al sistema inmunitario le resulta mucho más difícil desactivarlas. La mayoría de las personas con cáncer necesitan entonces de los tratamientos más potentes de la cirugía, la radioterapia y la quimioterapia, para reducir así la carga de células cancerosas, de modo que el sistema inmunitario pueda recuperar el control.

Como veremos a lo largo de este libro, uno de los objetivos de los enfoques mente-cuerpo es el de apoyar al sistema inmunitario, de modo que sea un socio más fuerte en la lucha contra el cáncer. Ahora sabemos que el sistema inmunitario puede verse debilitado o fortalecido por nuestros estados de ánimo, emociones y estados mentales. Cambiar nuestras percepciones e interpretaciones de la experiencia del cáncer y su tratamiento puede suponer una gran diferencia en cuanto a la calidad y cantidad de vida. Comprender que nuestro diálogo interno puede influir profundamente sobre nuestro sistema inmunitario abre nuevas posibilidades para la curación.

Compromiso con la integridad completa

Nuestros cuerpos son el producto final de nuestras experiencias e interpretaciones. Para cambiar nuestros cuerpos tenemos que cambiar nuestras experiencias. Comprométase a cambiar su vida en el sentido de un mayor amor y atención hacia usted mismo y hacia quienes estén más cerca de usted.

1. Elijo conscientemente eliminar las influencias tóxicas y aceptar únicamente las influencias nutritivas en mi vida. No me culpabilizo por las decisiones tomadas en el pasado, y reconozco que en cada momento hago las cosas lo mejor que puedo.

2. Me preguntaré cuál es el significado de esta enfermedad y escucharé abiertamente lo que me dice mi serena voz interior. Actuaré de modo que pueda aumentar la alegría en mi vida.

3. Consideraré todos los enfoques terapéuticos disponibles y trabajaré, en asociación con mi asesor en cuestiones de salud, para crear un programa óptimo de salud.

2
Escuchar a hurtadillas la conversación mente-cuerpo

Cómo se comunican nuestra mente y nuestro cuerpo en la salud y en la enfermedad

> Aquel que sabe lo querido que es el Yo, lo cuidará y protegerá; el sabio permanece vigilante durante la noche.
>
> BUDA, en el *Dhammapada*

Terrence, la célula inmunitaria T, estaba en el turno de guardia, encargada de proteger las vías respiratorias. Había sido una noche sin nada digno de reseñar. Descubrió unas pocas y alborotadoras partículas de polen que trataban de introducirse por un tubo bronquial, pero las pudo eliminar sin mayores problemas. La situación estaba tan tranquila, que Terrence empezaba a quedarse dormida cuando, de repente, se despertó de golpe ante el sonido de una tos. Sin advertencia previa, se vio rodeada por un grupo de bacterias estreptocócicas. Pillada por sorpresa, hizo sonar rápidamente la alarma, solicitando ayuda de refuerzo. En cuestión de pocos minutos llegó Bertha, la célula inmunitaria B, que empezó a liberar inmediatamente sus anticuerpos inmovilizadores contra los gérmenes invasores. Norman, el destructor natural de células, y Marvin, el macrófago, llegaron al lugar pocos momentos más tarde. Actuando como un equipo, el escuadrón inmunitario pudo hacerse cargo rápidamente de los intrusos, antes de que causaran verdaderos problemas. Esa noche, Terrence aprendió una lección importante y se prometió a sí misma no volver a quedarse dormida mientras estuviera de guardia.

Nuestro sistema inmunitario tiene una función fundamental: discriminar entre el yo y el no yo. Las células del sistema inmunitario vigilan para examinar a cada nuevo visitante de nuestro cuerpo, decidiendo después si es amigo o enemigo. Si un virus o una bacteria extrañas tienen la capacidad para causar algún daño, nuestro bien sintonizado sistema inmunitario lo incapacita rápidamente. Si una célula de este sistema no se ha encontrado previamente con el enemigo, comprueba su banco de memoria celular en busca de la exposición histórica de un encuentro ancestral. Las células del sistema inmunitario ancestrales están sopesando continuamente si deben hacer sonar la alarma o permitir el paso del extranjero.

El hecho de que algo sea nuevo no quiere decir automáticamente que necesitemos montar una respuesta defensiva. Un alimento con el que no estemos familiarizados puede aportarnos una nutrición valiosa, el polen de una flor importada quizá no sea ninguna amenaza, y la saliva de un amante puede nutrirnos como el néctar. Las células del sistema inmunitario se limitan a tomar nota de las características de la sustancia exótica y luego la dejan pasar sin reacción alguna. No obstante, cuando el agente extranjero tiene un historial que demuestra haber causado una lesión, se movilizan las defensas biológicas.

Para cada desafío hay una respuesta ideal, con la intensidad de nuestra reacción proporcionada a la magnitud del ataque. Si la respuesta ante una amenaza fuese perezosa, podemos sufrir innecesariamente. Alternativamente, si respondemos de una manera excesivamente agresiva, nuestra reacción puede causar más daño que la propia provocación. El equilibrio y la adecuación son características de una respuesta saludable ante cualquier desafío de la vida. Y eso es ciertamente lo que sucede con nuestro sistema inmunitario. Si nuestra respuesta ante un virus o bacteria fuese débil, la infección resultante causaría sufrimiento y agotamiento de nuestra energía. Si respondemos de forma excesiva a un desafío externo, podemos sufrir innecesariamente, como cuando sufrimos reacciones alérgicas. No hay nada de suyo peligroso en el polen de una acacia, pero si mis células del sistema inmunitario hacen sonar la alarma en cuanto florecen las flores, puedo pagar el precio en forma de estornudos continuos, ojos llorosos y nariz acuosa.

El sistema inmunitario es también el responsable de controlar continuamente nuestro ambiente interno y comprobar las tarjetas de identidad de las células de nuestro equipo anfitrión. Las células normales tienen en sus superficies proteínas que identifican su lugar de origen. La mayoría de las veces, cuando esos marcadores están presentes, las células del sistema inmunitario no se activan. Sin embargo, de vez en cuando, y por razones que no acabamos de comprender bien, células aparentemente normales desencadenan reacciones inmunitarias, lo que tiene como resultado respuestas inflamatorias contra las células sanas. Es posible que las proteínas extranjeras de virus o bacterias se parezcan lo suficiente a las normales, hasta el punto de confundir a nuestras células del sistema inmunitario, incapacitándolas para distinguir a los aliados de los enemigos. Eso constituye la base de las enfermedades autoinmunes, como la artritis reumatoidea y la esclerosis múltiple.

En el otro extremo del espectro, es posible que nuestro sistema inmunitario no responda tan agresivamente a las señales que anuncian una posible enfermedad maligna. Hay dos posibles explicaciones para esta reacción de indiferencia. Una es que las células del sistema inmunitario no estén lo suficientemente alertas a los sutiles mensajes que expresan las células cancerosas. La otra posibilidad es que las células que hayan experimentado una alteración cancerosa sean lo bastante hábiles como para ocultarla a nuestro sistema inmunitario. Exploremos un poco más profundamente el sistema inmunitario para comprender cómo podemos ayudarlo a rendir de una forma óptima.

Los actores del drama inmunitario

Jonas Salk, el gran médico estadounidense que desarrolló la primera vacuna contra la polio, se preguntaba qué aspecto tenía el mundo desde la perspectiva de un virus o una célula cancerosa.[1] Eso estimuló su creatividad y le llevó a iniciar experimentos que pusieran a prueba su imaginación. De una forma similar, creo que personificar las vidas de las células del sistema inmunitario me ayuda a comprender mejor el proceso inmunitario.

Hay cuatro grandes personajes en el drama de la inmunidad: las células T, las células B, las células destructoras naturales y los macrófagos. Cada uno de ellos desempeña un papel importante en nuestra defensa contra los desafíos internos y externos.

1. Células T (Terrence). Las células T se desarrollan en el timo, glándula situada entre el cuello y el corazón. Hay dos grandes tipos de células T: las que estimulan a otras células del sistema inmunitario (células auxiliares) y las que las dominan (células supresoras). Las células T son como los sargentos de la patrulla, que conducen a la tropa al combate cuando aparece una amenaza, y la contienen cuando la lucha es innecesaria. Se comunican principalmente a través de moléculas mensajeras llamadas *citoquinas.* Hay docenas de estas sustancias químicas comunicadoras capaces de estimular a las células para que se multipliquen, de incitarlas a luchar o de animarlas a calmarse. Es fundamental poder apagar la respuesta inmunitaria una vez que se ha realizado la tarea, tanto como lo es activar una respuesta cuando se avecina una batalla.

2. Células B (Bertha). Cuando una célula B se entera de que hay un extraño potencialmente peligroso en el sistema, se estimula con rapidez y empieza a producir anticuerpos, que son pequeñas proteínas que se adhieren a otras moléculas. Una vez iniciada la producción, las células B sueltan sus anticuerpos en la circulación como si fueran torpedos o misiles activados que persiguen a su objetivo activados por el calor que éste desprende.

Tenemos miles de líneas diferentes de células B, capaces de crear y liberar anticuerpos contra una muy amplia gama de potenciales sustancias extrañas. Cuando uno de esos misiles anticuerpos se adhiere a una estructura invasora, facilita su identificación a otras células del sistema inmunitario que pueden así neutralizar y digerir al intruso.

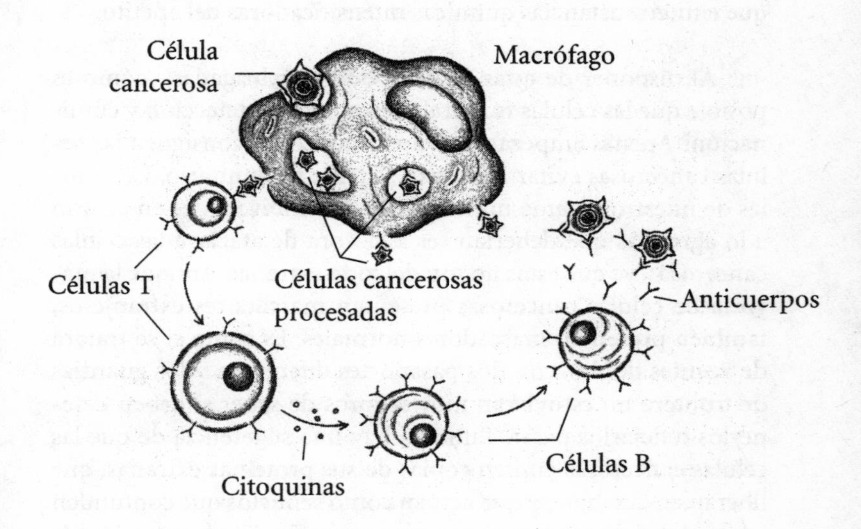

Figura 1. **Inmunidad y cáncer**

3. Células supresoras naturales (NK, o *natural killer*, Norman). Cuando se activan las células supresoras naturales, se adhieren a las células extrañas y liberan paquetes de sustancias químicas que practican agujeros en ellas y digieren la cubierta protectora del intruso. Se unen a los misiles anticuerpos liberados por las células B y responden vigorosamente a muchos de los mensajeros químicos liberados por las células T. Las células NK desempeñan un papel importante en nuestra respuesta inmunitaria al cáncer.

4. Macrófagos (Marvin). La palabra macrófago significa «boca grande», que es una forma muy adecuada de describir esta célula que engulle a los invasores extranjeros. Esta es la célula que a veces se visualiza como un devorador vivo, que se dedica a devorar bacterias, virus y células cancerosas. Lo mismo que las células supresoras naturales, los macrófagos son estimulados por las células B, cuyos anticuerpos hacen que los organismos tomados como objetivos sean más digeribles, y por las células T, que emiten sustancias químicas intensificadoras del apetito.

Al disponer de estas cuatro poderosas brigadas, ¿cómo es posible que las células tumorales escapen a la detección y eliminación? Apenas empezamos a aprender cómo consiguen las células cancerosas evitar a nuestro sistema inmunitario. Las células de nuestro sistema inmunitario son ambivalentes en cuanto a lo agresivas que deberían ser a la hora de atacar a las células cancerosas, ya que éstas no son del todo extrañas. Aunque la mayoría de células cancerosas presentan marcadores extranjeros, también presentan marcadores normales. Es como si se tratara de agentes dobles, con dos pasaportes diferentes, y los guardias de frontera no estuvieran muy seguros de saber si deben detenerlos o dejarlos pasar. También hay una sugerencia de que las células cancerosas emiten copias de sus proteínas extrañas, que liberan en la sangre, y que actúan como señuelos que confunden a las células de nuestro sistema inmunitario. Finalmente, las células cancerosas pueden aprender a imitar las sustancias químicas capaces de sedar una reacción inmunitaria, como un ladrón que alimentara al perro guardián con una hamburguesa mezclada con una sustancia tranquilizante. Al contar las células cancerosas con todos estos posibles trucos bajo la manga, vemos lo importante que es que funcionemos a nuestro nivel óptimo de inmunidad. Los enfoques mente-cuerpo pueden intensificar nuestro bienestar mental y físico y enviar los apropiados mensajes de apoyo a nuestro sistema inmunitario.

Mente, cuerpo e inmunidad

Pregunte a cualquier abuela acerca de si nuestros estados mentales influyen sobre nuestra salud física, y probablemente tendrá alguna historia que contarle sobre el tío que sufrió un ataque al corazón cuando fracasó su empresa, o la prima a la que se le presentó un cáncer de útero cuando su esposo la abandonó. Aunque la mayoría de nosotros hemos observado que corremos una mayor probabilidad de enfermar cuando nos sentimos agotados o estamos bajo estrés, la ciencia médica ha sido lenta a la hora de reconocer la conexión entre nuestro bienestar mental y físico. No obstante, durante los últimos años se ha producido una verdadera explosión de fascinante información que no sólo confirma la conexión mente-cuerpo, sino que también ofrece interesantes explicaciones acerca de cómo funciona.

Esa historia se ha ido desplegando con lentitud durante los últimos cincuenta años, desde que los fisiólogos descubrieron que, cuando percibimos una amenaza en nuestro ambiente, el cerebro libera una cascada de hormonas que estimulan al cuerpo a responder. Algunos de esos mensajeros químicos hacen que se aceleren los latidos del corazón y aumente la presión sanguínea. Otros estimulan al hígado a liberar azúcar que proporciona energía a nuestros tejidos. Otras hormonas envían mensajes a nuestras células del sistema inmunitario y hacen sonar la alarma para que respondan. Estos cambios espectaculares nos preparan para reaccionar vigorosamente, de una de dos formas, ante un desafío potencialmente amenazador para la vida: luchar o huir. Si camino por la selva y una boa constrictor se cruza en mi camino, la alarma que siento en mi mente se traduce rápidamente en una respuesta activa consistente en tomar un grueso palo para defenderme, o huir de allí a toda prisa.

Las amenazas a las que nos enfrentamos en nuestra moderna jungla urbana no son tan dramáticas, pero son igualmente dañinas. Las frecuentes tensiones de la vida diaria producidas por las horas de tráfico más intenso, los compromisos laborales siempre urgentes, la volatilidad de las relaciones y las presiones financieras, producen un desgaste sobre nuestro bienestar emocional. Con el transcurso del tiempo, la repetida activación de la respuesta del estrés crea un efecto nocivo sobre nuestro sistema inmunitario. Hans Selye, el eminente médico canadiense, demostró que el estrés crónico agota las glándulas suprarrenales y perjudica nuestra capacidad para responder a los desafíos inmunitarios, como las infecciones y el cáncer. El estrés agudo estimula nuestra capacidad para reaccionar, pero el estrés de larga duración y recurrente agota el sistema inmunitario. El caso que se explica a continuación no es nada insólito:

> Después de que no se le tuviera en cuenta para un ascenso, Donald sabía que se encontraba en un callejón sin salida. Al percibir que no podría realizar los objetivos profesionales y financieros que se había marcado, se sintió emocional y físicamente agotado. Intentó, sin éxito, animar sus agotadas energías con innumerables tazas de café fuerte, que tomaba durante todo el día. A pesar de su continua fatiga, no podía dormir por la noche, de modo que recurría a tomarse varias copas de bourbon antes de acostarse. También empezó a fumar de nuevo, a pesar de que ya no disfrutaba con el hábito. La relación con su esposa se deterioró hasta el punto de que ya apenas se hablaban.
>
> Al empezar a notar calambres en el estómago, supuso que se le había vuelto a activar la úlcera. Después de automedicarse sin éxito durante varios meses, con medicamentos adquiridos sin consultar al médico, acudió a la consulta del gastroenterólogo. El médico llevó a cabo un estudio para examinarle el estómago y tomó unas muestras de biopsia de una zona de irritación activa. Ante la sorpresa, tanto de Donald como del médico, una de las muestras de biopsia dio resultado positivo: tenía cáncer de estómago.

Especulemos un poco acerca del diálogo que pudo haberse

entablado entre la mente y el cuerpo y que contribuyó a desencadenar esta situación. El cerebro transmite continuamente información al cuerpo sobre nuestro estado emocional, a través de una serie de mensajeros químicos llamados neurotransmisores. Antes creíamos que estas moléculas transmisoras sólo las utilizaban las células nerviosas para comunicarse entre ellas, pero ahora sabemos que muchas células de nuestro cuerpo pueden recibir y comprender esas comunicaciones químicas. Entre las células más importantes que escuchan nuestra conversación mental se encuentran las de nuestro sistema inmunitario. La conversación podría desarrollarse como sigue:

- Mente de Donald: Es increíble que no me hayan ascendido... Ahora, ya no podré seguir progresando en la organización de esta empresa... Parece que me he quedado empantanado para siempre en este puesto de trabajo de poca categoría... No soporto esta sensación deprimida... Creo que voy a ahogar mi dolor con unos cuantos tragos de Johnny Walker.

- Cerebro de Donald: No estoy con ánimos para producir las sustancias químicas del placer y no recibo ningún mensaje para crear moléculas que aumenten la energía... Creo que efectuaré un apagón parcial durante un tiempo, hasta que Donald sepa qué es lo que quiere hacer a continuación.

- Células del sistema inmunitario de Donald: Los mensajes químicos que recibo son muy deprimentes... No me siento particularmente agresiva con esa célula estomacal de aspecto tan curioso... Dejaré que sea alguna de las otras las que se ocupen de ella.

Aunque esta situación es una simplificación exagerada, hay pruebas que apoyan la idea de que nuestros estados mentales negativos deterioran nuestra función inmunitaria, mientras que los estados positivos la aumentan. Si ha pasado un mes estresado, tendrá mayores probabilidades de empezar a notar los síntomas de un resfriado en cuanto se vea expuesto a un virus que si su vida hubiera sido más relajada.[2] Si se enfrenta a un examen final y no se siente seguro de estar preparado adecuadamente, es muy posible que las células del sistema inmunitario no funcionen a pleno rendimiento.[3] En una situación más grave, si se ha divorciado recientemente o ha perdido a su cónyuge, las células supresoras naturales funcionarán de manera amortiguada, en consonancia con su dolor por la pérdida.[4]

Uno de los estudios más fascinantes que demuestra cómo nuestras interpretaciones pueden influir sobre nuestro sistema inmunitario fue llevado a cabo hace más de veinte años por el doctor Robert Ader en la Universidad de Rochester.[5] Aunque realizó su experimento con ratas, sus resultados ofrecen una notable percepción acerca de cómo pueden afectar nuestras mentes al estado de nuestra salud física. En ese estudio se les aplicaron a las ratas inyecciones de ciclofosfamida, un potente medicamento al mismo tiempo que probaban agua endulzada con sacarina. Uno de los efectos secundarios inmediatos de este medicamento es provocar la náusea, de modo que al administrar la inyección a las ratas pronto se inducía en ellas el vómito. Como la ciclofosfamida es también un potente supresor del sistema inmunitario, las ratas que la recibieron mostraron un debilitamiento de sus sistemas inmunitarios durante varios días después de la inyección.

Una vez recuperados los sistemas inmunitarios, el doctor Ader repitió el experimento, pero esta vez cuando las ratas probaban el agua endulzada con sacarina, se les aplicaba una inyección de agua salada. Puesto que se las había condicionado para asociar el agua endulzada con la náusea, no tardaron en vomitar poco después de probar el agua dulce. Este fue un ejemplo clásico de condicionamiento neuroasociativo. Del mismo modo que Pavlov había condicionado a los perros para producir saliva al sonar una campana, cuyo sonido habían asociado previamente al de ofrecimiento de comida, estas ratas fueron condicionadas para vomitar en cuanto probaran el agua endulzada. Lo asombroso de la segunda parte del experimento de Ader fue descubrir que las ratas también mostraban una supresión de la función inmunitaria, a pesar de que no se les había administrado ningún medicamento activo. Las células de su sistema inmunitario habían «aprendido» que el agua endulzada les provocaba una supresión de su funcionamiento. La simple percepción e interpretación del agua dulce como un estrés, creó en ellas un profundo efecto fisiológico que suponía la diferencia entre enfermedad y salud.

El extraordinario descubrimiento de que las células del sistema inmunitario pueden aprender, tiene implicaciones muy extensas. Otros estudios han demostrado que muchas personas sometidas a tratamiento de quimioterapia para el cáncer empiezan a sentir náuseas cuando todavía van camino de la siguiente visita para recibir el tratamiento, y que muestran señales de supresión de la función inmunitaria incluso antes de recibir el siguiente tratamiento medicamentoso. Estas respuestas se conocen como náuseas y vómitos anticipados (ANV: *anticipated nausea and vomiting*) y supresión de la función inmunitaria anticipada (AIS: *anticipated immune suppression*).[6] Como veremos con mayor detalle en el capítulo 6, estoy convencido de que hay formas de transformar este aprendizaje negativo en una respuesta positiva, creando para ello asociaciones positivas reductoras del estrés, en lugar de aquellas otras típicas que provocan ansiedad.

El estrés de la vida

Todo estrés está relacionado en último término con la pérdida o el temor a la pérdida. Cuando el estrés es continuo, el sistema inmunitario se agota, y cuando éste es débil, somos más vulnerables a una serie de enfermedades, incluido el cáncer. El peor estrés es el que ocurre cuando afrontamos una circunstancia sobre la que experimentamos la sensación de tener poco o ningún control. Eso es así tanto si hablamos de ratas de laboratorio sometidas a estrés en una jaula, como del shah de Irán que ve cómo su país pasa por una revolución fundamentalista a la que no se le ha invitado. La incertidumbre es un hecho de la vida que ofrece la posibilidad tanto para la alegría como para la pena. Cuando nos enamoramos inesperadamente, conseguimos un ascenso o nos encontramos con un antiguo amigo de la escuela, apreciamos la incertidumbre por el placer que conlleva. Cuando, por otro lado, descubrimos que un amante ha sido infiel, perdemos el trabajo o nos enteramos de que un familiar está muy enfermo, la incertidumbre provoca ansiedad y una sensación de descontrol. Es en esas situaciones cuando somos más vulnerables al estrés, y cuanto más tiempo dure nuestra sensación de vulnerabilidad, tanto más comprometida se verá nuestra inmunidad.

Sería ingenuo, no obstante, sugerir que existe una sencilla correlación entre el estrés y el cáncer. La vida es demasiado compleja como para poder etiquetarla tan fácilmente. Por eso es tan importante adoptar una actitud humilde en este ámbito. Todos hemos visto a personas que han experimentado un estrés abrumador y que no han desarrollado cáncer. De modo similar, no es insólito ver a personas enfermas cuyas enfermedades desafían toda explicación.

> Janet tenía muchos motivos para disfrutar de la vida. Sus dos hijos progresaban en la escuela, su esposo se sentía feliz en el trabajo, y ella se había matriculado en un curso de escritura creativa en la Universidad Abierta. Siempre había sido muy cuidadosa con su dieta, nunca había fumado y raras veces tomaba bebidas alcohólicas. Acababa de iniciar clases de yoga y de gimnasia y esperaba alcanzar una mayor flexibilidad y buena forma. Al principio, Janet no se preocupó por el pequeño bulto que observó en el cuello, justo por encima del esternón, pero se lo comentó a su médico cuando acudió a hacerse un examen rutinario. El médico lo describió como un nódulo en la tiroides y recomendó practicar una biopsia con aguja. Fue un verdadero golpe cuando, pocos días más tarde, el médico la llamó

para comunicarle que el informe indicaba la existencia de un cáncer tiroideo papilar.

Los seis meses siguientes fueron un auténtico reto, y Janet se sometió a una operación quirúrgica y tratamiento con yodo radiactivo; cuando se le practicó el último examen las señales de cáncer habían desaparecido. Al preguntársele qué significado había tenido para ella su enfermedad, respondió que simbolizaba su anterior falta de voluntad para expresarse a sí misma. Dijo haber colocado siempre las necesidades de los demás por delante de las propias y que, durante su enfermedad, fue consciente de haber reprimido la cólera. Su acceso de cáncer le había permitido realizar sus propias necesidades y expresar sus sentimientos ante la familia y los amigos. Ante su delicia y alegría, su esposo e hijos apreciaron verdaderamente su naturaleza más poderosa y apoyaron plenamente su deseo de expresar su creatividad. Ahora considera su experiencia con gratitud.

Cuando un fumador empedernido desarrolla un cáncer de garganta, quizá no nos planteemos siquiera por qué surgió su enfermedad. Sin embargo, cuando alguien como Janet enferma, se ve amenazado nuestro sentido del orden y buscamos una explicación razonable, a menudo sin encontrarla. Pero, si no podemos comprender con facilidad por qué el sistema mente-cuerpo de alguien permite que surja el cáncer, lo que sí podemos hacer es tomar decisiones que fortalezcan nuestro sistema inmunitario y mejorar nuestra calidad de vida general. Al elegir comportamientos que nos aporten alegría y comodidad en este momento, podemos generar un saludable ambiente mente-cuerpo que promueva la salud. Cuando nuestra mente experimenta placer, el cerebro libera sustancias químicas curativas. Eso es algo que podemos concebir como el sistema de sigilosa escucha perpetua de las células de nuestro sistema inmunitario ante nuestra conversación interna.

Animar nuestra inmunidad

Al margen de que sea uno capaz de identificar un importante nivel de estrés como paso previo al inicio del cáncer, lo cierto es que enterarse de que se tiene una grave enfermedad es una experiencia universalmente estresante. Es entonces cuando lo que se decida causará un verdadero impacto sobre cómo se afronta la amenaza del cáncer. Del mismo modo que sabemos que el estrés debilita nuestra función inmunitaria, también hemos aprendido que las experiencias nutritivas fortalecen la inmunidad. En este libro hablaremos de numerosos y sencillos métodos para mejorar la calidad de información que fluye entre nuestra mente y nuestro cuerpo. Podemos utilizar técnicas de meditación que serenan la mente, decisiones positivas que alimentan el cuerpo, procesos de clarificación emocional que sustituyen los sentimientos autodestructivos por otros afirmadores de la vida, y sencillas técnicas de nutrición sensorial para animar nuestro más profundo potencial curativo.

Aunque apenas empezamos a comprender por qué son tan valiosos todos estos enfoques mente-cuerpo, disponemos de una información cada vez más abundante que apoya su eficacia. El doctor Carl Simonton fue un pionero en los enfoques mente-cuerpo para el cáncer, y popularizó las técnicas de visualización en las que los pacientes imaginaban cómo sus células del sistema inmunitario engullían a las malignas. A pesar de que no realizó estudios controlados, informó de haber obtenido resultados excepcionales en muchos pacientes con cáncer que habían imaginado activamente imágenes curativas.[7]

El psiquiatra doctor David Spiegel, de la Universidad de Stanford, ha venido desarrollando desde hace años grupos de apoyo para personas con cáncer, descubriendo que la calidad de vida de los pacientes mejoraba cuando expresaban sus preocupaciones en un ambiente acogedor. Al utilizar la combinación de apoyo de grupo y técnicas de relajación, sus pacientes experimentaron menor dolor, menos ansiedad, más energía y mejores pautas de sueño.[8] Basándose en estas experiencias positivas, analizó si estos enfoques mente-cuerpo mejoraban la cantidad y la calidad de vida de las mujeres con cáncer de mama. Ante su asombro, las mujeres que participaron en el grupo de apoyo no sólo se sintieron mejor, sino que vivieron casi el doble de tiempo que las que recibieron la atención estándar contra el cáncer.[9]

El doctor Fawzy Fawzy, de la Universidad de California en Los Ángeles, descubrió resultados similares en sus pacientes enfermos de melanoma maligno, una forma de cáncer de piel. Los que participaron en un programa mente-cuerpo de seis semanas experimentaron estados de ánimo más saludables, tuvieron una función inmunitaria más sana y sobrevivieron más tiempo.[10] A pesar de que estos programas animan mucho a las personas con cáncer, uno de los comentarios más difundidos sobre nuestro actual sistema de salud es que, pese a los beneficios documentados que de ellos se derivan, los grupos de apoyo contra el cáncer no se consideran como una atención estándar en la mayoría de las instituciones sanitarias. Si se encontrara un medicamento capaz de duplicar el período de supervivencia de las personas enfermas de cáncer, se consideraría como una mala práctica no ofrecerlo a los pacientes. Desgraciadamente, el sistema médico sigue una orientación tan farmacológica que los grupos de apoyo se han tenido que organizar al margen de los centros oncológicos institucionales en la mayoría de comunidades. Eso está cambiando lentamente, a medida que los sistemas de atención de la salud empiezan a reconocer que los programas mente-cuerpo no sólo mejoran la atención de las personas enfermas de cáncer, sino que también son rentables en términos de efectividad y coste.

Cambiar el mensaje

Cuando las personas enfermas de cáncer solicitan nuestra ayuda en el Centro Chopra, les decimos que no nos dedicamos a tratar el cáncer. Por lo que yo sé, ninguno de los métodos que ofrecemos tiene un efecto directo sobre las células cancerosas, del mismo modo que lo tiene la quimioterapia o la radiación. Aunque ciertas hierbas poseen efectos anticancerígenos, la mayoría de los estudios realizados se han hecho con células cultivadas en tubos de ensayo, y no en personas reales enfermas de cáncer.

Estamos convencidos de que nuestros programas sirven para tratar a las personas con cáncer. Con ello quiero decir que nos dedicamos a mejorar la calidad de vida de una persona al reconectar el cuerpo, la mente y el espíritu. Ya hablé antes del temor y de los efectos nocivos que tiene sobre nuestra salud. Según la ciencia védica, todo temor es un temor a la mortalidad. Mientras nuestro sentido del Yo se identifique con las cosas materiales, con nuestras posiciones y posesiones, experimentaremos temor como emoción prevaleciente. Eso incluye la identificación con nuestro cuerpo físico. La naturaleza del mundo con nombre y forma que percibimos a través de nuestros sentidos es que está cambiando continuamente. El cambio es sinónimo de incertidumbre, y ésta es incómoda, pues todo cambio supone alguna pérdida. La única forma de superar el temor es la de estar en contacto con algo que se encuentre más allá del cambio. Y lo único situado más allá del cambio es el campo de la inteligencia, del espíritu, que está en la base del cambio.

El objetivo de este libro es recordarle su naturaleza esencial, que es intemporal y sin ataduras. Tampoco abriga temor alguno, porque cuando el espíritu es nuestro punto de referencia interno, no podemos abrigar la posibilidad de pérdida. El contacto con este aspecto de nosotros mismos es la base de la curación. Del mismo modo, el atisbo de la inmortalidad puede vencer nuestra ansiedad y abrir la posibilidad de una transformación profunda. Todas las técnicas de curación ejercen su impacto más profundo cuando recordamos nuestra verdadera esencia como aspectos de una totalidad más grande. La meditación que nos lleva a un estado ampliado de conciencia interior, la nutrición sana que nos conecta con nuestro ambiente, las técnicas sensoriales que animan nuestra conexión mente-cuerpo y el cariñoso apoyo social que nos recuerda que no estamos solos, todos esos enfoques pueden considerarse como restauradores de la totalidad. Cuando se nos recuerda nuestra unicidad con la vida, trascendemos nuestro temor y alcanzamos inmunidad frente al sufrimiento. Veamos algunas formas de apartar el velo del temor.

Compromiso con la integridad completa

Nuestros cuerpos son el producto final de nuestras experiencias e interpretaciones. Para cambiar nuestros cuerpos tenemos que cambiar nuestras experiencias. Comprométase a cambiar su vida en el sentido de un mayor amor y atención hacia usted mismo y hacia quienes estén más cerca de usted.

1. Elijo conscientemente pasar cada día algún tiempo en silencio, conectado con el sereno Yo. Cada vez que me sienta atrapado por mis temores y ansiedades, buscaré consuelo en mi familia y amigos, que me recuerdan que soy querido y que no estoy solo.

2. Me comprometo a dedicar cada día algún tiempo a disfrutar conmigo mismo. Puede tratarse de un paseo por el parque, de que me den un masaje o de jugar con mis animales de compañía. Haré cada día algo que no tenga ningún otro valor que hacerme sentirme feliz.

3. Cada vez que me descubra a mí mismo rumiando pensamientos angustiosos, cambiaré mi actividad y me dedicaré a escuchar música agradable, a bailar, a salir a dar un paseo o a leer un buen libro.

3
Curación nutricional

Alimentos para la nutrición, el equilibrio y la alegría

> Cuando desarrollamos respeto por los alimentos y por el milagro de la transformación inherente a ellos, el simple acto de comer crea un ritual de celebración.
>
> DEEPAK CHOPRA

Comer nunca fue una gran fuente de placer para Laura. De niña, los horarios de comida siempre habían sido caóticos y recuerda que la obligaban a comer cuando no tenía hambre. De adulta, raras veces preparaba una comida cocinada en casa y solía consumir comidas preparadas y a toda prisa. Siempre fue una mujer bastante delgada, hasta el punto de que sus amigas le preguntaban a veces si sufría algún trastorno relacionado con la alimentación.

Su relación con la comida cambió cuando desarrolló un cáncer de cuello uterino. Un frotis rutinario de Pap indicó la existencia de células cancerosas localizadas, lo que exigió practicar una operación que, afortunadamente, permitió eliminar todo el tejido maligno. No obstante, la conmoción de afrontar una enfermedad grave la sacudió y la impulsó a examinar las cuestiones básicas de su vida. Empezó a tomar alimentos más sanos, asistió a clases de cocina y estudió

> nutrición. Aumentó unos pocos y necesarios kilos y observó que mejoraba su nivel de energía. Y, lo que es más importante, Laura se dio cuenta de que comer podía ser una experiencia agradable. Por primera vez en su vida, empezó a pensar que verdaderamente merecía estar bien nutrida.

Aparte de respirar, comer es nuestra otra acción primordial. Buscamos el alimento a nuestro alrededor en cuanto nacemos, y nos pasamos buena parte del resto de la vida pensando en comida y consumiéndola. Como indiscutida cúspide de la cadena alimentaria terrestre, podemos devorar a toda una serie de especies animales y vegetales, aunque cada cultura humana califica como incomestibles un número limitado de alimentos que en realidad podríamos comer. La comida configura nuestra visión física, emocional y espiritual de nosotros mismos. Los tipos de alimentos que nos llevamos a la boca identifican el lugar que ocupamos en el mundo, así como nuestra religión, nacionalidad o incluso convicciones políticas. Decir que somos lo que comemos puede considerarse como un tópico, pero no por ello deja de ser menos cierto.

Cada uno de nosotros es una red localizada de inteligencia en el vasto campo de energía e información que llamamos universo. A través de nuestros sentidos absorbemos sonidos, sensaciones, vistas y olores del mundo que nos rodea, lleno de información, y la forma más tangible de recibir la energía de nuestro ambiente es por medio de los alimentos que comemos. Consumimos la inteligencia biológica de las plantas y animales, que convertimos en energía e información de nuestro cuerpo. Aunque los seres vivos llevan realizando esta alquimia desde el principio de la vida, como seres humanos hemos añadido capas de complejidad sin precedentes a este proceso primordial. Mi objetivo en este capítulo consiste en restaurar la facilidad y simplicidad que merece el comer. Volver a captar la alegría natural del comer es algo particularmente importante si uno se enfrenta a una enfermedad grave como el cáncer.

Para crear y mantener una fisiología saludable hay tres componentes básicos del comer: la comida tiene que ser nutritiva, la capacidad de digestión tiene que ser fuerte, y la eliminación de los desechos debe ser eficiente. Si alguno de esos tres factores no alcanzase un nivel ideal, surgiría la posibilidad de la enfermedad. ¿Cómo sabemos si un alimento es nutritivo? No es una pregunta fácil de contestar. Según dijo Lucrecio: «El veneno para un hombre es alimento para otro». La mayoría de occidentales no disfrutamos comiendo termitas, y únicamente los más atrevidos de entre nosotros disfrutamos con el sabor viscoso del erizo de mar crudo, pero eso no impide que personas de otras culturas alaben esos bocados como deliciosos manjares. Aunque los alimentos tradicionales de una cultura persisten a lo largo de generaciones, el surgimiento de la llamada aldea global está exponiendo a amplias capas de la población de la Tierra a mayores opciones nutritivas. En Estados Unidos mostramos una notable flexibilidad para cambiar de preferencias culinarias, como resultado de la nueva información que la ciencia de la nutrición nos presenta de modo regular.

La habitual dieta de carne y patatas fritas de los años cincuenta reflejó la importancia que se concedió a las fuentes abundantes de proteína, considerada como esencial para crear unos tejidos fuertes. Tras el aumento de la enfermedad cardiaca y de su asociación con las grasas animales, los expertos en nutrición empezaron a recomendar que se comiera menos carne roja. A medida que se profundiza nuestra comprensión de la relación entre alimentación y salud, asistimos al despertar de una nueva conciencia sobre la nutrición y el papel que tiene en el bienestar individual, social y ecológico.

Este nuevo examen de los alimentos también trajo consigo un estrés y una confusión que afectó a nuestros comportamientos más básicos. Habitualmente, veo a personas que han recibido tantas opiniones diferentes sobre qué se debe o no se debe comer, que han terminado por experimentar literalmente temor ante cualquier alimento. En nuestra comprensión de la nutrición hay que reintroducir de nuevo la idea de que comer debe producir placer y ser una verdadera celebración de la vida. Si sigo «la dieta del mes», pero no saboreo la experiencia de comer, no me estoy nutriendo realmente.

Varias veces al año un nuevo libro que promueve un novedoso programa nutricional alcanza las listas de éxitos, y promete mejorar la salud, ayudarle a perder peso y darle más energía. Muchos de estos enfoques son válidos, pero terminan por convertirse inevitablemente en historia pasada, y ello debido a varias razones. Primero, porque muchos de los programas dietéticos más populares son antinaturales. Con una atención constante, podemos seguir un plan que regule con precisión sus componentes nutritivos; lo que sucede es que la mayoría de nosotros nos cansamos pronto de la necesidad de un control tan estricto y tan continuo. A la mayoría de la gente también le resulta imposible mantener el entusiasmo por los diversos suplementos líquidos o en polvo, recomendados a menudo para alcanzar los beneficios prometidos por algunos programas. En segundo lugar, la mayoría de las dietas restrictivas no son precisamente muy deliciosas. Podemos reunir cierta disciplina para seguir un régimen dietético si creemos que nos producirá beneficios a largo plazo, pero si no se satisface nuestra necesidad básica del gusto, no es muy probable que sigamos ese programa durante mucho tiempo. Finalmente, la mayoría de programas dietéticos no reconocen que una sola ración no llena a todos. Las personas somos diferentes, y una dieta que pueda ser apropiada para una persona quizá sea nociva para otra. Para que una dieta sea beneficiosa y práctica, debería ser natural, deliciosa, y lo bastante flexible para que la pudieran disfrutar personas con necesidad diversas.

Los actores principales: hidratos de carbono, proteínas, grasas y fibra

La energía nutricional de la naturaleza se encuentra en todos nosotros en forma de tres categorías principales: hidratos de carbono, proteínas y grasas. La fibra nos beneficia porque no se puede digerir. A continuación vamos a revisar brevemente lo que se sabe sobre estos alimentos corrientes y el cáncer, para ofrecer luego algunas sugerencias para una dieta intensificadora de la salud.

1. Hidratos de carbono. Panes, pasta, arroz, granos y azúcar son los principales hidratos de carbono que consumimos. En Estados Unidos, el consumo de hidratos de carbono es ahora aproximadamente la mitad de lo que se comía a principios del siglo XX. Los cereales integrales, que en otro tiempo constituyeron el plato principal de la dieta, se han visto sustituidos por las grasas y la proteína. En general, podríamos beneficiarnos de aumentar el consumo total de hidratos de carbono hasta un 55 por ciento, a partir de la media actual del 45 por ciento, comiendo más panes de harina integral, pastas, verduras con féculas y legumbres, sin comer más azúcares refinados. Además de aportar una buena fuente de energía, estos hidratos de carbono complejo también tienen un alto contenido de fibra. En relación con el cáncer, el consumo elevado de hidratos de carbono sólo es causa de preocupación si contribuye a la obesidad, que es un factor de riesgo para el cáncer de mama y uterino. El elevado consumo de azúcar refinada y procesada en la dieta se ha asociado con un ligero aumento en el riesgo de cáncer de mama y de colon, pero no lo suficiente como para hacerle sentirse culpable por tomar ocasionalmente una pasta de chocolate.

2. Proteínas. La proteína es esencial para la buena salud, pero muchos expertos en nutrición creen ahora que hemos consumido cantidades excesivas. Para mantener una buena salud y crecimiento es necesario un consumo mínimo de proteínas de aproximadamente el cinco por ciento de las calorías totales diarias que se toman. Eso supone unos treinta gramos diarios, que es lo contenido en unos cien gramos de carne, pescado o pollo, y en unos cuatro vasos de leche. Los niños, las mujeres embarazadas y los hombres que realizan una actividad esforzada necesitan tomar más proteína, sobre todo para asegurarse de obtener

los aminoácidos esenciales tan necesarios para la constitución de tejidos sanos. Las fuentes vegetales de proteína, como legumbres, frutos secos y granos, aportan una proteína de alta calidad, pero se tienen que combinar para garantizar que se consuman todos los aminoácidos esenciales.

Los niveles altos de proteína se han asociado con altos índices de una variedad de cánceres, incluidos el de mama, el pancreático, el de próstata y el de colon.[1] Parece que la relación entre proteína y cáncer se debe principalmente a los excesos en el consumo de proteína animal, vinculados casi siempre con altos niveles de grasas saturadas. Se puede decir que la salud de la mayoría de los occidentales se beneficiaría de reducir su consumo de proteína animal.

3. Grasas. La grasa de nuestra dieta fue objeto de una gran atención como factor de riesgo para la enfermedad cardiaca. Ahora está claro que un consumo excesivo de grasa, sobre todo animal, también aumenta el riesgo de cáncer. En las sociedades occidentales, los cánceres de mama, próstata y colon son los más corrientes, debido sobre todo al elevado consumo de grasa.

Lo que no está tan claro es por qué la grasa aumenta el riesgo de cáncer. Hay varias explicaciones posibles:[2]

- Al digerirse, las grasas pueden producir sustancias químicas potencialmente causantes de cáncer.
- Las grasas pueden contener carcinógenos del ambiente que absorbemos en nuestros cuerpos.
- Las grasas pueden cambiar nuestra forma de metabolizar las hormonas.
- Las grasas pueden alterar nuestro sistema inmunitario.

Al margen del por qué un exceso de grasa pueda aumentar nuestro riesgo de cáncer, está claro que reducir su consumo puede beneficiar a nuestra salud. Eso es algo fácil de conseguir reduciendo simplemente el consumo de productos animales. Si come usted carnes rojas con regularidad, procure reducir la cantidad a la mitad y sustituya el filete o la hamburguesa por pescado, pollo o ensaladas. Su cuerpo y el medio ambiente se lo agradecerán.

4. Fibra. Hace más de veinticinco años los estudios ya sugirieron que las personas que comen más verduras tenían menos cáncer, debido en parte a la abundancia de fibra vegetal. La fibra de las verduras se encuentra principalmente en las paredes celulares, donde evita que la célula estalle o se colapse. Puesto que no disponemos de enzimas para digerirla, la fibra aumenta el volumen de eliminación de desechos. La fibra puede diluir también los carcinógenos que hemos ingerido, vinculándolos de tal modo que no sean absorbidos, o cambiando las bacterias de nuestro colon, de modo que no se conviertan en sustancias químicas activas causantes de cáncer. Tampoco comprendemos muy bien por qué, pero lo cierto es que la mayoría de expertos en nutrición están convencidos de que comer alimentos con alto contenido de fibra es beneficioso.[3] El salvado, los panes de harina integral, el arroz integral, las manzanas, bayas, frutas sin hueso, legumbres y la mayoría de las verduras tienen mucha fibra y deberían formar una parte sustancial de cada dieta. No obstante, si no está acostumbrado a una dieta alta en fibra y tiene tumores en el abdomen, consulte con el médico antes de efectuar un cambio dietético.

Comer natural es comer sabiamente

La American Cancer Society ha hecho algunas recomendaciones sencillas para reducir el riesgo de un cáncer, sugiriendo siete grandes directrices dietéticas:

1. Evite la obesidad.
2. Procure tener una dieta variada.

3. Incluya una amplia variedad de frutas y verduras.
4. Coma más alimentos con alto contenido en fibra.
5. Reduzca el consumo total de grasas.
6. Coma menos alimentos ahumados, salteados y curados con nitritos.
7. Limite el consumo de alcohol.

Estos principios parecen muy sencillos y, sin embargo, la incidencia del cáncer sigue aumentando en nuestra sociedad. ¿Cómo traducimos estos sencillos principios en un programa dietético que sea a un tiempo atractivo y nutritivo? Estas recomendaciones se vienen promoviendo desde hace una serie de años, y es posible que estemos asistiendo a un cambio en nuestra cultura de decisiones relativas a la nutrición, pero muchas personas temen tener que decidir entre comer para mantener la salud o comer para disfrutar. Aquí es donde los principios nutricionales del Ayurveda son de gran ayuda porque aportan enfoques equilibrados, naturales, placenteros, específicos y deliciosos. El Ayurveda es como un vasto océano de información que ofrece consejo nutricional para promover la salud, aunque la persona se enfrente a una grave enfermedad. La sabiduría nutricional del Ayurveda amplía y complementa los consejos prácticos aportados por la ciencia moderna de la nutrición.

La ciencia de la nutrición vital

Los videntes del Ayurveda fueron auténticos científicos. Aunque no disponían de microscopios o de escáneres, fueron atentos observadores del mundo y describieron la influencia de los alimentos, las hierbas, los sonidos, los olores y las sensaciones sobre los seres humanos, en la salud y en la enfermedad. Los principios de la nutrición ayurvédica siguen extrañándome y fascinándome, pues mantienen su validez cinco mil años después de haber sido codificados. La clasificación ayurvédica de los alimentos en categorías prácticas nos permite tomar decisiones sanas incluso sin un título en ciencia nutricional. Veamos cuáles son algunos de esos principios básicos.

Los sabores de la vida

La ciencia nutricional moderna reconoce cuatro sabores: dulce, agrio, salado y amargo. El Ayurveda añade otros dos: picante y astringente, que se perciben como sensaciones en la lengua más que como verdaderos sabores. Según la tradición ayurvédica, la naturaleza reúne todas las posibles fuentes de alimentos en uno o más de estos seis sabores, de modo que sepamos qué alimentos son nutritivos y cuánto podemos consumir. Los seis sabores deben estar contenidos en cada comida para que nos sintamos satisfechos y para asegurarnos de que estén representados todos los grupos de alimentos y nutrientes principales. Repasémoslos uno por uno.

El sabor *dulce* es el de los alimentos que promueven el crecimiento y la regeneración. Debido a que nuestros tejidos están clasificados como dulces, los alimentos que tienen este gusto aumentan el volumen de nuestro cuerpo. Lo dulce se aplica no sólo a los azúcares refinados que deberían estar limitados en cualquier dieta sana, sino que también incluyen hidratos de carbono, proteínas y grasas. Si somos niños en crecimiento o nos recuperamos de una enfermedad debilitadora, los dulces deberían abundar en nuestra dieta. En el Ayurveda, los alimentos más comunes considerados como dulces son: leche, arroz, pasta, panes, frutos secos, frutas dulces, verduras con fécula, como patatas, yames y maíz.

El sabor *agrio* procede de los ácidos orgánicos como los que se encuentran en los cítricos, las bayas, los tomates y el vinagre. El yogurt y el suero de manteca también son de sabor predominantemente agrio. El sabor agrio estimula la salivación y despierta el apetito. Es un sabor muy útil cuando hay poco apetito, como sucede durante la aplicación de los tratamientos de quimioterapia. Los alimentos con sabor agrio también disipan los gases intestinales y ayudan a reducir la hinchazón en caso de funcionamiento perezoso del intestino. Tomar con regularidad una dosis de alimentos con sabor agrio asegura, entre otras cosas, ingerir la cantidad adecuada de vitamina C.

El sabor *salado* se encuentra en las sales minerales, ya sea en forma de sal de roca o sal marina. La sal estimula el apetito, aumenta la digestión y es suavemente laxante y sedante. El agua sigue a la sal en el cuerpo, de modo que un consumo excesivo de sal produce una retención de fluidos, mientras que una pizca de sal puede ser la diferencia entre un plato insípido o uno sabroso. Este sabor, además de en los cristales de sal, se encuentra en el tamari, la salsa de soja y el kelp, utilizados habitualmente en los países asiáticos.

El sabor *picante* es la sensación de calor que se encuentra en los pimientos y las especies aromáticas. Lo transmiten los aceites esenciales, que tienen el efecto de agudizar el apetito y estimular la digestión. Entre las sustancias picantes se incluyen la pimienta negra, el rábano picante, la cayena, el jengibre, la menta, el ajo, la canela y la mostaza. Los estudios sobre aceites esenciales derivados de plantas picantes como el ajo, la cebolla y el rábano picante, han demostrado que contienen potentes sustancias antioxidantes capaces de desactivar las sustancias químicas potencialmente causantes de cáncer.[4, 5] La mayoría de nosotros hemos experimentado el efecto directo de los alimentos picantes cuando hemos mordido accidentalmente un pimiento jalapeño muy picante y hemos empezado a tener sudoraciones. Estas sustancias que contienen calor también se pueden utilizar terapéuticamente para aliviar la congestión nasal. En Estados Unidos no se utiliza mucho el sabor picante, pero los *gourmets* de México, Asia y Oriente Medio alaban las especias, que añaden calor a una comida.

El sabor *amargo* no es, por sí solo, muy atractivo, pero tiene el valor de animar los otros sabores. Es desintoxicante y enfría el sistema. El sabor amargo se debe al contenido de alcaloides o de sustancias químicas glucósidas que hay en un alimento. La mayoría de las verduras verdes y amarillas tienen algún grado de amargor, siendo las verduras de hojas verdes las que tienen el contenido más elevado de sustancias químicas naturalmente amargas. El espárrago, los brécoles, las zanahorias, el apio, los pimientos verdes, las espinacas, la lechuga y la col tienen todos el sabor amargo. Muchas de las hierbas tanto culinarias como medicinales tienen un sabor predominantemente amargo. El sabor amargo de verduras y hierbas puede reflejar su contenido de unas sustancias llamadas fitoquímicos, que son potentes agentes naturales que luchan contra el cáncer. En otro capítulo los analizaremos con mayor detalle.

El sabor *astringente* es más una sensación que un sabor. Es la sensación que hace fruncir la boca. La astringencia se debe al contenido de taninos de un alimento, que tiene un efecto secante sobre las membranas mucosas, y un efecto tonificante y compactante sobre los tejidos. Muchas fuentes nutricionales comunes tienen algunas cualidades astringentes, incluidos el té, la miel, las nueces y las granadas. También se considera que las legumbres secas, lentejas y guisantes tienen un componente astringente, que proporcionan una valiosa fuente de proteína e hidratos de carbono. Muchas verduras son amargas y astringentes, como el brécol, el apio, la lechuga y las espinacas. Granos como el centeno, el trigo integral, el cuscús y algunas frutas, incluidas manzanas, bayas, higos y limones, tienen el sabor astringente, junto con otros. Recientes estudios sugieren que las sustancias químicas del té pueden reducir el riesgo de una serie de cánceres, incluidos los de los aparatos digestivo y urinario. Hasta los tés descafeinados pueden tener un efecto protector similar.[6, 7] Predigo que en el transcurso de los próximos años aprenderemos mucho más sobre los efectos saludables de las sustancias químicas naturales que contienen los alimentos astringentes.

Simplificar la comida

Si toma en cada comida alimentos que representan las seis categorías de sabores, seguirá una dieta nutricionalmente equilibrada y deliciosa, capaz de promover la salud. Veamos cómo puede ser una dieta acorde con este principio.

Desayuno

Zumo de naranja (dulce, agrio)
Crema caliente de cereal de trigo con arándanos (dulce, astringente)
Leche desnatada (dulce)
Tortilla de verduras con cebollas, pimientos, calabacines y tomates, sazonada con orégano, albahaca, eneldo y sales de hierbas y especias (dulce, picante, agrio, amargo, salado)
Una taza de té (astringente)

Almuerzo

Espaguetis con pesto, hecho con espinacas, cilantro, albahaca fresca, zumo de limón y piñones (dulce, agrio, salado, amargo, picante y astringente)
Queso parmesano gratinado (dulce, agrio, salado)
Ensalada de espinacas con mandarinas y aderezo ligero de aceite y vinagre (astringente, agrio)
Calabacines al vapor con comino (amargo, picante)
Manzana asada con jarabe de arce (dulce, astringente)

Cena

Sopa de lentejas con zanahorias, cebollas y especias (astringente, dulce, picante y salado)
Arroz silvestre con pasas (dulce, astringente)
Pan horneado de varios cereales, con mantequilla (dulce)
Espárragos con almendras gratinadas (amargo, dulce)
Fresas frescas con miel y yogurt (agrio, dulce y astringente)

Espero que esté de acuerdo en que un programa nutricional que ponga en práctica los principios perfilados aquí puede ser equilibrado y delicioso. Además de satisfacer plenamente sus papilas gustativas, un plan de comidas basados en los seis sabores satisface plenamente las recomendaciones de la American Cancer Society de consumir cada día cinco o más raciones de frutas y verduras. Si no está dispuesto a renunciar a todas las fuentes de proteína animal, puede añadir fácilmente pescado a los espaguetis a la hora de almorzar, o pollo a la sopa de lentejas. Cada comida tiene un alto contenido de verduras y frutas, ricas en antioxidantes, un bajo contenido en grasas y un alto contenido en fibra. Cuando están representados los seis sabores, se sentirá satisfecho una vez que haya terminado de comer.

La comida como medicina

Además de servir como fuente de nutrición, los alimentos pueden ayudar a equilibrar la mente y el cuerpo. Según el Ayurveda, hay tres principios dinámicos que actúan en nuestra fisiología: movimiento, metabolismo y estructura. Metafóricamente, se pueden concebir como las fuerzas del viento, el fuego y la tierra. Estas fuerzas primarias están influidas por todo lo que absorbemos con los cinco sentidos, incluidos los alimentos que comemos. El principio del movimiento o «Viento» gobierna la acción del pensamiento, la respiración, la circulación y la digestión. El principio del metabolismo o «Fuego» gobierna la digestión de los alimentos, la discriminación mental, la regulación de la temperatura y las respuestas inflamatorias de nuestro cuerpo. El principio de la estructura o «Tierra» lubrica las vías respiratorias, el sistema digestivo y las articulaciones, y gobierna la regulación del agua y la grasa. También estabiliza la mente.

Cuando estos tres principios básicos se encuentran en armonía, nuestro ser se ve apoyado por el equilibrio correcto de dinamismo, transformación y estabilidad. Durante cualquier enfermedad, sin embargo, estas fuerzas básicas se desequilibran y tienen como resultado la aparición de síntomas angustiosos. Demasiado Viento se manifiesta en forma de ansiedad, insomnio, irritabilidad digestiva y estreñimiento. Demasiado Fuego se pone de manifiesto en forma de indigestión, fiebre e irritabilidad. Demasiada Tierra se expresa en forma de letargo, congestión y retención de fluidos. Al saber cuál de los principios básicos mente-cuerpo se ha desequilibrado, podemos tomar las decisiones adecuadas para restablecer nuestro equilibrio.

Para aprender sobre su actual estado mente-cuerpo según los principios ayurvédicos, conteste los tres siguientes cuestionarios. Utilice la escala para indicar hasta qué punto se aplica adecuadamente cada afirmación a sus experiencias vitales durante los pasados treinta a sesenta días.

El principio mente-cuerpo que alcance una puntuación más elevada suele ser el que más atención necesitará. Cualquier puntuación superior a los 30 puntos sugiere la necesidad de encontrar un equilibrio. El Viento, la Tierra y el Fuego se pueden equilibrar a través de los sentidos y de los alimentos que comemos.

Mis características...

	Nada	Poco	Algo	Bastante	Mucho
1. Me he sentido ansioso	1	2	3	4	5
2. He tenido problemas para dormir	1	2	3	4	5
3. He tenido poco apetito	1	2	3	4	5
4. He ido estreñido	1	2	3	4	5
5. He perdido más de dos kilos de peso	1	2	3	4	5
6. He tenido la piel seca o escamosa	1	2	3	4	5
7. Mi programa de comida y sueño ha sido errático	1	2	3	4	5
8. He notado las manos y los pies fríos	1	2	3	4	5
9. He tenido muchos gases intestinales	1	2	3	4	5
10. He tenido una tos seca, sin flema	1	2	3	4	5

Puntuación total para la sección 1 = Movimiento («Viento») ____________________

Mis características…

1. He estado irritable	1	2	3	4	5
2. He perdido la paciencia	1	2	3	4	5
3. Me he acalorado o tenido sofocos	1	2	3	4	5
4. He tenido acidez de estómago	1	2	3	4	5
5. He notado ardor al orinar o defecar	1	2	3	4	5
6. Hago regularmente más de dos defecaciones al día	1	2	3	4	5
7. He experimentado pruritos cutáneos	1	2	3	4	5
8. He tenido llagas o fuegos [erupciones] en la lengua o en la boca	1	2	3	4	5
9. He tenido inflamaciones dolorosas	1	2	3	4	5
10. He sentido que despedía un fuerte olor corporal	1	2	3	4	5

Puntuación total para la sección 2 = Metabolismo («Fuego») ____________________

1. He estado durmiendo mucho	1	2	3	4	5
2. He retenido fluidos	1	2	3	4	5
3. He tenido congestión nasal	1	2	3	4	5
4. He aumentado más de dos kilos de peso	1	2	3	4	5
5. Tengo una tos húmeda y con expectoración	1	2	3	4	5
6. Tengo hinchadas las articulaciones	1	2	3	4	5
7. He sido lento a la hora de pensar	1	2	3	4	5
8. Me siento pesado y apagado después de comer	1	2	3	4	5
9. He sentido náuseas	1	2	3	4	5
10. Me he sentido emocionalmente retraído	1	2	3	4	5

Puntuación total para la sección 3 = Estructura («Tierra») ____________________

Viento

Debido a su síndrome de ovario poliquístico, Alison siempre había tenido períodos menstruales irregulares, pero al ver que seguía sangrando durante varias semanas, su ginecólogo recomendó que se le hiciera una dilatación y un raspado. El informe de patología fue positivo: tenía cáncer del endometrio, y aunque el cirujano se mostró confiado en que el tratamiento tendría éxito, ella se sintió cada vez más angustiada. Se despertaba varias veces por la noche, con los pensamientos desbocados, la digestión empezó a ser muy delicada y se vio afectada de estreñimiento. Apenas si podía hacer un esfuerzo por comer y empezó a perder peso. Sabía que necesitaba asentarse antes de que se le practicara la operación quirúrgica recomendada, así que aprendió meditación y empezó a seguir un programa pacificador del «Viento». Se concentró en comer alimentos calientes y sencillos, en tomar baños calientes con polvo de jengibre, y en beber leche caliente sazonada con nuez moscada antes de acostarse, además de acudir con regularidad a que le dieran masajes calmantes. Pronto empezó a dormir mejor por la noche y a sentirse más asentada. Pasó por la operación quirúrgica sin complicaciones, y sigue muchos de los mismos rituales tranquilizadores debido, simplemente, a que la hacen sentirse mejor, a pesar de que ahora ya no le preocupa el cáncer.

Si su puntuación «Viento» es alta, probablemente experimenta una sensación de no estar sólidamente asentado. Los alimentos cálidos y pesados y aquellos que contengan los sabores dulce, agrio y salado ayudan a asentarse, y entre ellos se incluyen los panes de harina integral, la pasta, el arroz, las sopas de verduras, los frutos secos, la miel, la leche caliente y las frutas dulces. Si se siente debilitado a causa de su enfermedad, aumente la ingestión de estos alimentos nutritivos, lo que le ayudará a aumentar de peso y le restaurará la energía.

Fuego

Desde que le extirparon el lunar maligno que tenía en el hombro, Michael se había venido sintiendo muy irritable. A pesar de haber sido siempre un perfeccionista, empezó a mostrarse excesivamente compulsivo respecto de su empresa y a menudo se quedaba trabajando hasta las dos de la madrugada para recuperar el trabajo atrasado debido a la operación. Su digestión empeoró, y hacía tres o incluso más defecaciones al día. El genio se le encendía con facilidad, y los empleados y miembros de su familia tenían la sensación de andar pisando huevos cuando estaban en su presencia, para evitar «despertar al dragón».

Michael inició un programa de reducción del «Fuego» que incluyó alimentos que refrescaban. Se le animó a expresar sus temores a la muerte y a tomarse algún tiempo de distracción cada día. Un par de meses más tarde me dijo que sólo necesitaba dejar de tomarse tan en serio. Poco después de su visita se aplacó el ardor de estómago, y las personas que había en su vida volvieron a tener la sensación de que se le podía tratar sin mayores problemas.

Si su puntuación «Fuego» es elevada, probablemente se siente caliente e irritable. Para reducir el calor de su cuerpo, disminuya su consumo de alimentos picantes, agrios y salados, y aumente la de los sabores dulce, amargo y astringente. Los productos lácteos, los panes, las lentejas, el arroz blanco, las patatas, los pepinos y los frutos dulces ayudan a enfriar el sistema. A lo largo de este libro veremos cómo utilizar todos los sentidos para enfriar un metabolismo desatado.

Tierra

Michelle toleraba bastante bien su tratamiento para la enfermedad de Hodgkin, a excepción de cierta reten-

---

Principio mente-cuerpo	**Viento**	**Fuego**	**Tierra**
Señales de desequilibrio	Ansiedad, insomnio, digestión delicada, estreñimiento	Irritabilidad, diarrea, rubores, pruritos cutáneos	Letargia, aumento de peso, retención de fluidos, congestión
Sabores más favorables	Dulce, agrio, salado	Dulce, amargo, astringente	Picante, amargo, astringente
Alimentos más favorables	Productos lácteos, verduras con fécula, frutos dulces, frutos secos	Leche, granos enteros, arroz, frutos dulces	Verduras de hojas verdes, manzanas, peras, tofu
Especias más favorables	Pimienta, jengibre, canela, sal, mostaza	Menta, cardamomo, comino, hinojo, cilantro	Albahaca, pimienta, jengibre, clavo, nuez moscada
Endulzadores más favorables	Miel, fructosa, jarabe de arce	Azúcar morena, fructosa	Miel

Crear equilibrio con los alimentos

	Para pacificar «Viento» *favorezca* *Alimentos cálidos, aceitosos, pesados*	Para pacificar «Fuego» *favorezca* *Alimentos y líquidos fríos*	Para pacificar «Tierra» *favorezca* *Alimentos ligeros, secos y cálidos,*

Crear equilibrio con los alimentos

	Sabores dulces, agrios y salados	*Sabores dulces, amargos y astringentes*	*Sabores picantes amargos y astringentes*
Productos lácteos	Favorezca: todos los productos	Favorezca: leche, mantequilla, Reduzca: yogur, queso, crema agria	Favorezca: leche *ghee* desnatada Reduzca: todos los demás productos lácteos
Frutas	Favorezca: aguacates, plátanos, cerezas, mangos Reduzca: manzanas, peras, arándanos, melones	Favorezca: uvas, melones, cerezas, manzanas, naranjas Reduzca: pomelos, bayas agrias	Favorezca: manzanas, peras Reduzca: plátanos, aguacates, cocos,
Verduras	Favorezca: espárragos, remolacha, zanahorias	Favorezca: espárragos, pepinos, patatas, brécoles, judías verdes Reduzca: coles de Bruselas, col	Favorezca: todas las verduras, excepto tomates, pepinos, batatas Reduzca: tomates, pimientos, cebollas, rábanos
Legumbres	Favorezca: mung y tofu Reduzca: todas las demás	Favorezca: todas, excepto lentejas	Favorezca: todas, excepto tofu y soja
Cereales:	Favorezca: arroz y trigo Reduzca: cebada, maíz, mijo, alforfón, centeno, avena	Favorezca: arroz, trigo, cebada, avena Reduzca: trigo, mijo, arroz integral	Favorezca: cebada, maíz, mijo, alforfón, centeno, avena Red.: arroz y trigo

Crear equilibrio con los alimentos

Edulcorantes	Favorezca: todos	Favorezca: todos, excepto las melazas	Favorezca: miel Reduzca: todos los demás
Aceites	Favorezca: todos los aceites	Favorezca: oliva, girasol, coco Reduzca: sésamo, almendra, maíz	Favorezca: almendra, girasol en pequeñas cantidades Reduzca: todos los demás
Especias	Favorezca: cardamomo, comino, jengibre, cinamomo, sal, clavo, semilla de mostaza, pimienta negra	Fav.: coriandro, comino, hinojo Reduzca: especias picantes como jengibre, pimienta, semillas de mostaza	Favorezca: todas las especias Reduzca la sal

ción de fluidos y cansancio. Siempre había tenido tendencia a sufrir de exceso de peso, y los esteroides que tomaba como parte de la quimioterapia contribuyeron a aumentar su sensación de pesadez y congestión. Se le aplicó un programa de aligeración de la «Tierra», que incluía tomar alimentos más ligeros, con sabores picantes, amargos y astringentes. Se la animó a acostarse a las diez de la noche y a levantarse a las siete de la mañana. Gracias a este programa, pudo completar su protocolo de tratamiento y observar la mejoría que se produjo en su aletargamiento y sensación de pesadez.

Si su puntuación «Tierra» es excesiva, probablemente se siente lento, pesado y congestionado. Para crear una mayor ligereza y flexibilidad debe comer alimentos que sean cálidos, ligeros y secos, y preferir los sabores picantes, amargos y astringentes. El maíz, el centeno y el mijo, comidos en combinación con guisantes partidos, lentejas y tofu le asegurarán una ingestión adecuada de proteínas con un mínimo de grasa. Los productos lácteos deben ser desnatados, y debe reducir la mayoría de los edulcorantes, aunque se acepta tomar un poco de miel. Son útiles la mayoría de las especias, especialmente las picantes, como pimienta, jengibre, comino y mostaza, que ayudan a movilizar las secreciones y a reducir la congestión.

Alimentos purificadores y rejuvenecedores

Afrontar el cáncer siempre produce estrés, y cuando nos encontramos bajo los efectos del estrés tanto nuestra mente como nuestro cuerpo tienden a acumular toxicidad. Nuestros pensamientos ansiosos y sentimientos depresivos pueden crear más angustia que la propia enfermedad maligna a la que nos enfrentamos. Físicamente, el cáncer y las poderosas terapias que se aplican para tratarlo suponen un elevado tributo para nuestra digestión, hábitos intestinales, pautas de sueño y nivel de energía. Toda esa toxicidad acumulada se expresa como una serie de síntomas psicológicos y físicos:

- Fatiga
- Irritabilidad
- Falta de atención
- Lengua sucia
- Depresión
- Dolores generalizados
- Pérdida del apetito

- Olor corporal desagradable
- Indigestión
- Sabor agrio
- Debilidad
- Pérdida del gusto
- Dolor articular
- Pesadez
- Mal aliento

Cuando se presentan esos síntomas, el hecho de favorecer una dieta que sea ligera y fácil de digerir ayuda a reducir la toxicidad acumulada. Hay una serie de recomendaciones dietéticas que pueden facilitar el proceso de desintoxicación:

- Todos los alimentos deben prepararse frescos. Limite los alimentos enlatados, los congelados y las sobras.
- Coma alimentos ligeros como sopas de verduras, lentejas y arroz.
- Prefiera las verduras recién hervidas o ligeramente salteadas.
- Reduzca los productos lácteos pesados, como quesos envejecidos y la crema agria.
- Elimine el alcohol.
- Reduzca el consumo de grasas y aceites saturados.
- Reduzca el consumo de azúcares refinados.
- Si no puede eliminar los productos animales, prefiera el pescado y las carnes blancas de pavo y pollo. Reduzca al mínimo la carne de ternera y de cerdo.

Además de procurar que los alimentos que consumimos sean nutritivos y fáciles de digerir, hay algunas cosas muy sencillas que puede hacer para aumentar su capacidad digestiva. Si su apetito es débil y ha tenido que hacer esfuerzos para comer, pruebe a estimularlo con hierbas y especias amargas y picantes. Los tónicos amargos, como la genciana, el hydrastis canadiense y el agracejo, se han venido utilizando en Occidente como sustancias medicinales durante generaciones. Estimulan al estómago a vaciarse y despejan las papilas gustativas. Entre las hierbas amargas que se pueden obtener con facilidad están la cúrcuma, el coriandro y el eneldo. Las hierbas picantes ayudan a estimular la digestión y es mejor tomarlas de cinco a diez minutos antes de la comida. Un delicioso aperitivo que consumimos en el Centro Chopra consiste en partes iguales de jugo de raíz de gengibre, zumo de limón, miel y agua, aderezado con una pizca de pimienta negra. Tomar unos 30 gramos antes de las comidas estimula el apetito y la digestión.

El ayuno a base de líquidos es otra forma de ayudar a desintoxicar el cuerpo. Consumir durante un día sólo zumos recién exprimidos a base de frutas y verduras permite crear una sensación de ligereza y contribuye a estimular la capacidad digestiva. Con los cítricos, manzanas, peras y uvas se pueden preparar fácilmente magníficos zumos. Entre las verduras de las que se pueden obtener zumos se incluyen zanahorias, remolacha, pepino y espinacas. Si tiene un peso excesivo, puede seguir una dieta a base de zumos un día a la semana. Si tiene problemas para mantener el peso, la dieta líquida debe utilizarse con mucha prudencia. En tales casos quizá sea mejor beber zumos uno o dos días al mes para el desayuno y el almuerzo, y luego, para la cena, tomar una sopa o verduras hervidas. Es mejor reducir el nivel de actividad el día que vaya a tomar sólo zumos, para no sobrecargar su cuerpo con esfuerzos excesivos.

Alimentos vigorizantes

La pérdida de apetito y de peso son corrientes en personas que tienen cáncer. Tanto el cáncer como su tratamiento causan estragos en la habitual relación sana con la comida. Durante ese período es particularmente importante que reciba alimentos nutritivos capaces de vigorizarle y nutrirle. El Ayurveda considera que hay cuatro alimentos con un excelente valor rejuvenecedor: la leche, las almendras, la miel y la mantequilla aclarada (*ghee*).

Algunas personas no toleran la leche debido a una deficiencia de lactasa, la enzima que digiere el azúcar de la leche. No obstante, según nuestra experiencia en el Centro Chopra, las personas que se consideran intolerantes a la leche pueden disfrutar y beneficiarse de este alimento nutritivo si la toman caliente y sazonada con especias como jengibre, canela y cardamomo. Si está seguro de que le falta la enzima que metaboliza la lactosa, puede probar leche que contenga lactasa añadida, o un sustituto de la leche que se hace a partir del arroz o la soja. Prefiera productos lácteos que traten a las vacas de modo compasivo y no utilicen hormonas.

El Ayurveda recomienda comer un puñado de almendras al día, que son una excelente fuente de proteína, hidratos de carbono y fibra. Se puede preparar un delicioso y nutritivo batido combinando tres cucharadas de mantequilla de almendra, una taza de leche, una cucharada de miel y una cucharadita de mantequilla aclarada en una batidora. Si tiene problemas para tragar alimentos sólidos, el tomar este nutritivo batido le procurará algo de nutrición hasta que recupere el apetito.

Otro plato nutritivo y fácil de digerir, recomendado por el Ayurveda, es el *kitchari.* Se trata de un sencillo cocido de arroz y mung [judías pequeñitas] partido, preparado en proporciones aproximadamente iguales. Se pone media taza de cada uno a cocer lentamente en tres tazas de agua, hasta formar una sopa ligera que aporta nutrición cuando no apetece ningún otro alimento. Añádale un poco de mantequilla aclarada, sal y especias suaves, como comino, coriandro e hinojo, y se sentirá sorprendentemente saciado. Viértala sobre unas verduras troceadas, como zanahorias, pimientos verdes y tomates, y esta sencilla comida se enriquecerá con vitaminas, minerales y proteínas. El *kitchari* es un alimento excelente en los días que tenga que someterse a una sesión de quimioterapia y note la digestión muy delicada.

Sinteticemos los importante principios nutricionales expuestos hasta ahora:

- Siga una dieta variada, rica en cereales integrales, verduras frescas y frutas.
- Reduzca su ingestión de proteínas y grasas animales.
- Procure recibir los indispensables aminoácidos esenciales mediante una combinación adecuada de legumbres, granos y verduras.
- Procure que en cada comida existan los seis sabores: dulce, agrio, salado, picante, amargo y astringente.
- Si nota síntomas de exceso en uno de los tres principios mente-cuerpo (Viento, Fuego o Tierra), elija los alimentos apropiados para crear equilibrio.
- Si su apetito o digestión fuese débil, utilice más alimentos amargos y picantes y especias que aumenten su capacidad digestiva.
- Si tiene síntomas de toxicidad acumulada, siga una dieta purificadora.
- Si se siente debilitado, consuma más alimentos vigorizantes.

Comer de forma consciente

Como ya se ha dicho antes, nuestra capacidad para digerir la comida es tan importante como la calidad de los alimentos que comemos. Si nuestra capacidad digestiva fuese ineficiente, seremos incapaces de beneficiarnos incluso de los alimentos sanos y nutritivos. Según el Ayurveda, nuestra forma de preparar y consumir los alimentos es tan esencial para su influencia nutritiva como su composición de hidratos de carbono, proteínas, vitaminas y minerales.

Hay algunos principios básicos que seguir en relación con la preparación e ingestión de una comida. Prestar atención a estos principios tan sencillos puede ayudarle a obtener los niveles más elevados de nutrición de todo aquello que coma.

1. Procure comer en un ambiente agradable y cómodo. Si tiene la atención distraída por un ambiente caótico, lo que hace es digerir el caos junto con la comida. No entable ninguna discusión ni mire programas o películas violentas en la televisión mientras come. El amor y el aprecio son las mejores especias que puede utilizar con cada plato.

2. No coma cuando se sienta alterado. Un trozo de pastel de queso puede parecer la elección perfecta después de una gran discusión con su madre, pero muy probablemente el esfuerzo por aplacar su alteración emocional con la comida se revolverá contra usted. Las poderosas sustancias emocionales liberadas cuando experimente alteraciones emocionales no contribuyen a una digestión óptima. Aprenda a procesar directamente sus sentimientos y a esperar hasta que se sienta menos sensible, antes de decidirse a comer. Luego, escuche lo que le dice su apetito y utilice la comida para satisfacer sus necesidades metabólicas, no las emocionales.

3. Coma cuando tenga hambre. Cuando se trata de nutrición, su apetito será su mejor amigo. Imaginando el apetito como una bomba de combustible en la que el cero indicaría que

está vacía y diez que está llena, espere hasta encontrarse en el nivel dos o tres antes de comer, y luego deténgase una vez que haya llegado al nivel seis o siete. Eso significa comer cuando tenga hambre, y dejar de hacerlo cuando se sienta cómodamente satisfecho.

Al enfrentarse con el cáncer y mientras tenga que someterse a terapias de tratamiento, es muy posible que disminuya su apetito. Durante esta época procure consumir jengibre fresco o un aperitivo estimulante del apetito antes de las comidas. Beba mucha agua tibia y coma nutritivamente cada vez que sienta hambre. Compruebe con regularidad cuáles son las sensaciones que le transmite su cuerpo y coma siempre con plena conciencia.

4. Tome sorbos de agua tibia con las comidas. Eso ayuda a que el proceso digestivo funcione con eficiencia. Reduzca los alimentos y bebidas muy fríos, sobre todo cuando note la digestión delicada. Las enzimas digestivas están diseñadas para funcionar de modo más eficiente a la temperatura del cuerpo.

5. Tome comidas recién cocinadas. Ya he hablado del concepto ayurvédico de la fuerza vital, o *prana*, que es mayor que la suma de las sustancias bioquímicas que pueden medirse. La fuerza vital es más grande en las comidas preparadas con ingredientes frescos. El cuerpo, la mente y el alma apreciarán el tiempo dedicado a comprar y preparar deliciosas comidas con ingredientes frescos y atractivos. Los deliciosos olores y la presentación agradable de una comida recién preparada estimulan el apetito y la secreción de enzimas digestivas, incluso antes de llevarse la comida a la boca. Si tiene que elegir, es preferible dedicar tiempo a comprar y cocinar alimentos nutritivos que leer sobre los beneficios recientemente descubiertos de una determinada vitamina.

6. Reduzca los alimentos crudos. Las verduras crudas son más ricas en nutrientes esenciales, y muchos planes dietéticos han resaltado la importancia de su potencial valor nutricional. Lamentablemente, la capacidad digestiva se ve debilitada a menudo cuando nos enfrentamos con una enfermedad. Si no po-

demos asimilar con facilidad las vitaminas y minerales contenidos en los alimentos crudos, de poco nos servirán. Las verduras hervidas, horneadas y ligeramente salteadas, pierden un poco de sus delicados nutrientes, pero la preparación culinaria apropiada inicia el proceso digestivo, permitiéndonos obtener mayor valor alimenticio de la comida que ingerimos. Los zumos de verduras recién preparados conservan su contenido de nutrientes y son más fáciles de asimilar que las verduras crudas.

7. Permanezca tranquilamente sentado durante unos pocos minutos después de la comida. Comer nos permite recrearnos. Es el proceso lo que nos permite absorber la energía y la información del universo y transformarlo en la inteligencia de su cuerpo. Saboree los momentos inmediatamente posteriores a la comida, y aprecie lo sagrado del acto que se está produciendo.

Comer con atención

Tomar una comida con plena atención puede ser una experiencia poderosa, iluminadora y curativa. Le recomiendo que pruebe el siguiente ejercicio y lo practique al menos una vez a la semana. Aunque todos hemos estado comiendo desde que nacimos, las personas que realizan este ejercicio aprenden algo nuevo sobre la comida.

- Tenga la intención de tomar una comida en silencio. Inicie el silencio en cuanto tenga la comida sobre el plato. Procure ser consciente de cada intención y acción. Observe el impulso que surge en su mente cada vez que toma un bocado. Tome nota de los sonidos, sensaciones, visiones y olores. Sea testigo del movimiento de levantar el cubierto y llevarse conscientemente un bocado a la boca. Cierre los ojos y experimente los sabores que inundan su lengua. Sea consciente de los gustos y texturas. Note las sensaciones al tiempo que mueve el bolo alimenticio en la boca, lo lleva hasta el fondo de la lengua y lo traga. Procure seguir el rastro del alimento a medida que desciende por el esófago hasta el estómago. Haga una pausa después de tragar cada bocado y valore su nivel de saciedad.

- Continúe comiendo cada bocado con plena conciencia. Procure adaptar el ritmo de tal modo que permanezca presente a medida que come. Controle su nivel de saciedad y deje de comer cuando se sienta satisfecho. Dedique unos pocos minutos más a permanecer tranquilamente sentado, con los ojos cerrados, percibiendo las sensaciones que ha dejado la comida en su boca, garganta y estómago.

Muchas personas observan que este ejercicio estimula las sensaciones de su gusto, e informan que la comida les ha parecido más vibrante de energía vital. Si alguien está acostumbrado a comer en exceso, suele descubrir que se siente satisfecho bastante antes de lo que habría supuesto normalmente. Si ingiere sus alimentos de una forma consciente, le será casi imposible permitir el llevarse a la boca algo que no sea saludable. Parece que somos capaces de consumir sustancias nutricionalmente vacías sólo cuando estamos distraídos viendo la televisión, conversando o trabajando mientras comemos. Si cultivamos el hábito de comer de una forma consciente, aumentaremos nuestro disfrute de las comidas, y es más probable que comamos entonces alimentos sanos y nutritivos.

Valoración de los programas nutricionales

Se ha sugerido una amplia variedad de programas dietéticos para personas que tienen cáncer. Muchos de ellos se basan en proporcionar alimentos que se cree tienen propiedades para luchar contra el cáncer y que estimulan la eliminación del material de desecho no deseado. Una dieta de ajo, recomendada por Hipócrates hacia el año 400 a.C., pudo haber aportado algún beneficio, sobre todo teniendo en cuenta que la alicina, el metabolito activo del ajo, induce una suave actividad contra el cáncer. En el siglo XVI se popularizó una dieta a base de uvas, en un esfuerzo por estimular la eliminación de las sustancias tóxicas del cuerpo, y recientemente hemos sabido que las uvas son ricas en ciertas sustancias fitoquímicas que combaten el cáncer.[8]

La dieta macrobiótica, introducida en Estados Unidos desde Japón en los años sesenta, favorece el arroz integral y los cereales, al tiempo que evita los productos animales, incluida la leche. Un grupo de investigación del Centro Médico Tulane efectuó el seguimiento de personas con cáncer pancreático y de próstata a las que se recomendó un programa macrobiótico, e informó que habían obtenido resultados sustancialmente mejores que los esperados según la gravedad de sus enfermedades.[9] Aunque los nutricionistas han expresado preocupación por las deficiencias de vitaminas y minerales en los estados avanzados de una dieta macrobiótica, el grupo de Tulane demuestra que un plan nutricional compuesto por cereales integrales, verduras, legumbres y productos de soja puede satisfacer perfectamente las directrices tanto del Consejo Nacional de Investigación como del programa macrobiótico. Se ha sugerido que una dieta nutricionalmente deficiente podría ser teóricamente útil para los pacientes de cáncer al «matar de hambre» a las células malignas, pero hay pocas pruebas que apoyen esta idea. Según mi experiencia, un plan dietético suavemente macrobiótico puede ser útil para las personas que se sienten intoxicadas y congestionadas, pero no animaría a personas debilitadas a someterse a una intensa restricción nutricional en un período en el que sus cuerpos necesitan nutrición.

En 1958, el doctor Max Gerson, un médico alemán, publicó un libro que promovía su plan dietético contra el cáncer a base de frutas y verduras frescas, panes de harinas integrales y quesos suaves.[10] Aunque ciertos componentes de la dieta Gerson, como las inyecciones de hígado y los enemas de café, son difíciles de justificar científicamente, los principios generales de esta dieta no fueron tan diferentes a las recomendaciones actuales de la Sociedad de Estados Unidos contra el Cáncer.

El programa Kelly, más radical, que se popularizó durante los años ochenta, amplió los enfoques del programa Gerson para incluir enzimas pancreáticas. El doctor William D. Kelly, un dentista, desarrolló la teoría de que el cáncer era el resultado de la incapacidad del cuerpo para digerir la proteína, lo que se podía remediar tomando suplementos enzimáticos, además de seguir una dieta restrictiva. Lamentablemente, hay pocas pruebas científicas que apoyen la teoría, ni se han encontrado pruebas reales de que los suplementos enzimáticos llegaran a las células cancerosas. Yo era médico interno en el hospital universitario de San Diego cuando una clínica de Tijuana que se basaba en estos principios empezó a atraer a estadounidenses desesperados en busca de una respuesta sencilla a su enfermedad. Luego, de forma regular, las personas enfermas de cáncer cruzaban precipitadamente la frontera desde México a California, para recibir tratamientos de urgencia en nuestro hospital. Yo les preguntaba a mis pacientes, un tanto reacios a contestar, por qué viajaban miles de kilómetros para someterse a una terapia cuyos efectos no se habían demostrado y que consistía principalmente en seguir una dieta más sana. La mayoría de la gente expresaba el sentimiento de que no eran ellos los que habían rechazado la medicina occidental, sino más bien ésta la que los había rechazado a ellos. Sus médicos les habían dado muy poca esperanza, y los pacientes no hacían sino buscar reconocimiento y formas de movilizar las propias fuerzas curativas de sus cuerpos. Incluso a finales de los años setenta, las personas enfermas de cáncer buscaban enfoques integrados que utilizaran lo que fuera para mejorar su calidad de vida. Puesto que la medicina occidental se hallaba encerrada en su paradigma material, muchas personas buscaron programas que les ofrecieran alguna posibilidad de mejorar al menos la calidad de vida, si no se podía mejorar la cantidad. Afortunadamente, estoy convencido de que empezamos a ver una nueva apertura para aceptar el cuerpo, la mente y el espíritu en el tratamiento del cáncer.

Estoy seguro de que las personas bienintencionadas seguirán presentando nuevos programas nutricionales con la aspiración de tratar o curar el cáncer. Resulta muy tentador probar esos métodos, aunque las teorías o recomendaciones básicas que contienen parezcan extremadamente cuestionables. Lo que sugiero es utilizar tanto la mente como el cuerpo para evaluar cualquier método nuevo. Pregúntese si el enfoque básico tiene algún sentido para usted. ¿Le parece el plan dietético lo bastante natural y fácil de seguir? ¿Es equilibrado? ¿Experimentará alegría siguiendo el programa? Si decide seguir un nuevo plan, escuche lo que le diga su cuerpo y vea si el mensaje es de consuelo y aprecio, o de esfuerzo y privación. Busque información de las personas dedicadas a atender a los enfermos y de los miembros de su red de apoyo contra el cáncer. Si hace caso de la inteligencia de su mente y de su cuerpo, tomará las decisiones apropiadas para su salud.

Deje de volverse loco

Es natural que cuando una persona se pone enferma, considere hasta qué punto la dieta contribuye a su problema. Confío en que, a partir de este capítulo, sea evidente mi convencimiento en el poder curativo de los alimentos. No obstante, no creo conveniente convertir el comer en una actividad tan molesta como para no encontrar placer alguno en este proceso de transformación tan simple y elegante y tan fundamental para la vida. Cada día veo a personas a las que bienintencionados asesores de la nutrición les han dicho enfáticamente que evitaran todos los productos lácteos, azúcares, sal, verduras oscuras, frutas ácidas y productos del trigo. Su vida ha quedado tan limitada por todas esas recomendaciones, que ya no obtienen disfrute alguno del comer.

Si esas restricciones produjeran beneficios tangibles, sería el primero en apoyarlas plenamente. Pero con mucha frecuencia, cuando pregunto a la gente si ha observado algún efecto positivo con todas esas actitudes austeras, me contestan que lo único que les ha sucedido ha sido despertar un intenso anhelo precisamente por esos alimentos y sentirse peor que antes. En situaciones apropiadas puede ser deseable reducir alimentos pesados o agrios, pero es muy raro que las dietas restrictivas puedan mantenerse durante mucho tiempo. El mensaje que intento transmitir con respecto a la comida es que confíe en su propia inteligencia interna y busque su propio equilibrio. Si tiene que hacer un esfuerzo para mantener un programa nutricional, el estrés producido por la dieta superará muy probablemente los beneficios que supuestamente le aporta. Recuerde que comer es un ritual sagrado, capaz de aportar nutrición tanto al cuerpo como a la mente y el alma.

Escuchemos a nuestros cuerpos

En el Ayurveda, al cuerpo se le llama *anna maya kosha*, que significa la capa de la vida compuesta de alimento. La inteligencia biológica contenida en nuestros genes dirige la materia prima ingerida hacia la maraña de tejidos que llamamos nuestro cuerpo. En último término, el cuerpo está compuesto de alimentos que envuelven el ADN. Del mismo modo que una viga débil tiene como resultado un edificio inestable, una nutrición débil conduce a un cuerpo poco firme. Para apoyar la curación, nuestra dieta tiene que ser equilibrada, nutritiva y digerible. No tiene por qué ser complicada. No creo que la madre naturaleza espere de nosotros que poseamos un título en ciencia nutricional para ser capaces de alimentarnos adecuadamente.

¿Cuánto podemos esperar de la nutrición cuando tenemos un cáncer? Creo que es importante recordar que el alimento aporta los elementos constituyentes para la curación, pero que los patrones de inteligencia que organizan los alimentos en tejidos sanos residen en un nivel más profundo de nuestro ser. El alimento es la esencia de nuestro cuerpo físico, pero no es la esencia de nuestro ser. Para crear un ambiente para la curación, necesitamos establecer las condiciones para que la inteligencia fluya sin esfuerzo a través del continuum que es nuestro cuerpo, mente y espíritu. Eso significa utilizar toda opción disponible para crear la posibilidad de totalidad y de equilibrio. Para mí, eso incluye lo mejor de las intervenciones médicas, junto con el apoyo nutricional óptimo y otros métodos holistas que estimulen nuestra capacidad curativa interna. El alimento, por sí solo, no lo puede hacer todo, pero sí puede iniciar el proceso de crear un ambiente curativo. Hipócrates dijo: «Dejad que el alimento sea nuestra medicina y que la medicina sea nuestro alimento», y, lo mismo que sucede con cualquier remedio, cuanto mejor preparados estemos para beneficiarnos del tratamiento, tanto más efectivo será éste.

Compromiso con la integridad completa

Nuestros cuerpos son el producto final de nuestras experiencias e interpretaciones. Para cambiar nuestros cuerpos tenemos que cambiar nuestras experiencias. Comprométase a cambiar su vida en el sentido de un mayor amor y atención hacia sí mismo y hacia quienes estén más cerca de usted.

1. Elijo conscientemente comer alimentos que sean nutritivos, incluidas más frutas y verduras frescas, más cereales integrales y menos grasas animales. Procuraré que los seis sabores estén representados en cada comida, al mismo tiempo que favoreceré aquellos que sean equilibradores para mi fisiología mente-cuerpo.
2. Prestaré atención a la forma de preparar y consumir mis comidas, concentrándome en crear un ambiente apto que apoye la celebración de la comida.
3. Tomaré por lo menos una comida a la semana en silencio, prestando plena atención a los olores, sabores y presentación visual de mis alimentos, y escuchando con atención las señales que emite mi cuerpo.

4
Sustancias bioquímicas heroicas

El milagro y la mitología de las vitaminas, los minerales y otras sustancias curativas

> El objetivo no es lo que se come. El objetivo consiste en lo que se es.
>
> Osho

Ellen sobrevivió a una mastectomía y toleraba bien el tamoxifeno. Deseaba hacer todo lo posible por mejorar sus oportunidades de llevar una vida sana, así que empezó a estudiar los métodos nutricionales para combatir el cáncer. Aprendió así sobre radicales libres y antioxidantes y cómo algunas vitaminas eran útiles, pero podían ser nocivas si se tomaban con exceso. Estudió los oligoelementos y los aminoácidos esenciales. Aprendió que los tiburones no sufren de cáncer, y que beber el zumo de la hierba del trigo podía eliminar sus toxinas. Oyó decir que el café era malo de beber, pero bueno para tomar en enemas, y que lo inverso podía decirse del té. Alguien le aconsejó comer sólo verduras crudas, y otro le aconsejó que comiera sólo verduras hervidas. Al tratar de asimilar toda esta información, se sintió cada vez más frustrada. Aprendió así que el estrés debilitaba su sistema inmunitario, y empezaba a preguntarse si todos aquellos consejos nutricionales, destinados en un principio a mejorar su estado de salud, no estarían en realidad poniéndola más enferma.

Hace muchos años un amigo mío describió el universo como una alcachofa. No sabía que su analogía era muy similar al símbolo védico del universo, la flor de loto, que representa las capas de la vida que se despliegan a medida que crecemos hacia la conciencia. Un aspecto extraordinario de tener un sistema nervioso humano es que cuando exploramos un tema con mayor profundidad, descubrimos a menudo un nuevo ámbito de la existencia. Eso es cierto tanto si examinamos una gota de agua de un estanque bajo el microscopio, como si nos detenemos a estudiar las capas subatómicas de la materia o investigamos los efectos intensificadores de la salud que tienen los alimentos. La mayoría de los científicos están convencidos de que la variedad de dietas pueden o bien conducir a la enfermedad o bien promover el bienestar. Ahora nos encontramos en una nueva fase, explorando cómo los alimentos mejoran la salud. La naturaleza parece dispuesta a compartir sus misterios con nosotros, siempre y cuando le hagamos las preguntas adecuadas.

Como hemos visto en el capítulo anterior, una dieta rica en cereales integrales, verduras y frutas y baja en grasas animales aporta un ambiente nutricional contrario al cáncer. Aunque quizá eso no suponga ninguna sorpresa para quienes reconocen intuitivamente el valor de una dieta fundamentalmente vegetariana, están surgiendo nuevos y fascinantes conocimientos que explican cómo intensifican la salud los componentes naturales de los alimentos. Al examinar la alcachofa a un nivel más profundo, nos damos cuenta de la maravillosa inteligencia inherente en el jardín de la naturaleza. Confío en que compartir esta información le ayude a evitar la confusión y la frustración que han experimentado Ellen y otras muchas personas que, como ella, se han tenido que enfrentar al cáncer.

Vitaminas vitales y minerales magníficos

Vivir en la Tierra significa vivir en un mar de oxígeno. Cada animal que ha existido en nuestro planeta acuoso ha necesitado de moléculas de este gas para realizar las funciones metabólicas básicas para mantener la vida. El oxígeno, que forma aproximadamente el 20 por ciento de la atmósfera al nivel del mar, se convierte en un bien cada vez más escaso a medida que aumenta la altura, como no tardan en averiguar los habitantes de las costas durante los primeros días que pasan en una estación de esquí. De niños solíamos jugar a ver durante cuánto tiempo podíamos contener la respiración, y aprendimos así, de primera mano, que aunque el aire sea invisible, no podemos prescindir de él.

Todos comprendemos las consecuencias de una insuficiencia de oxígeno, pero sólo recientemente hemos empezado a comprender el lado oscuro de nuestra dependencia de este gas esencial. En casi toda reacción bioquímica en la que interviene el oxígeno generamos moléculas energéticas que tienen una vida breve pero intensa. Conocidas como *radicales libres*, no son los vestigios de un movimiento pacifista clandestino, sino más bien sustancias químicas muy reactivas, con una necesidad muy fuerte de unirse con todo aquello que se encuentre cerca y disponible. Si no se neutralizan con rapidez, asaltan la proteína, la grasa, el hidrato de carbono o el gen más cercanos, dañando su estructura y alterando su funcionamiento. Estas criaturas tan reactivas son poderosas, indiscriminadas y capaces de causar estragos sobre nuestras moléculas esenciales.

Además de las reacciones biológicas normales, los radicales libres se generan debido a nuestra exposición a las toxinas. El humo del tabaco, la contaminación del aire, el alcohol, la radiación, los traumas, las infecciones y las quemaduras nos predisponen a crear más radicales libres, que convierten el insulto en lesión. Estos trasgos de vida corta pero muy peligrosos, adquieren una variedad de formas, pero todos ellos tienen el potencial para ser destructivos.

Los radicales libres bribones

Radicales superóxidos
Peróxido de hidrógeno
Oxígeno solo
Ácido hipocloro
Óxido nítrico
Radicales hidróxilos

Afortunadamente, hemos evolucionado hasta desarrollar un complejo sistema habitualmente eficiente capaz de neutralizar estos problemáticos productos de desecho de la vida. Nuestro sistema de defensas antioxidantes se compone de múltiples capas de protección, que incluyen enzimas, vitaminas y oligoelementos. Esta brigada es esencial para la vida, puesto que nos encontramos bombardeados constantemente por los radicales libres. Cuando se ve comprometida nuestra capacidad para eliminar a estos nocivos gamberros a medida que se producen, experimentamos lo que se conoce como «estrés oxidativo». El daño que se produce entonces a los tejidos, debido a que la balanza se inclina a favor de los radicales libres, aparece relacionado con muchos problemas comunes de salud, incluida la artritis reumatoidea, las enfermedades de los vasos sanguíneos y el cáncer. Se ha llegado a calcular que nuestro ADN se ve dañado por los radicales libres diez mil veces al día.[1] Cualquier cosa que podamos ofrecer a nuestras tropas antioxidantes para mejorar sus capacidades defensivas, será beneficioso para nuestra salud. Y, afortunadamente, cada vez tenemos más pruebas de que aquellos alimentos que ya sabemos que son buenos para nosotros, parecen ser precisamente los más ricos en sustancias antioxidantes.

Vitamina C (ácido ascórbico)

La vitamina C como tratamiento para el cáncer fue la causa que defendió el premio Nobel Linus Pauling en las décadas de 1970 y 1980. Tras el descubrimiento de que la mayoría de pacientes de cáncer tenían en su sangre niveles de vitamina C inferiores a lo normal, Pauling emprendió una campaña para promover que a cada paciente de cáncer se le administraran altas dosis de vitamina C. Lamentablemente, los estudios formales no demostraron un beneficio claro en el cáncer de colon, y no tardó en desvanecerse el entusiasmo inicial por continuar las investigaciones.[2] Está claro que la vitamina C es un potente antioxidante, con capacidad para desintoxicar nitratos y nitritos, conservantes alimentarios muy utilizados asociados con el cáncer de estómago. La vitamina C también parece protegernos del cáncer de piel y de pulmón.[3]

Nuestras fuentes más ricas de vitamina C son los cítricos, tomates, bayas, pimientos verdes, patatas y verduras de hoja verde. La dosis diaria recomendada es de 60 a 100 miligramos, aunque los defensores de los programas megavitamínicos sugieren tomar dosis diarias de hasta 12 gramos (12.000 mg). Si decidimos consumir dosis diarias superiores a las recomendadas, disminuye nuestra capacidad para absorber la vitamina C. Con un consumo de dos gramos diarios sólo podemos absorber 1 gramo (1.000 mg), y si tomamos los doce gramos sugeridos por los defensores de las megadosis, más de diez gramos salen de nuestro cuerpo en el siguiente movimiento intestinal.

La vitamina C puede tener efectos directos sobre nuestra inmunidad, protegiendo las células de nuestro sistema inmunitario, que tratan de acorralar activamente a las células cancerosas renegadas o a los invasores infecciosos. Aunque muchas personas echan mano de la vitamina C a la primera señal del desafío inmunitario más extendido, el resfriado común, los informes científicos sobre su impacto son ambiguos.[4, 5]

¿Cuál es mi recomendación? Teniéndolo todo en cuenta, animo a mis pacientes con cáncer a tomar 1 gramo (1.000 mg) de vitamina C al día, en dosis divididas, durante el tiempo que dure el tratamiento contra el cáncer y durante tres meses después. Con esta medida, me siento bastante seguro de que están recibiendo los beneficios potenciales de la vitamina C, con un riesgo mínimo de efectos secundarios.

Vitamina E

El término «vitamina E» abarca ocho sustancias químicas estrechamente relacionadas. La más potente es el alfatocoferol, que se encuentra en los aceites vegetales, los huevos y los cereales integrales. La vitamina E es un potente antioxidante que se viene estudiando en relación con el cáncer desde hace más de cincuenta años; aunque no todos, muchos informes sugieren que es beneficiosa en la prevención y tratamiento del cáncer.

Un reciente informe demostró que tomar una dosis diaria de 300 UI (unidades internacionales) de vitamina E (200 mg) mejoraba la función inmunitaria en sujetos ancianos generalmente sanos.[6] Esta intensificación del sistema inmunitario también podría beneficiar a personas que sufren un cáncer. Los estudios realizados en animales han demostrado que la vitamina E puede reducir los efectos secundarios de la radiación y de los tratamientos de quimioterapia. Es posible que también actúe directamente, de una forma muy interesante, para hacer más lento el crecimiento de los tumores. En el capítulo 1 ya vimos cómo las células cancerosas parecen volverse sordas a los mensajes de control del crecimiento que las células normales escuchan y a los que responden. La vitamina E parece mejorar la capacidad de las células cancerosas para escuchar esos mensajes de control.[7] A medida que se amplían las investigaciones en este ámbito, es posible que se descubran nuevos métodos de tratar el cáncer.

Considerando los posibles beneficios y el riesgo mínimo, recomiendo tomar suplementos diarios con vitamina E, hasta una dosis de 300 UI, tanto durante los tratamientos como durante unos pocos meses después. Aunque eso supone tomar veinte veces la dosis diaria recomendada, se han llegado a tolerar con seguridad dosis de hasta 3.000 UI diarias. Debido a sus potenciales efectos protectores durante la radiación y el tratamiento de quimioterapia, procuraría tomar una cantidad adecuada de vitamina E mientras se reciben los tratamientos. Si tiene que someterse a una sesión de radiación, aplíquese un masaje a la piel con aceite de oliva o de girasol al que se le haya añadido vitamina E, para procurarse un nivel extra de protección.

Vitamina A y los carotenoides

A lo largo de los años, muchos estudios han demostrado que las personas con diferentes tipos de cáncer tienen niveles de vitamina A más bajos que las personas sin cáncer. Los carotenoides son sustancias químicas naturales que pueden convertirse en vitamina A, aunque ahora sabemos que estas sustancias, presentes en muchas verduras amarillas, de color naranja y de hojas verdes, tienen potencial propio para luchar contra el cáncer. El carotenoide más común de nuestra dieta es el betacaroteno, que se encuentra en altas concentraciones en las zanahorias, el melón cantalupo, las espinacas y los brécoles. El betacaroteno y, en menor medida, la vitamina A son devoradores efectivos de radicales libres, pero también tienen otros efectos anticancerígenos.[8] Al igual que sucede con la vitamina E, los derivados de la vitamina A influyen sobre la forma en que responden las células tumorales a las moléculas mensajeras reguladoras del crecimiento. El betacaroteno también parece tener el efecto directo de despertar a las células de nuestro sistema inmunitario.

La vitamina A, tomada en dosis excesivamente altas, puede causar daños a nuestro hígado y sistema nervioso, pero parece que toleramos con seguridad el betacaroteno, cuyo único efecto reversible es provocar un amarilleo de la piel cuando se toma en dosis elevadas. Recomiendo tomar 25.000 UI de betacaroteno mientras se reciben los tratamientos contra el cáncer. Esta dosis le asegura recibir cantidades adecuadas de betacaroteno y vitamina A sin acercarse por ello a los niveles que se han asociado con los efectos secundarios o la toxicidad.

Aunque algunos oncólogos se han planteado si estas vitaminas antioxidantes pueden interferir en la eficacia de la radiación o de la quimioterapia, hasta la fecha no existen, que yo sepa, estudios que apoyen esta preocupación. Antes, al contrario, se han publicado varios informes que sugieren resultados mejores en personas que toman antioxidantes al mismo tiempo que se so-

Vitamina antioxidante	Dosis diaria recomendada	Dosis diaria recomendada durante el tratamiento
Vitamina C	60 miligramos	1 gramo
Vitamina E	15 UI	300 UI
Betacaroteno	No se ha establecido	15 mg (25.000 UI)
Vitamina A	5.000 UI	Derivado del betacaroteno

meten a tratamientos contra el cáncer.[9-11] Si los oncólogos que le tratan no aprueban que tome usted antioxidantes, le animo a que siga su consejo, pero en todo caso pídales pruebas científicas que apoyen su postura. Si prestamos una atención cuidadosa a una dieta equilibrada, podemos recibir amplios nutrientes esenciales. Durante los tratamientos contra el cáncer, sin embargo, el débil apetito de la persona hace que sea difícil comer adecuadamente. En consecuencia, le sugiero discutir con su médico las siguientes recomendaciones sobre el consumo de suplementos de vitaminas antioxidantes.

Metales ganadores

Hay una serie de oligoelementos esenciales para asegurarnos de que las enzimas antioxidantes funcionan de forma adecuada. Actualmente se considera que el manganeso, el cobre, el zinc y el selenio son importantes para desintoxicar de radicales libres y aumentar la función inmunitaria.[12] El manganeso y el cobre abundan en las verduras de hoja verde, los cereales integrales, las legumbres y los frutos secos. El zinc está presente en los cereales integrales, pero las fuentes más ricas son las de origen animal: leche, huevos y carne.

El selenio ha recibido mucha atención últimamente como un importante actor antioxidante. Los estudios han demostrado que las zonas geográficas que tienen altos niveles de selenio en el suelo, padecen índices más bajos de muchos cánceres, incluidos el de colon, el de pulmón, el de páncreas, el de mama y el de próstata.[13] Un estudio de China demostró que el selenio tenía un efecto protector para el cáncer de estómago y el de esofago.[14] Además de su papel para neutralizar los radicales libres, este mineral esencial también estimula nuestro sistema inmunitario. Si el suelo es rico en selenio, se encontrarán buenas fuentes en los cereales, las legumbres y las verduras. Está más concentrado en los productos animales, como el pescado y los órganos cárnicos.

El problema de tratar de microcontrolar el consumo de nuestros amigos del reino mineral es que tienden a interactuar y competir unos con otros. Una dieta demasiado elevada en zinc aumenta el riesgo de sufrir una deficiencia de cobre. El manganeso compite con otros muchos minerales para ser absorbido en nuestro sistema digestivo, incluido el calcio, el cobre, el hierro y el zinc. El cobre y el zinc compiten ligeramente con el selenio.

¿Qué debemos hacer entonces respecto de estos metales necesarios? Teniendo en cuenta la información de que disponemos, recomiendo tomar un suplemento mineral bien equilibrado durante el período de los tratamientos contra el cáncer. Si disminuye el apetito, sería prudente tomar una fórmula multimineral como suplemento. No recomiendo tomar altas dosis de una sola vitamina o mineral, debido a las estrechas interrelaciones que existen entre los diversos nutrientes. En nuestro deseo por elevar al máximo los beneficios potenciales de un oligoelemento, podemos provocar desequilibrios en otro. Una fórmula equilibrada como la que se indica a continuación se encuentra fácilmente en la farmacia o en las tiendas naturistas.

Mineral	Dosis
Calcio	1 gramo
Hierro	18 miligramos
Magnesio	400 miligramos
Manganeso	5 miligramos
Cromo	100 microgramos

Yodo	150 microgramos
Molibdeno	100 microgramos
Cobre	2 miligramos
Zinc	15 miligramos
Selenio	100 microgramos

¿Tiene que ser la nutrición algo tan complicado?

Resulta fácil comprender que cualquiera que busque un método nutricional que conduzca a la salud termine por sentirse tan confuso. Recientemente, estuve en una tienda naturista y escuché una conversación entre el empleado de la sección de vitaminas y una mujer que intentaba saber su consejo sobre cuánta vitamina E debía tomar, si es que debía tomar alguna. El empleado inició su respuesta hablándole de unos recientes estudios en los que se sugería que la vitamina E podía proteger contra la enfermedad de Alzheimer, tomada en dosis superiores a las recomendadas para personas con enfermedad cardiaca. Si ella quería tomar vitamina E para el síndrome premenstrual, le aconsejaba que tomara una dosis baja. Aunque la mayoría de la gente recomendaba el alfatocoferol, el empleado le informó que algunas personas promueven ahora el gammatocotrienol como la forma más potente de vitamina E, sobre todo si lo que ella quería era reducir el nivel de colesterol. A estas alturas, la pobre mujer ya se sentía frustrada y decidió que las multivitaminas que tenía en casa serían más que adecuadas.

Sucede a menudo que nuestra aproximación lineal a la salud no consigue comprender que la vida está interrelacionada y funciona dentro de un contexto. Un estudio puede intentar aislar el papel de un solo nutriente sobre la salud, pero es imposible ignorar la interrelación de las numerosas facetas que tiene la nutrición. Por eso estoy convencido de que la naturaleza es la mejor fuente de sabiduría curativa. Sabemos que una dieta baja en grasas animales, alta en cereales integrales, frutas, verduras y fibra nos protege del cáncer. A nivel bioquímico, sabemos que esos mismos alimentos son ricos en vitaminas y minerales e importantes para neutralizar las sustancias químicas tóxicas, estimular nuestro sistema inmunitario y, posiblemente, controlar las células cancerosas. Podemos obtener esos necesarios nutrientes que intensifican la salud a través de una dieta entera y equilibrada, y la alegría que experimentemos en comer una comida deliciosa genera su propia influencia favorecedora de la vida.

Mi recomendación básica es seguir una dieta rica en cereales, legumbres, verduras y frutas, asegurándose de que están presentes los seis sabores. Durante los tratamientos contra el cáncer, cuando el apetito sea delicado y también durante varios meses después, procure complementar la dieta con un equilibrado preparado multivitamínico que aporte las importantes vitaminas antioxidantes, junto con una buena fórmula multimineral. Pero, sobre todo, disfrute con la experiencia de comer, que es una verdadera celebración de la vida.

Fabulosas sustancias fitoquímicas

Recientemente, compré una chaqueta deportiva en unos grandes almacenes. Tenía dificultades para tomar una decisión porque la prenda que mejor satisfaría mis necesidades resultó ser casi el doble de cara que la siguiente alternativa. Finalmente, me decidí por la prenda más cara y no sin cierto recelo acudí con ella a la caja. Allí, el empleado me sorprendió deliciosamente al decirme que esa prenda se vendía con un 50% de descuento. Así pues, me había decidido por lo que creía era la mejor prenda, y había recibido una compensación imprevista.

De modo similar, la nueva información sobre las sustancias químicas naturales que promueven la salud y que existen en las plantas comestibles, nos demuestra que de nuestras frutas y verduras obtenemos mucha más energía curativa de la que nos imaginábamos. Sustancias *fitoquímicas* (*phyto,* en griego, significa planta) es el nombre que se aplica a miles de sustancias que se

Fitoquímicos	**Fuentes**	**Efectos**
Isotiocianatos	Brécoles, coles de Bruselas, col, coliflor, kale, nabos, berros	Bloquea los carcinógenos, inhibe el crecimiento de los tumores
Flavonoides	Cítricos, manzanas, judías, cebollas, brécoles	Antioxidantes; bloquea los carcinógenos y las hormonas estimuladoras del cáncer
Compuestos fenólicos	Verduras, frutas frescas, bayas, té, brécoles, frutos secos	Antioxidantes; inhibe el crecimiento de los tumores
Monoterpenos	Piel de la naranja, cerezas, ajo, salvia, eneldo	Bloquea los carcinógenos; inhibe las proteínas que promueven el crecimiento
Lignanos	Cereales integrales, semilla de lino, frutas, verduras	Antioxidantes; bloquea las hormonas estimuladoras del cáncer

presentan de forma natural y se encuentran en los cereales, las legumbres, las verduras y las frutas. Las sustancias fitoquímicas contribuyen a dar color y sabor a las plantas, al tiempo que les aportan resistencia a los virus, hongos y otros enemigos. Al seguir una dieta rica en plantas, estas sustancias fitoquímicas nos aportan beneficios intensificadores de la salud y lo hacen de muchas formas diferentes.

Los *isotiocianatos*, una clase de sustancias químicas vegetales, se encuentran en elevadas concentraciones en las verduras crucíferas, incluidas las coles de Bruselas, los brécoles, la col y la coliflor. Éstas parecen inhibir las enzimas que activan los carcinógenos y aumentar las que neutralizan las sustancias tóxicas.[15] Otra clase de fitoquímicos, los *flavonoides*, son antioxidantes potentes e inhiben el desarrollo de tumores. Abundan en los cítricos, las bayas, las zanahorias y las patatas. Los flavonoides parecen reducir la capacidad del cáncer para extenderse y amortiguan el efecto de las hormonas sobre las células cancerosas.[16] El *silimarin*, un compuesto flavonoide, se encuentra en las alcachofas y se ha demostrado que protege a los animales del cáncer de piel. Las fresas, uvas y nueces contienen *ácido elágico*, que neutraliza a los carcinógenos y bloquea su efecto nocivo para los genes. En un estudio, las ratas de laboratorio alimentadas con una dieta rica en ácido elágico, tuvieron menos de la mitad de tumores de esofago que los animales alimentados con una dieta regular.[17] Como ejemplo final, la *capsaicina*, la sustancia química que se encuentra en los pimientos picantes, es un antioxidante efectivo que protege nuestro ADN del daño causado por el cáncer. En el cuadro de la página 116 se describen varios de los grandes grupos fitoquímicos.[18]

Una vez más, la información científica sobre el poder curativo de los alimentos resulta tan fascinante como intimidatoria. Si nos enfrentamos al cáncer, ¿debemos concentrarnos en sustancias fitoquímicas específicas en un esfuerzo por influir sobre nuestro ambiente químico interno? Probablemente, dentro de poco encontraremos flavonoides, fenoles y lignanos puestos individualmente a la venta en las tiendas naturistas. No obstante, estoy convencido de que la naturaleza nos ha destinado para recibir la energía curativa de las plantas a través de las hermosamente presentadas frutas, verduras, cereales, hierbas y especias que crecen en nuestro jardín planetario. Me sigue impresionando cómo mantienen su vigencia en la actualidad los sencillos principios sobre nutrición del Ayurveda:

- Coma una variedad de alimentos que representen todos los sabores importantes.
- Prefiera verduras recién preparadas, cereales y legumbres.

- Prepare los alimentos de modo que sean atractivos y deliciosos.

Si seguimos estos principios, nos aseguraremos de que nuestra dieta nos ofrece el mejor ambiente para la salud y la curación. Estoy totalmente de acuerdo con una reciente declaración de la Academia de Pediatras de Estados Unidos en la que se llegaba a la conclusión de que «la buena comida es mejor que las buenas pastillas».[19]

Compromiso con la integridad completa

Nuestros cuerpos son el producto final de nuestras experiencias e interpretaciones. Para cambiar nuestros cuerpos tenemos que cambiar nuestras experiencias. Comprométase a cambiar su vida en el sentido de un mayor amor y atención hacia usted mismo y hacia quienes estén más cerca de usted.

1. Elegiré alimentos nutritivos, con más frutas, verduras y cereales integrales y menos grasas animales. Me aseguraré de que los seis sabores están representados, lo que me dará la seguridad de recibir las vitaminas, los minerales y las sustancias fitoquímicas esenciales.
2. Mientras me someto al tratamiento para mi enfermedad, me aseguraré de recibir abundantes nutrientes intensificadores de la salud. Si elijo utilizar suplementos nutricionales, lo haré de una forma equilibrada y racional.
3. No sustituiré los alimentos nutricionalmente ricos por suplementos dietéticos. Consideraré las vitaminas, los minerales y otros fortificadores nutricionales como complementarios de una dieta sana y equilibrada.

5
La sabiduría de las hierbas

El acceso a la inteligencia botánica de la naturaleza

> Produjo, pues, la tierra hierba verde, hierba que da semilla... Y vio Dios que era bueno.
>
> GÉNESIS, 1, 12

Isabel y Fernando tenían problemas con su salud. El mundo político que consumía sus vidas les causaba estragos en su bienestar. Ambos experimentaban mucho estrés debido a los continuos conflictos políticos. Isabel tenía problemas con su digestión y apenas si dormía por la noche. El ardor de estómago de Fernando no hacía sino aumentar y despertaba su artritis gotosa.

Oyeron decir que había hierbas medicinales en el Extremo Oriente que aliviarían sus problemas, pero el médico tenía dificultades para encontrar una fuente fiable. Entonces, un emprendedor aventurero se dirigió a ellos en busca de apoyo financiero para un proyecto que le permitiera acceder a un suministro continuado de hierbas y especias procedentes de India. Decidieron financiar el proyecto, tanto por razones personales como económicas. De ese modo, un explorador llamado Cristóbal Colón halló el apoyo de los reyes de España para encontrar un atajo para llegar a las riquezas botánicas de India.

Desde antes de que se empezara a escribir la historia, los seres humanos han estado probando muestras del jardín que los rodea, buscando remedios para los inevitables desafíos que afronta la salud. Una buena parte de ese proceso se llevó a cabo por el sistema de tanteo. Tomar una pizca de malva tuvo como resultado un aumento de energía sostenida, mientras que un té hecho con raíces de valeriana inducía el sueño. Después de una copiosa comida de carne de jabalí, una dosis de flores de manzanilla aliviaba la digestión, y unas pocas hojas de sen promovía una rápida y abundante evacuación. Difícilmente podemos imaginar lo que tuvieron que haber pensado nuestros herboristas ancestrales después de haber consumido inocentemente un bocado de la seta oronja verde (*Amanita phalloides*) o de inhalar unas semillas de estramonio arrojadas al fuego. Las hierbas y las especias han formado parte integral de toda tradición curativa que ha existido en el mundo, y adquirieron una importancia fundamental que se mantuvo en Occidente hasta hace muy poco. Con la llegada de la farmacología moderna y la atención prestada por la medicina a los tratamientos contra enfermedades específicas, el papel de las medicinas naturales quedó relegado a un estatus de segunda clase. Y, sin embargo, buena parte de las riquezas de nuestra farmacopea moderna procede de nuestro reino botánico. Al menos el 25 por ciento de los medicamentos recetados por los médicos se obtienen de las hierbas.[1] La aspirina y la morfina para el dolor, la atropina, la quinidina y la digitalis para el corazón, la colquicina para la gota, la zaragatona y el aceite de ricino para el estómago, el taxol y la vincristina para el cáncer... Éstos no son más que algunos de los más de 150 medicamentos modernos que tienen sus raíces en el reino de la herboristería.

¿Qué ocurrió para que la medicina occidental se alejara tanto del vasto tesoro encerrado en las sustancias curativas naturales? Uno de los primeros pasos que se dieron para alejarse de la supremacía de las hierbas fue el descubrimiento de potentes antibióticos capaces de eliminar con rapidez y efectividad infecciones amenazadoras para la vida. En las décadas de 1920 y 1930, cuando se descubrieron la penicilina y las sulfamidas, empezamos a creer que se podría descubrir un agente farmacéutico para cada enfermedad. Eso, claro está, condujo a progresos fenomenales en el tratamiento de la enfermedad. Nuestra comprensión de los mecanismos de la enfermedad se expandió a un ritmo sin precedentes, y casi cada semana se comprendía un nuevo trastorno en sus aspectos genéticos o moleculares. Nuestro método terapéutico moderno se esfuerza por aislar un ingrediente activo, lo que nos permite interferir específicamente en un proceso enfermizo hasta el punto de comprenderlo. Uno de los principios fundamentales de la medicina moderna consiste en utilizar una sola sustancia química activa siempre que ello sea posible, a pesar de que, con algunas infecciones y en la mayoría de los cánceres, la regla generalizada es la de emprender un ataque químico múltiple. Nuestro método científico occidental se muestra aturdido ante las formas de actuación de la naturaleza, ya que casi todas las hierbas medicinales están compuestas por múltiples sustancias químicas.

La herboristería tradicional se resiste a un enfoque lineal, convencida de que la naturaleza ha reunido tantos componentes en las hierbas para elevar al máximo sus beneficios y reducir al mínimo su toxicidad. El doctor James Duke resaltó recientemente la complejidad de las hierbas medicinales en su análisis del arándano para la artritis.[2] Esta planta contiene diecinueve sustancias fitoquímicas que pueden ayudar en la artritis, entre las que se incluyen analgésicos que alivian el dolor, antiinflamatorios y antioxidantes. Podríamos tratar de aislar el componente más potente, pero entonces perderíamos la sinergia que aporta la combinación de todos ellos. En muchos casos, un ingrediente que se creía inerte resulta ser importante para intensificar la absorción o para reducir la toxicidad de la sustancia fitoquímica activa. Un buen ejemplo de ello es el digital, un medicamento ampliamente utilizado para el tratamiento del corazón. Derivado de la dedalera, este reforzador cardiaco ya se conocía en la antigua India, China, Egipto y Roma. Cuando las hojas secas de la dedalera eran la forma más corriente de administrar esta hierba medicinal, una de las primeras señales de toxicidad era la pérdida de apetito, la náusea y los vómitos. Eso advertía a los médicos de la necesidad de reducir la dosis, antes de que apareciesen efectos secundarios más graves. En la actualidad, la expresión precoz de la toxicidad del digital es, a menudo, una perturbación del ritmo cardiaco potencialmente amenazadora para la vida. Una explicación es que la forma más común de digital que se receta ahora es un derivado refinado llamado digoxina. Este medicamento purificado no tiene los otros componentes «inactivos» de la planta original que producen las señales digestivas de advertencia cuando la dosis es demasiado alta. Hemos extraído por tanto la inteligencia, pero hemos descartado la sabiduría de la hierba. Los médicos necesitan controlar ahora la cantidad de digoxina que hay en la sangre, para saber así si el paciente se acerca a un nivel tóxico. La tecnología crea la necesidad de mayor tecnología.

Con ello no pretendo sugerir que debamos renunciar a los productos farmacéuticos y sustituirlos por hierbas. La evolución de la farmacopea moderna ha sido un proceso racional y evolutivo. Un médico quiere saber que la medicina que receta es de una pureza y una potencia estables. Y eso es muy difícil de afirmar con las hierbas. Las plantas de una zona pueden tener concentraciones de constituyentes curativos diferentes a los que contiene la misma planta procedente de otro lugar o que haya sido cosechada en una estación diferente. Recientemente, cuando estuve en India, me reuní con el director de una destacada empresa de hierbas ayurvédicas y me dijo que cultivaban raras hierbas himalayas en discos de Petri, que luego trasplantaban y cuidaban en invernaderos, bajo condiciones ideales. Las matas raras veces alcanzan más de treinta centímetros de altura en las montañas, mientras que en el invernadero se convierten en altos arbustos de dos metros. Al principio, eso pareció un gran progreso en cuanto a tecnología, pero entonces empezamos a preguntarnos si el efecto medicinal de una hierba cultivada en un invernadero protegido podría ser equivalente al de otra que tuvo que luchar para sobrevivir en un ambiente duro y austero. Apenas estamos empezando a desarrollar la tecnología necesaria para responder a esta clase de preguntas.

Como ya debería ser evidente a estas alturas, no creo que las respuestas estén en un enfoque de todo o nada. Las hierbas medicinales no pueden aportar la eficacia potencial de los agentes de la quimioterapia moderna para el tratamiento de muchos cánceres. No obstante, las hierbas sí pueden ofrecer muchos beneficios importantes a las personas que se enfrentan a un cáncer, incluida la reducción de los efectos secundarios del tratamiento, el aumento de la función inmunitaria y la mejora de la calidad general de vida. La integración de los métodos moderno y holista ayuda a crear el mejor ambiente para la curación.

El uso racional de las hierbas

Las hierbas y especias pueden ser poderosas herramientas curativas si se utilizan apropiadamente. Antes de explorar las diversas formas en que las hierbas medicinales pueden ser terapéuticas, me gustaría examinar unas pocas ideas básicas sobre los remedios naturales.

1. Las hierbas son medicinas. Si una hierba tiene una influencia específica sobre la salud, lo hace sobre la base de su efecto bioquímico, aunque no comprendamos con exactitud el mecanismo científico. Hay una explicación racional para una hierba que mejora la digestión, aumenta la eliminación o estimula la función inmunitaria. No necesitamos pensar que las hierbas tienen poderes místicos para prestarles atención y utilizarlas.

2. No todas las hierbas son medicinas poderosas. En cada tradición curativa natural se tiene en muy alta estima unas hierbas, mientras que a otras se las considera como menores. La naturaleza no siempre presenta los medicamentos naturales en una forma que tenga una potencia elevada. Puede haber validez en la afirmación tradicional que se hace sobre una hierba, y sería apropiado evaluar críticamente tal afirmación. Por ejemplo,

se suele creer que la corteza de sauce tiene un efecto antiartrítico efectivo debido a su contenido de salicilatos. No obstante, para obtener el analgésico suficiente que pueda equipararse a dos aspirinas, se tendrían que consumir más de diez gramos de corteza en polvo.[3] ¡Y eso podría exigir tomar casi dos litros de infusión de corteza de sauce!

3. Las hierbas pueden ser tóxicas y tener efectos secundarios. Que algo sea natural no quiere decir que sea completamente inofensivo. Cualquiera que haya rozado una hiedra venenosa comprenderá este principio. Las plantas han desarrollado potentes sustancias químicas para protegerse de las infecciones y de los depredadores. Algunas de esas sustancias fitoquímicas son beneficiosas, y otras son potencialmente nocivas.[4] Hay que utilizar las hierbas con responsabilidad para elevar al máximo los beneficios que tengan para nosotros.

4. Es mejor utilizar la mayoría de las hierbas durante un período de tiempo limitado. Aunque las hierbas rejuvenecedoras pueden consumirse de forma diaria, la mayoría de las medicinas naturales deberían tomarse durante un período definido de tratamiento. Si el problema de salud se resuelve, hay que dejar de tomar la hierba. Si el problema persiste, hay que considerar otro método. Por ejemplo, no aconsejo a la gente que tome equinacea con regularidad para estimular su inmunidad, pues entonces parece ser menos efectiva cuando la persona se enfrenta a un desafíoque atenta a su inmunidad. Los alimentos se toman a diario; las hierbas medicinales, en cambio, se toman cuando se necesitan.

5. La calidad de una hierba determina su efectividad. Generalmente, las hierbas frescas son más potentes que las secas, y cada sustancia tiene una expectativa de vida limitada. Una hierba adecuadamente elegida que se ha mantenido en la estantería durante varios años no es probable que produzca el beneficio terapéutico que se esperaba de ella. Lamentablemente, hay muy poca estandarización en este aspecto y quizá sea imposible determinar la fecha de caducidad de una hierba. Por eso, siempre que sea posible procure utilizar las medicinas naturales dentro de los seis a doce meses después de su cosecha.

Las hierbas en el cuidado del cáncer

¿Qué ayuda pueden ofrecer las hierbas a las personas que tienen cáncer? Varios medicamentos importantes de quimioterapia se obtienen de plantas. El más reciente, al que se ha prestado una gran atención, es el taxol, obtenido del tejo del Pacífico. El taxol se ha utilizado con éxito en mujeres con cáncer de ovarios pero, como sucede con la mayoría de medicamentos contra el cáncer, elimina la médula espinal y provoca náuseas. La etoposida, otro medicamento contra el cáncer, procede del podofilino y se utiliza para el tratamiento de tumores pulmonares y testiculares. La vincapervinca nos ha proporcionado la vincristina y la vinblastina, utilizadas ambas en el tratamiento de los linfomas. Otras muchas plantas, como la asimina, la bauhinia, el agracejo y el olivo indio han demostrado cambiar la forma en que se reproducen las células cancerosas cuando crecen en cultivos de laboratorio, pero todavía no sabemos hasta qué punto pueden ser importantes sus efectos sobre los seres humanos.

Intensificadores generales de la inmunidad (adaptógenos)

> Aunque Jim se había sometido cuatro meses antes al tratamiento completo para el cáncer de testículos, continuaba sintiéndose frustrado ante su falta de vitalidad. A pesar de dormir nueve horas diarias, se sentía habitualmente aletargado por la mañana, y necesitaba hacer una siesta a primeras horas de la tarde. Llevaba algún tiempo meditando diariamente y seguía una dieta equilibrada cuando lo vi en la consulta. Le recomendé que empezara a tomar ginseng y ashwagandha, como fortificadores generales. Durante las semanas siguientes observó una mejoría gradual y mantenida en su nivel de energía. Aunque empezó a dormir menos, tuvo la sensación de que había mejorado su nivel de resistencia. Estaba convencido de que aquellas hierbas tónicas le nutrían de una forma sutil pero importante.

Intensificadores generales de la inmunidad

Nombre español	Nombre en la medicina ayurvédica/china	Nombre latino	Dosis
Equinacea	—	*Echinacea angustifolia*	1/4 a 1/2 gramo 2 veces al día
Astrágalo	Arveja amarilla	*Astragalus mongollicus*	1/2 g 2 veces al día
Cerezo de invierno	Ashwagandha	*Withania somnifera*	1/2 g 2 veces al día

Hay una serie de hierbas capaces de intensificar la función inmunitaria y que pueden ser valiosas para las personas con cáncer. Estas hierbas medicinales también se conocen a veces como adaptógenos, modificadores de la respuesta biológica o, simplemente, tónicos. En el Ayurveda se las llama *rejuvenecedores,* o *rasayanas,* en sánscrito. La hierba occidental más popular para la intensificación inmunitaria es la equinacea. Usada por muchas tribus de indios norteamericanos, diversos estudios han demostrado que puede estimular a las células del sistema inmunitario para que absorban los organismos invasores.[5] Se utiliza sobre todo para prevenir y tratar las infecciones virales. Mientras se someta a tratamientos contra el cáncer que debiliten su inmunidad natural, procure tener cerca algo de equinacea, para utilizarla a la menor señal de infección.

La raíz de astrágalo, ampliamente utilizada en la medicina china tradicional, es otro intensificador general de la resistencia. Parece tener efectos muy amplios sobre la función inmunitaria, incluida la maduración de las células del sistema inmunitario, el aumento en la producción de interferón y la intensificación de la potencia de los macrófagos.[6] Esta hierba medicinal se puede utilizar con seguridad para defenderse contra los resfriados y la gripe.

La hierba ayurvédica ashwagandha se conoce en los países de habla inglesa como cerezo de invierno. En India cuenta con una prolongada historia como intensificador de la inmunidad, y recientes estudios han prestado credibilidad a estas antiguas afirmaciones. El ashwagandha contiene muchas sustancias fitoquímicas singulares, algunas de las cuales activan a los macrófagos y sus enzimas. Los estudios realizados en animales han demostrado que algunas de las numerosas sustancias químicas contenidas en esta compleja hierba tienen actividad antitumoral.[7] Ahora se encuentra con relativa facilidad en algunos países occidentales, procedente de una serie de fuentes de herboristería. En el Ayurveda se considera que el ashwagandha es un rejuvenecedor que se puede tomar de forma sostenida para mejorar la sensación general de bienestar.

Ayudas digestivas

Tener un fuerte apetito, hacer una digestión equilibrada y efectuar una eliminación regular son aspectos esenciales de una buena salud y tienen una gran importancia en las personas con cáncer. El estrés emocional del cáncer, la propia enfermedad y los tratamientos pueden provocar un impacto negativo sobre el proceso digestivo. Sencillos suplementos de hierbas nutritivas pueden ayudar a restablecer el equilibrio del sistema gastrointestinal y mejorar el bienestar general.

Hay dos tipos de hierbas para mejorar el apetito y la digestión: las de sabor amargo y las picantes. Los tónicos amargos se han utilizado desde hace miles de años en China e India, y más recientemente en Occidente. El sabor amargo nos hace producir saliva, estimula la secreción de los ácidos del estómago e induce el vaciado de éste. Todos esos efectos se pueden utilizar para fortalecer un apetito y una digestión debilitadas. El tónico amargo clásico es la genciana, que se obtiene de las raíces y los tallos subterráneos de varias plantas estrechamente relacionadas entre sí. También constituye la base de algunos «bitters» alcohólicos empleados para estimular el apetito antes de una comida. Otras

Para reducir las náuseas y mejorar la digestión

Nombre español	Nombre ayurvédico	Nombre latino	Dosis
Hierbas amargas			
Genciana	Kirata	*Gentiana species*	1/4 a 1/2 gramo, según se necesite
Sello de oro	—	*Hydrastis canadensis*	1/4 g dos veces al día
Áloe	Kumari	*Aloe vera*	14 g de zumo dos veces al día
Neem	Nimba	*Azadiracta indica*	1/4 a 1/2 g dos veces al día
Hierbas picantes			
Jengibre	Andraka	*Zingiber officinale*	1/4 de cucharada rallada antes de las comidas
Clavo	Lavanga	*Caryophyllus aromaticus*	Un clavo, según se necesite para la náusea
Canela	Twak	*Cinnamomum zeylanicum*	Un pequeño trozo de corteza según se necesite
Menta	Phudina	*Mentha species*	Una cucharada por taza de infusión de agua

hierbas amargas útiles que mejoran el apetito y la digestión son la quinina, el sello de oro (*hydrastis canadensis*) y el áloe (*aloe vera*). Una hierba amarga ayurvédica, obtenida en India y que ahora ya se encuentra en Occidente es el neem (*Azadiracta indica*). Además de su uso como estimulante digestivo, el neem se utiliza tradicionalmente para tratar las infecciones bacterianas, virales y micóticas.

Las hierbas picantes también son beneficiosas como ayudas digestivas. La raíz fresca de jengibre, tomada antes de una comida, estimula el apetito y mejora el poder digestivo. El zumo fresco, combinado con zumo de limón y miel, forma un aperitivo natural delicioso. En el Ayurveda, el jengibre seco se combina con partes iguales de pimienta negra y pimienta larga para crear una fórmula conocida como *trikatu*, que significa «tres picantes». Tomada media hora antes de una comida, está diseñada para personas con apetito y digestión débil.

Las hierbas picantes aromáticas también ayudan a reducir la náusea. Los estudios que se han hecho sobre el jengibre demuestran que es efectivo para controlar las náuseas matinales en el embarazo y para reducir el mareo producido por el movimiento.[8] Recomiendo su uso liberal durante los tratamientos de quimioterapia, en forma de un té hecho con media cucharadita de raíz de jengibre rallada por taza de agua caliente. Otras hierbas aromáticas que ayudan a reducir las náuseas son el clavo de olor, la canela y la menta. Pruebe a chupar un clavo entero o una varilla de canela natural cuando note náuseas en el estómago, o tome una infusión de menta a sorbos. Si el intestino superior es perezoso, los aceites esenciales de estas hierbas ayudan a disipar la sensación de pesadez, congestión y mucosidades. Afortunadamente, ahora se dispone de medicamentos antivomitivos muy poderosos y efectivos que se recetan cuando se necesita administrar potentes medicamentos de quimioterapia que producen náuseas.

Eliminación equilibrada

Carl se sentía incómodo. Necesitaba dosis regulares de medicación narcótica para tratar el dolor de su columna, y no había tenido un movimiento intestinal desde hacía varios días. Pedía que le aumentaran el medicamento contra el dolor, pero al conocer su estreñimiento, le sugerí que probáramos primero a mover el tracto digestivo. Mediante una combinación de ablandadores de la deposición, zaragatona y una pequeña dosis de sen, pudo evacuar finalmente. Su dolor disminuyó de inmediato y, en realidad, pudo reducir la medicación. Luego, tomando muchos líquidos, siguiendo una dieta con alto contenido en fibra y trifala, sus intestinos tuvieron movimientos más regulares y se sintió mucho más cómodo.

El estreñimiento es un problema muy común que puede empeorar cuando afrontamos una enfermedad grave. Los problemas de eliminación, tan corrientes en personas que tienen un cáncer, aumentan el sufrimiento, a menudo de modo innecesario. Ayudar a solucionar este problema suele mejorar tanto la salud digestiva como el bienestar general. El estrés del cáncer y los numerosos medicamentos utilizados para tratarlo provocan con frecuencia una actividad perezosa por parte de los intestinos. Aunque en la Facultad de Medicina me enseñaron que el movimiento diario de los intestinos no es una exigencia para mantener una buena salud, he visto una y otra vez cómo mejora el bienestar de las personas cuando eliminan una vez al día. Los movimientos regulares del intestino son esenciales para que los desechos y las toxinas sean eliminados de nuestro cuerpo.

Disponemos de muchos remedios de hierbas para mejorar la función intestinal, pero lo más importante es seguir una dieta con alto contenido de fibra natural. Comer muchas frutas, verduras frescas y cereales integrales constituye la clave para mantener el movimiento del tracto intestinal. Si el intestino se vuelve perezoso, lo primero que hay que hacer es aumentar el consumo de fibra. El salvado es una de las fuentes más ricas, seguido por frutas, verduras y legumbres. Procure beber mucha agua al mismo tiempo que come ciruelas o frutas secas para aumentar el volumen de materia en sus intestinos. Las semillas de zaragatona ofrecen una fuente fiable de fibra, pero se tienen que tomar con gran cantidad de líquidos. Las semillas de lino son otra excelente fuente que se pueden tomar como una infusión antes de acostarse. Aumente la ingestión de aceites naturales, como el de sésamo, el de almendra y el de oliva, que le ayudarán a suavizar la deposición.

Si con estas sencillas medidas no tuviera éxito, quizá necesite utilizar entonces una hierba que tenga un efecto laxante. Estos productos funcionan al aumentar el fluido en el intestino y estimular los nervios del colon, y hay muchas entre las que elegir. La cáscara sagrada, el ruibarbo, el áloe y el sen son las plantas medicinales más ampliamente utilizadas. El aceite de ricino funciona de modo similar, pero tiene un efecto catártico más fuerte y rápido. La cáscara sagrada quizá sea la más suave de estas plantas, aunque también se puede utilizar el sen. Es un principio general que estos laxantes estimulantes no deberían utilizarse de un modo regular, ya que pueden provocar espasmos y desequilibrios electrolíticos, pero pueden ser muy útiles para lograr que se mueva el tracto intestinal hasta que puedan producirse los cambios dietéticos más suaves.

Diarrea

Durante la aplicación de la terapia contra el cáncer, no es nada insólito pasar por períodos de diarrea. La quimioterapia actúa sobre las células que se multiplican rápidamente, incluidas las que recubren el tracto digestivo. Las células de los intestinos pueden verse temporalmente lesionadas por la medicación, lo que dará como resultado una diarrea. Las hierbas con sabor astringente, que reflejan un alto contenido de taninos, son métodos naturales efectivos para hacer más lenta la función digestiva. Los taninos recubren las células lesionadas, actuando como una especie de venda química de primeros auxilios. No obstante, las hierbas ricas en taninos deberían usarse poco y durante un período de tiempo limitado, ya que pueden ser tóxicas si se utilizan en exceso. Además, quizá no queramos detener por completo las deposiciones diarreosas, pues la diarrea bien puede ser el intento que hace nuestro cuerpo por desintoxicarse. Debido a esas deposiciones diarreosas, podemos perder gran cantidad de líquido con rapidez, de modo que será importante reponer esa pérdida con una solución electrolítica equilibrada. Si el problema no se resolviera con rapidez, póngase en contacto con el médico,

Intensificadores de la eliminación

Nombre español	Nombre ayurvédico	Nombre latino	Dosis
Zaragatona	Snigdhajira	*Plantago psyllium*	1 cucharada de semillas en una taza de agua
Semilla de lino	Uma	*Linum usitatissimum*	1 cucharada de semillas en una taza de agua
Sen	Markandika	*Cassia acutifolia*	1/2 a 1 g de hojas secas en una taza de agua
Cáscara	—	*Cascara sagrada*	1/2 a 1 g de corteza seca en una taza de agua

para que éste determine la causa específica y proponga el tratamiento apropiado.

La alholva y la granada son remedios ayurvédicos tradicionales que se encuentran con facilidad en Occidente. Las hojas secas de frambuesa, arándano y zarzamora son ricas en taninos y se conocen en la herboristería occidental como remedios contra la diarrea. Un remedio corriente para la diarrea, que se obtiene sin receta, es la combinación de arcilla fina, o caolín, con pectina, obtenida de la fibra de las verduras y la fruta. Muy conocido como Kaopectate, se cree que este producto funciona al absorber el fluido extra, protegiendo el recubrimiento interno de los intestinos.

Los agentes antidiarreicos más efectivos se obtienen del opio, que procede del jugo de la amapola. Conocido desde hace miles de años, utilizamos muchos medicamentos derivados del opio para aliviar el dolor, y ahora sabemos que su poder procede de imitar las sustancias naturales de nuestro cerebro que ali-

Para que las cosas sean más lentas

Nombre español	Nombre ayurvédico	Nombre latino	Dosis
Alholva	Methi	*Trigonella foenumgraecum*	1/4 a 1/2 g de dos a cuatro veces al día
Granada	Dadima	*Punica granatum*	100 g de zumo fresco cuatro veces al día
Hojas de frambuesa	—	*Rubus species*	1 cucharada por taza de infusión de agua
—	Triphala	*Emblica officinalis, Terminalia chebula, Terminalia bellerica,*	Dos pastillas que contengan 1/3 g cada una antes de acostarse

vian el dolor. La mayoría de opiáceos que hacen más lentos los movimientos intestinales exigen receta del médico, aunque la loperamida, un opiáceo sintético, se puede adquirir sin receta. Una vez más, antes de utilizar cualquier medicamento, consulte con la persona que esté a cargo del cuidado de su salud.

En la herbología ayurvédica se considera una fórmula compuesta por tres frutos secos como un tónico intestinal general. Conocida en sánscrito como *triphala* (tri = tres; phala = fruto), combina la amalaki (*Emblica officinalis*), haritaki (*Terminalia chebula*) y bibhitaki (*Terminalia bellerica*). De estos frutos se dice que mejoran la función eliminadora, tanto si los intestinos de la persona están demasiado sueltos como excesivamente duros. Esta combinación se puede obtener ahora de varias empresas de herboristería y se puede tomar diariamente.

Enfriamiento de las membranas inflamadas

Donna observó una irritación hacia el fondo de la lengua, que persistió durante varias semanas. Al comprobar que no desaparecía de forma espontánea, acudió al otorrino, que le tomó una biopsia de la zona irritada. Los resultados confirmaron la existencia de un carcinoma celular escamoso y, naturalmente, se le recomendó someterse a radioterapia. El radioterapeuta le dijo que cabía esperar una inflamación de las membranas mucosas y le advirtió de la posibilidad de que pudiera necesitar de intubación para alimentarse durante algún tiempo. Donna acudió a vernos al Centro Chopra, confiando en que hubiese alguna alternativa a la radioterapia.

Después de revisar su situación, estuve de acuerdo en que la radiación le ofrecía la mejor oportunidad de eliminar el cáncer, pero pensé que se podrían aplicar algunas intervenciones que pudieran reducir los efectos secundarios. Le aconsejé que efectuara gargarismos varias veces al día con aceite de sésamo en forma de infusión, y que se enjuagara la boca con jugo de áloe antes y después de cada tratamiento. También recibió consejos dietéticos para reducir al mínimo los alimentos agrios durante el tratamiento y para que bebiera una infusión de regaliz. Ante la agradable sorpresa de todos, Donna pasó con facilidad por los tratamientos de radiación, sin experimentar ninguna toxicidad importante, y seis meses después le informaron que el cáncer había quedado eliminado.

¿Habría seguido su enfermedad una evolución tan fácil sin aquellas recomendaciones? Mientras no dispongamos de estudios científicos bien diseñados, no sabremos la respuesta. Lo que sí sé es que Donna se sintió mucho más segura de sí misma al someterse a los tratamientos, convencida de estar haciendo activamente lo mejor para mejorar su salud.

Durante la aplicación de la terapia contra el cáncer, el recubrimiento interno de la boca puede inflamarse e irritarse debido a los medicamentos y a la radiación. Este estado, llamado mucositis, puede ser sumamente incómodo, dificulta el tomar una nutrición adecuada y aumenta la susceptibilidad a las infecciones. Hacer gargarismos con un suave enjuague de hierbas puede proporcionar un alivio sintomático y acelerar la curación. La mayoría de las hierbas utilizadas para las mucosas inflamadas son de sabor astringente, con un elevado contenido de tanino. Entre las hierbas occidentales utilizadas de este modo se incluyen la salvia, el sello de oro y la hoja de frambuesa. El olmo americano (olmo rojo o «resbaladizo»), el malvavisco y el sello de Salomón comparten un efecto lubricante y refrescante y se pueden utilizar sin limitaciones. El regaliz es humedecedor y tiene un efecto antiinflamatorio. El neem es una de las hierbas refrescantes más potentes de la farmacopea ayurvédica, y también ayuda a luchar contra las infecciones. La mejor forma de utilizar estas hierbas suavizantes consiste en preparar una fuerte infusión, añadiéndole un par de cucharadas de la hierba a una taza de agua hirviendo, que luego se deja enfriar. Filtre finalmente la hierba y haga gargarismos con el líquido varias veces al día.

Calmar la mente

A lo largo de este libro explicaré formas de concentrar su atención, más allá del nivel de ruido, en un lugar de quietud y confianza. En ese estado tranquilo, la mente induce al cerebro a enviar las influencias más curativas al cuerpo. La meditación, el yoga y la visualización son los medios más poderosos de acceder a una conciencia expandida imbuida de silencio interior. No obstante, en medio de los desafíos que supone afrontar el cáncer, habrá ocasiones en las que parezca que nuestras preocupaciones y ansiedades tienen una vida propia. Hay pocas experiencias más angustiosas que sentirse agotado por la noche, pero ser incapaz de quedarse dormido porque la mente anda desbocada. En estas situaciones, tomar un sedante de hierbas naturales puede ganarle la partida a toda esa agitación mental, permitiéndole así obtener buena parte del descanso que necesita. A veces, a las

Suavizantes de mucosas

Nombre español	Nombre ayurvédico	Nombre latino	Dosis
Salvia	—	*Salvia officinalis*	2 cucharadas de hojas secas en una taza de agua hirviendo
Olmo americano	—	*Ulmus fulva*	2 cucharadas de corteza seca en una taza de agua hirviendo
Regaliz	Yasti madhu	*Glycyrrhiza glabra*	2 cucharadas de raíces secas troceadas en una taza de agua hirviendo
Neem	Nimba	*Azadiracta indica*	2 cucharadas de hojas secas en una taza de agua hirviendo

hierbas calmantes se las llama nervinas (tónico nervioso) en la herboristería occidental.

La hierba calmante más ampliamente conocida en Occidente es la valeriana, que cuenta con un historial de más de mil años de uso. Aunque seguimos sin conocer cuál es el mecanismo exacto de su acción, se ha demostrado que tiene propiedades sedantes medibles en animales y en humanos.[9] Otras nervinas habitualmente utilizadas en Occidente incluyen el meliloto o corona regia, el lúpulo, la pasionaria y la manzanilla.

El Ayurveda cuenta con su propia y rica farmacopea de hierbas calmantes naturales. La valeriana india, conocida en sánscrito como *jatamansi* (*Nardostachys jatamansi*) es un sedante suave y efectivo que reduce la inquietud y es útil para el insomnio. Además de tomar jatamansi en infusión, también se puede utilizar para preparar una mezcla de hierbas. Unos treinta gramos de raíces secas y tallos subterráneos molidos se colocan en una pequeña almohadilla de seda y el saquito se inhala al acostarse a descansar. Es un método que les encanta sobre todo a los niños.

Brahmi y *shankhapushpi* son otras dos hierbas ayurvédicas utilizadas para calmar la mente. En India son muchas las hierbas que han recibido el nombre de brahmi, para referirse a su influencia sobre la conciencia (brahm = sede de la conciencia). Al *gotu kola* (*Hydrocotyle asiatica*), que también se encuentra en Occidente, se la llama a veces brahmi, pero suele tener un efecto de alerta sobre la mente. La forma más ampliamente utilizada de brahmi en India, el *Bacopa monniera*, se encuentra en Estados Unidos y produce un demostrable efecto sedante.[10] El *shankhapushpi* (*Canscora decussata*) es otra importante nervina ayurvédica, que también se utiliza para tratar el dolor nervioso y reumático. Una fórmula combinada, a base de jatamansi, brahmi y shankhapushpi, constituye una magnífica ayuda suave para dormir y no produce somnolencia por la mañana.

Una ayuda muy sencilla inductora del sueño consiste en prepararse un poco de leche caliente con una pizca de nuez moscada o cardamomo. Aunque el aminoácido L-triptofán ya no se encuentra como suplemento solitario, la leche es una rica fuente de esta calmante sustancia bioquímica esencial. Recientemente se ha sugerido que otras sustancias químicas de la leche podrían generar una actividad similar a la producida por las endorfinas, lo que quizá explique por qué los bebés amamantados parecen sentirse extasiados.[11]

Estas hierbas calmantes pueden ser muy útiles para aquietar las turbulencias mentales. No son, sin embargo, el equivalente de potentes medicamentos inductores del sueño o contra la ansiedad, como el diazepán (Valium) o el alprazolán (Xanax). Si ha tomado alguno de estos medicamentos psicoactivos, no deje de tomarlos bruscamente. Contando con la aprobación previa de su médico, añada más bien una de estas suaves hierbas calmantes y valore la influencia que ejerce sobre usted. Si después de algún tiempo tiene la sensación de estar preparado para reducir o eliminar el medicamento recetado, hágalo en cualquier caso bajo el control directo de su médico. Aunque a menudo veo a personas que observan algún beneficio con los métodos naturales y desean eliminar rápidamente los medicamentos que toman, no creo que esa actitud sea prudente y segura. Si obtiene beneficio de un remedio natural, su valor debería ser cada vez más evidente con el paso del tiempo. Ir eliminando el medicamento poco a poco es la mejor forma de actuar y evitará la aparición de cualquier complicación que podría producirse si se dejara de tomar el medicamento con excesiva rapidez.

Medicamentos antiguos, tiempos modernos

Al confiar tanto en las hierbas, estoy convencido de la importancia que tiene no esperar de estos dones botánicos más de lo que pueden aportarnos. En otras épocas más sencillas no nadábamos en la sopa química de un ambiente urbano moderno. En ocasiones, las enfermedades de nuestro tiempo provocadas químicamente pueden exigir productos farmacéuticos más potentes de los que aporta espontáneamente la naturaleza. El Ayurveda aborda este tema al describir seis estados de la enfermedad. Las primeras fases reflejan el desequilibrio inicial y se pueden invertir con mayor facilidad mediante ajustes sencillos en la dieta, la rutina diaria y las hierbas. Si la enfermedad progresa hacia un estado más manifiesto, las intervenciones sutiles producirán un menor efecto, y entonces habrá llegado el momento de utilizar herramientas más potentes.

Nuestros amigos botánicos nos ofrecen protección contra el asalto de los agentes causantes de cáncer que nos rodean, y nos ayudan a crear un ambiente curativo favorable. Para los síntomas de angustia que refleja la perturbación de las funciones básicas de la vida, como la alimentación, la eliminación y el sueño, las hierbas deberían ser la primera elección en el esfuerzo por restablecer el equilibrio. A los medicamentos sólo debe recurrirse en caso de no encontrar alivio en estas sustancias curativas naturales. Según mi experiencia, la herboristería médica es un complemento valioso, pero no un sustituto, de la atención médica apropiada. Siempre que sea posible, utilice el método más sutil que le proporcione beneficio y procure estar abierto a todas las posibilidades capaces de intensificar su recuperación.

Compromiso con la integridad completa

Nuestros cuerpos son el producto final de nuestras experiencias e interpretaciones. Para cambiar nuestros cuerpos tenemos que cambiar nuestras experiencias. Comprométase a cambiar su vida en el sentido de un mayor amor y atención hacia usted mismo y hacia quienes estén más cerca de usted.

1. Crearé mi propia colección de hierbas, utilizando los remedios naturales, según los necesite, para normalizar mi digestión, eliminación y pautas de sueño.
2. Utilizaré las hierbas con respeto y apropiadamente. No esperaré de ellas más de lo que sean capaces de proporcionarme, y no subestimaré su capacidad para ayudar a equilibrar y nutrir mi mente y mi cuerpo.
3. Permaneceré abierto a utilizar la mejor herramienta disponible para abordar cualquier problema de salud que pueda tener, comunicándome con franqueza y honestidad con la persona que atienda a mi estado de salud.

6
Lucha contra el cáncer

Métodos complementarios para afrontar los síntomas y efectos secundarios

> No hay forma de llegar a la conciencia sin dolor.
>
> CARL JUNG

> ¿Puedo ver la aflicción de otro
> y no sentir pena también?
> ¿Puedo ver el dolor de otro
> y no buscar bondadoso alivio?
>
> WILLIAM BLAKE

No hace falta que nadie le recuerde que afrontar el cáncer no es ningún deporte agradable. El camino que conduce a la recuperación del cáncer se encuentra sembrado de rocas y baches, y con frecuencia pondrá a prueba sus habilidades para desenvolverse. Debido a los numerosos desafíos que supone el cáncer, estoy convencido de la importancia que tiene mantenerse abierto a todas aquellas posibilidades que puedan mejorar su calidad de vida. Lo mismo que sucede con la mujer en el parto, afrontar una enfermedad grave no es el momento para los dogmatismos. Sería agradable pensar que podríamos pasar sin ninguna intervención médica, pero eso no sería realista ni útil. De modo similar, ignorar métodos complementarios mente-cuerpo, potencialmente útiles, supondría rechazar una serie de terapias que a menudo son sencillas y efectivas. He descubierto que el mejor método para luchar contra el cáncer es aquel que integra y combina lo mejor de la medicina y la tecnología moderna con las prácticas mente-cuerpo que permiten el acceso a nuestra farmacia interior.

En nuestra farmacopea moderna hay actualmente más de 3.500 medicamentos para tratar casi todos los síntomas concebibles que puedan presentársele al ser humano. Si cada uno de esos medicamentos realizara perfectamente el propósito para el que está destinado, probablemente habría poca necesidad o interés por la medicina alternativa. Un medicamento perfecto sería aquel que eliminara por completo el problema para el que ha sido diseñado, sin producir ningún efecto secundario negativo. Sólo tendría que tomarse durante un período limitado de tiempo, después de lo cual se dejaría de tomar sin que reapareciese el problema. Un medicamento así no debería interferir con ninguna otra intervención que se estuviera utilizando y, naturalmente, sería barato.

Lamentablemente, hay muy pocos medicamentos que satisfagan estos criterios. Los medicamentos terapéuticamente potentes producen a menudo importantes efectos secundarios. Así sucede, desde luego, con la mayoría de medicamentos utilizados por los pacientes de cáncer. Ya se trate de un medicamento de quimioterapia, de un analgésico narcótico, de un fuerte medicamento contra la náusea, de un antibiótico de amplio espectro o de un esteroide para reducir la hinchazón y la inflamación, todos ellos son armas poderosas cuya utilización conlleva riesgos. Eso no quiere decir, sin embargo, que haya que evitarlos; significa, simplemente, que se deben utilizar apropiadamente, en el momento adecuado y con la dosis correcta. Si los métodos mente-cuerpo son capaces de reducir la necesidad de tomar algunos medicamentos, o disminuir los efectos secundarios de aquellos que se tienen que tomar necesariamente, gracias a que activan la propia farmacia interior de cada persona, desempeñan un papel muy valioso para estas intervenciones que, además, tienen una excelente relación entre coste y efectividad.

Del mismo modo, podemos fantasear sobre el medicamento ideal e imaginar un método complementario óptimo. Sería totalmente efectivo para aliviar los síntomas, simple de administrar, debería tener una eficacia duradera y ser barato. Lamentablemente, hay que decir, una vez más, que hay pocas intervenciones de esa clase. La mayoría de los métodos mente-cuerpo son más efectivos para aliviar gradualmente las enfermedades crónicas que para eliminar rápidamente las agudas. Generalmente, ayudan a reducir un síntoma, sin aliviarlo por completo, y a menudo hay que hacer repetidos esfuerzos hasta obtener un beneficio duradero. Una vez más, nos encontramos con la idea de utilizar la herramienta correcta para la tarea adecuada. En este capítulo exploraremos algunas circunstancias comunes en las que los métodos mente-cuerpo, en combinación con la atención médica estándar, aportan el mayor beneficio. Empecemos por revisar los métodos médicos que constituyen el principal protocolo de la atención oncológica moderna.

El arsenal médico moderno contra el cáncer

Cirugía, quimioterapia y radioterapia constituyen la médula del tratamiento moderno contra el cáncer. Aunque los detractores se refieran a estos métodos diciendo de ellos que se limitan a «cortar, tirar a la basura y quemar», lo cierto es que los tratamientos médicos han supuesto la diferencia entre la vida y la muerte para millones de pacientes de cáncer. El objetivo de cada una de estas intervenciones es básicamente el mismo: separar las células cancerosas de las sanas. Si esa fuese una tarea fácil, el cáncer no provocaría la angustia que produce. Desgraciadamente, las diferencias entre las células cancerosas y las normales suelen ser más cuantitativas que cualitativas, ya que las células cancerosas realizan las mismas funciones que las normales, sólo que lo hacen más agresivamente. La mayoría de las terapias médicas se esfuerzan por explotar la tendencia de las células malignas a crecer más rápidamente que las normales. Al perturbar el proceso reproductor, el tratamiento ideal causa un gran efecto sobre los tejidos cancerosos, provocando únicamente lesiones mínimas en las células normales.

Cirugía

La cirugía es probablemente el tratamiento más antiguo conocido para la extirpación de tumores. En el *Sushruta Samhita*, uno de los clásicos textos ayurvédicos antiguos, que se remonta a hace más de 2.500 años, se describe una variedad de procedimientos quirúrgicos diferentes para extirpar masas anormales del cuerpo. El objetivo de la cirugía moderna contra el cáncer es doble: confirmar por un lado el diagnóstico y extirpar por el otro todo el tejido maligno que sea posible. Siempre que sea factible se extirpa el tumor completo. Si se sabe que el cáncer se ha desplazado hasta el tejido linfático, también se suelen extirpar varios nódulos linfáticos para determinar si el tumor se ha extendido. Aunque no se pueda extraer toda la masa, reducir el volumen del tumor puede permitir que otros tratamientos sean más efectivos y hacer inclinar así la balanza en favor de la inmunidad natural de la persona.

Si tiene previsto someterse a una operación quirúrgica, prepárese con el cuerpo y con la mente:

- Siga una dieta sencilla y saludable antes de la operación, procurando recibir vitaminas antioxidantes adecuadas.
- Beba abundantes zumos de frutas y verduras frescas, además de ingerir una cantidad adecuada de fibra para estar seguro de que el intestino se moverá con regularidad.
- Aplíquese, varios días antes de que se le vaya a practicar la operación, un suave masaje con aceite enriquecido con vitamina E sobre la zona operativa.
- Rece y pida a quienes le amen que recen por su rápida y completa recuperación.

- Considere la idea de grabar un ejercicio guiado de meditación para utilizar el día de la operación. Visualice que el Espíritu divino, en la forma como usted lo conciba, actúa a través de las manos del equipo quirúrgico que lo va a operar.

Radioterapia

La radioterapia se remonta al descubrimiento de los rayos X en 1895 por parte de Marie y Pierre Curie. En la actualidad, entre la mitad y los dos tercios de las personas con cáncer reciben alguna forma de radiación durante el curso de su enfermedad. Los rayos concentrados de la energía de la radiación pretenden alterar los átomos del ADN de las células cancerosas, de modo que ya no sean capaces de reproducirse. La ciencia de la radioterapia oncológica sigue evolucionando a medida que se descubren formas de aumentar la susceptibilidad de las células cancerosas a la radiación, al mismo tiempo que se disminuye la vulnerabilidad de las células normales. El uso de medicamentos que hacen que las células tumorales sean más sensibles, la modificación de las dosis, la implantación de semillas radiactivas directamente en el tejido maligno y la concentración de los rayos de modo que formen una especie de «bisturí» de radiación, son algunos de los avances que están mejorando la eficacia y seguridad de la radioterapia.

Al prepararse para su tratamiento de radioterapia:

- Visualice la radiación como rayos concentrados de luz que dejan al descubierto los nidos en sombras de las células renegadas.
- Aplíquese a la piel, después de cada tratamiento, aceites suavizantes y refrescantes, como el de coco o el de oliva.
- Aunque es posible que le disminuya el apetito, procure comer alimentos nutricionalmente vitales.

- Considere tomar un suplemento nutricional adaptogénico a base de hierbas, como el ginseng (*Panax ginseng*) o el ashwagandha (*Withania somnifera*). Un reciente estudio ha sugerido que los ratones a los que se ha dado ajo cinco días antes de recibir la radiación gamma, experimentaron una reducción del daño cromosómico de sus células de la médula, de modo que puede ser una buena idea seguir durante los tratamientos una dieta más mediterránea.[1]
- Dedique tiempo para descansar cada día y procure crear el espacio que le permita conectar con su ambiente regular de una forma natural.

Quimioterapia

Muchas personas que afrontan el cáncer experimentan un comprensible temor a los medicamentos de la quimioterapia. La mayoría de estos potentes medicamentos provocan fuertes efectos secundarios debido a que su impacto tóxico sobre las células cancerosas se extiende también a las células sanas. Si hubiese alternativas no tóxicas e igualmente efectivas, todo oncólogo estaría encantado de utilizarlas. A pesar de que se han producido continuos avances en el desarrollo de los medicamentos que aumentan la capacidad del cuerpo para luchar contra el cáncer (modificadores de la respuesta biológica, o MRB), lo cierto es que la mayoría de medicamentos destinados a luchar contra el cáncer se diseñan para inducir la muerte de las células que se dividen con rapidez.

La mayoría de los agentes quimioterapéuticos interfieren con algún aspecto del proceso genético. Algunos de ellos producen rupturas en las secuencias del ADN, otros interfieren con la réplica del código genético, mientras que otros impiden que los programas hereditarios produzcan las proteínas esenciales de la célula. El objetivo de todo régimen quimioterapéutico consiste en alterar las células cancerosas, sin dañar indebidamente las células sanas. Debido a la potencia de estos medicamentos, los oncólogos han acumulado una abundante información sobre el éxito y la toxicidad de los medicamentos quimioterapéuticos utilizados para tratar la mayoría de los tipos de cáncer. En algunos tipos de leucemia y de linfoma, los medicamentos se administran con la intención de curar a la persona de cáncer. En otras situaciones, como ciertas fases del cáncer de mama y de ovario, los medicamentos se utilizan en combinación con la radiación y la cirugía, con la expectativa de eliminar el cáncer por completo. En otras circunstancias, se utiliza la quimioterapia para prolongar o mejorar la calidad de vida en aquellas personas con cáncer, pero en las que no se espera eliminar todas las células cancerosas del cuerpo.

Si se le ha recomendado someterse a quimioterapia como parte de su tratamiento, hágale al oncólogo las siguientes preguntas:

1. ¿Cuáles son las expectativas del tratamiento: cura o control?
2. ¿Cuáles son los efectos secundarios de los medicamentos?
3. ¿Qué se puede hacer médicamente para reducir los efectos secundarios?
4. Cuántas sesiones de quimioterapia se espera aplicar?
5. ¿Cuánto tiempo tardará en saber si el tratamiento es efectivo?
6. ¿Cómo podrá usted evaluar la efectividad del tratamiento?
7. ¿Hay otros pacientes que hayan recibido el tratamiento y que estén dispuestos a hablar con usted?

Habitualmente, será útil que un amigo o miembro de la familia le acompañe y esté presente en el momento de hablar de estos temas con el médico. Pídale a su acompañante que tome notas, de modo que pueda revisar la conversación una vez que regrese a casa. Utilice sus habilidades de comunicación más refinadas para expresar abierta y honestamente las preguntas y preocupaciones que tenga. Evite colocar al médico a la defensiva, ya que eso suele tener como resultado el que le detallen cada posible complicación del tratamiento, aunque estas sean extremadamente raras. Tome la mejor decisión que pueda, y luego prepárese para trabajar conjuntamente con el médico y a colaborar tomándose los medicamentos. Lo mismo que sucede con la cirugía y la radiación, es importante proveer a su cuerpo del apoyo nutricional que necesitará durante el tratamiento. Dése un masaje diario, hable regularmente con la familia y los amigos, medite por la mañana y por la noche, y procure conectarse con la naturaleza. Piense en tomar la hierba astrágalo (*Astragalus membranaceus*) que, según han sugerido algunos estudios, aunque no todos, protege el sistema inmunitario de los efectos supresores de ciertos medicamentos quimioterapéuticos.[2, 3, 4]

Terapias biológicas: ¿el futuro del tratamiento contra el cáncer?

Reconociendo los peligros de los potentes medicamentos quimioterapéuticos, los investigadores del cáncer han buscado formas más seguras de cambiar el equilibrio de poder entre el tumor y el huésped, en favor de la persona. Aunque estos métodos que aumentan las defensas inmunitarias aún tienen que dar de sí todo su potencial, están aportando algo de esperanza en el sentido de que finalmente podremos disponer de tratamientos más potentes y menos tóxicos.

Se ha informado de algunos éxitos con vacunas anticancerosas en pacientes con melanoma maligno. Las proteínas obtenidas de las células tumorales y convertidas en vacuna pueden estimular el sistema inmunitario del cuerpo a reconocer y eliminar las células cancerosas desbocadas. Algunos pacientes con melanoma maligno en fase de metástasis, sometidos a la terapia con vacuna en el Centro Médico de la Universidad de California, en San Diego, se han mantenido sanos durante varios años después de recibir la terapia.[5]

Otro método para aumentar la inmunidad contra el cáncer es el desarrollo de anticuerpos dirigidos contra las proteínas del tumor. Se los conoce como anticuerpos monoclonales, y los investigadores del cáncer están diseñando estos misiles proteínicos que buscan el tumor para que transporten diminutas armas de quimioterapia o de radiación directamente a las células cancerosas, sin dañar los tejidos sanos. Aunque todavía quedan por superar numerosos obstáculos para que estos tratamientos sean clínicamente prácticos, los informes de que disponemos empiezan a sugerir que este innovador método puede ser muy prometedor.[6,7]

Finalmente, existe un creciente interés por utilizar las citoquinas para intensificar la respuesta inmunitaria ante el cáncer. Como ya se explicó en el capítulo 2, estas moléculas mensajeras químicas comunican información entre las diferentes células del sistema inmunitario convocadas a responder ante un invasor potencial. Las moléculas como la interleuquina 2 (IL-2) y diversos interferones, son las citoquinas más corrientemente utilizadas en la terapia oncológica, diseñadas para ayudar a activar la inmunidad de la persona. La IL-2 ha demostrado tener cierto valor en el tratamiento del cáncer celular renal, y el interferón se ha utilizado en casos de leucemia y linfoma. Aunque son componentes naturales de nuestro sistema inmunitario, producen efectos secundarios cuando se utilizan en dosis elevadas.

Afrontar la quimioterapia

Uno de los rasgos humanos más característicos es que estamos dispuestos a aceptar la incomodidad a corto plazo ante la posibilidad de obtener un beneficio a largo plazo. Lo mismo sucede con la quimioterapia. Nos sometemos voluntariamente a los efectos de potentes medicamentos que producen angustiosos efectos secundarios cuando estamos convencidos de que sus beneficios superan sus riesgos. Desgraciadamente, a menudo complicamos las complicaciones directas de la quimioterapia con angustias emocionales y físicas que son tanto autogeneradas como una consecuencia necesaria del tratamiento.

Los pacientes sometidos a quimioterapia experimentan el clásico condicionamiento negativo. Si diez segundos después de que suene un timbre recibimos cada vez una descarga eléctrica, pronto experimentaremos una reacción de estrés cada vez que escuchemos un timbre, incluso antes de sentirnos conmocionados. Las personas que se someten al tratamiento contra el cáncer experimentan a menudo tres problemas de anticipación y relacionados entre sí: ansiedad, náuseas y supresión inmunitaria.

> Allison se sentía orgullosa de sí misma, después de haber tolerado su primera sesión de quimioterapia para el tratamiento de su cáncer de mama. Aunque no fue una experiencia agradable, sólo notó unas náuseas y una ansiedad suaves. Por eso se sorprendió cuando la noche anterior a su tratamiento siguiente despertó de un sueño aterrador, bañada en un sudor frío. Finalmente, pudo volver a quedarse dormida, pero su sueño fue inquieto durante el resto de la noche. A la mañana siguiente tuvo que hacer grandes esfuerzos para levantarse y prepararse para la visita al oncólogo, y sintió intensas náuseas y mareos. Finalmente, tuvo que llamar a su hermana para que la acompañara a la cita, ya que no se sentía en condiciones de conducir. Una vez que le dieron el medicamento contra la náusea, disminuyó la ansiedad y pudo continuar con el tratamiento.

Los sonidos, sensaciones, vistas y olores del tratamiento contra el cáncer se asocian con los efectos secundarios de los medicamentos. En un estudio del Centro Sloan-Kettering Contra el Cáncer se pidió a las mujeres que bebieran Kool-Aid de lima-limón mientras esperaban someterse a quimioterapia.[8] Posteriormente, unas enfermeras visitaron a las pacientes en sus hogares, ofreciéndoles un vaso de esta característica bebida verde, y determinaron que el simple hecho de ver la bebida les producía un aumento de la sensación de angustia. Además de la ansiedad anticipativa, la náusea y los vómitos que experimentan muchos pacientes de cáncer, a menudo se produce también un empeoramiento de su función inmunitaria, incluso antes de que se les haya administrado el medicamento quimioterapéutico.[9]

Uno de los primeros estudios en descubrir cómo nuestra interpretación de una experiencia puede influir sobre nuestra inmunidad fue el realizado por el doctor Robert Ader hace más de veinte años.[10] El doctor Ader expuso a ratas de laboratorio a un agua endulzada con sacarina, e inmediatamente después les inyectó ciclofosfamida, un medicamento quimioterapéutico que provoca notables efectos secundarios, sobre todo náuseas y vómitos. La ciclofosfamida también es un potente supresor de la función inmunitaria. Los animales vomitaron en cuanto se les aplicó y, durante los días siguientes, mostraron la esperada supresión de su función inmunitaria. Varios días más tarde, después de que las ratas se hubiesen recuperado, se las expuso de nuevo al agua con sacarina, y no tardaron en vomitar una vez más. Esta parte del experimento no fue muy sorprendente, puesto que se trataba de un ejemplo del clásico reflejo de condicionamiento, no muy distinto al que realizó Pavlov al inducir a un perro a producir saliva cuando hacía sonar una campana. Los roedores de Ader habían sido condicionados para vomitar cuando probaran el agua endulzada.

Pero entonces se descubrió algo inesperado. La segunda vez en que las ratas se vieron expuestas al agua endulzada con sacarina, también mostraron una notable supresión de su función inmunitaria, a pesar de que en esta ocasión no se les administró la ciclofosfamida. Así pues, no sólo se las había condicionado para vomitar, sino que las células de su sistema inmunitario también habían quedado condicionadas para disminuir su función. Las células del sistema inmunitario habían aprendido que el agua endulzada era nociva para ellas.

El lado bueno de esta historia es que podemos condicionar a las células de nuestro sistema inmunitario para que respondan positivamente, del mismo modo que las podemos condicionar negativamente. Al asociar sonidos, sensaciones, vistas, olores y sabores con una experiencia afirmadora de la vida, podemos desconectar los efectos nocivos que tiene el estrés sobre nuestro sistema inmunitario. En un capítulo anterior mencioné un estudio realizado en Japón en el que se utilizaron aromas para amortiguar los efectos del estrés sobre los ratones.[11] Se los colocó en una jaula y se les aplicaron al azar descargas eléctricas, no amenazadoras para la vida pero sí estresantes. Las pobres criaturas mostraron elevaciones en los niveles de hormonas del estrés en su sangre y un deterioro de la capacidad del sistema inmunitario para luchar contra la infección. Cuando no se las atormentaba, se les permitía recuperarse en una jaula en la que había fragante serrín de madera de cedro, junto con alimento y agua abundantes. Al repetir el procedimiento productor de estrés, algunos de los ratones fueron expuestos al aroma del cedro mientras se les sometía a descargas eléctricas. A pesar de experimentar el mismo estrés, en comparación con otro grupo de ratones, los animales expuestos al aroma mostraron niveles más bajos de hormonas del estrés y cambios inmunitarios insignificantes. Presumiblemente, el recuerdo de seguridad y comodidad asociado con el aroma del serrín de cedro había contribuido a amortiguar el impacto del estrés.

En último término, todo aprendizaje se realiza por asociación. De recién nacidos, asociamos el olor de la madre con el sabor de su dulce leche y producimos hormonas calmantes y placenteras cuando ella está cerca. Asociamos los sonidos perturbadores de una reprimenda (y quizá el picor de una palmada en el trasero) con salir a la calle y aprender a mirar a ambos lados antes de cruzarla. Asociamos las sonrisas y las alabanzas con notas altas en los exámenes, y ceños fruncidos y restricciones con notas bajas. Los seres vivos se sienten motivados por la búsqueda del placer y la evitación del dolor, y aprendemos a anticiparnos a uno y a otro por la información sensorial que acompaña los sentimientos pasados. Nuestra farmacia interna responde continuamente a nuestras interpretaciones del mundo como algo nutritivo o tóxico. Con la debida conciencia, podemos crear nuevas asociaciones para generar sustancias químicas curativas que nos ayuden en nuestro viaje hacia la integridad completa.

Si está siendo sometido a sesiones de quimioterapia, participe activamente en el proceso, dedíquese a conseguir los máximos beneficios y a reducir al mínimo los efectos secundarios del tratamiento:

- Practique la meditación para serenar su mente.
- Durante la quimioterapia, invoque una visualización que interprete la medicación como positiva y afirmativa para la vida.
- Coma ligeramente el día del tratamiento. Procure tomar zumos de fruta fresca, para pasar después a sopas si tiene más apetito.
- Pídale a un amigo o miembro de la familia que le aplique un suave masaje de pies u hombros durante el tratamiento.
- Escuche una música que le llene, o vea un vídeo que le anime o le ponga de buen humor.
- Utilice un aceite esencial aromático para camuflar los olores medicinales del centro de quimioterapia.
- Procure rodearse de imágenes que le aporten felicidad y comodidad, o que le hagan reír.
- Comparta su persona y sus historias con otros que se enfrentan también al cáncer y con el personal médico.

Dolor y sufrimiento

Generalmente, el dolor se encuentra en lo más alto, o muy cerca de estarlo, en la lista de preocupaciones de muchas de las personas que se enfrentan a un cáncer. La causa más común de dolor es la producida por un tumor que presiona algunos nervios o los tensa. Otras causas de dolor en el cáncer incluyen la cirugía, ciertos medicamentos quimioterapéuticos que son tóxicos para los nervios, y la sensación generalizada de incomodidad musculoesquelética como resultado de la tensión y de la reducción de movilidad asociada con el cáncer y su tratamiento. Afortunadamente, en la actualidad disponemos de muchos medicamentos efectivos contra el dolor, que van desde los antiinflamatorios no narcóticos a los opiáceos orales sintéticos, y desde los parches analgésicos de liberación lenta a potentes narcóticos inyectables. Cuando se aplica la medicación correcta en el momento adecuado, se puede controlar bien la mayor parte del dolor. El verdadero desafío consiste en cómo alcanzar el máximo alivio del dolor con el mínimo de efectos secundarios. Las reacciones adversas más comunes a los poderosos medicamentos narcóticos contra el dolor son el estreñimiento y las alteraciones del estado de ánimo, sobre todo el aletargamiento. Aunque nuevas generaciones de analgésicos han mejorado la relación entre beneficio y riesgos, estos medicamentos tan fuertes tendrán probablemente alguno de los efectos secundarios indeseables. En consecuencia, vale la pena intentar reducir, si fuera posible, la necesidad de disponer de estas armas tan potentes contra el dolor.

> Estelle se enfrentaba a un cáncer de ovarios. Aunque su médico estaba convencido de que el taxol que se le administraba la ayudaba, ella se sentía agotada e incómoda con su cuerpo. Tomaba hidromorfona y llevaba un parche de fentanil, pero no le gustaba la sensación de hallarse continuamente como envuelta en una nube. El funcionamiento intestinal era perezoso, se sentía permanentemente ansiosa y dormía mal.

Acordamos concentrarnos en lo básico: mejorar el sueño, la eliminación y reducir la ansiedad. Estelle aprendió meditación y visualización guiada, lo que supuso para ella un respiro temporal de sus dolores. Mediante una dieta adecuada y hierbas naturales laxantes, favorecedoras de la actividad intestinal, pudo restablecer pautas regulares en la eliminación. Empezó a realizar suaves prácticas de yoga, y se hizo el propósito de acostarse y levantarse más temprano. Gracias a estos y otros métodos mente-cuerpo, pudo alejar el dolor del punto central de su conciencia y reducir su necesidad de tomar analgésicos a una tercera parte de lo que tomaba anteriormente.

Tenemos que distinguir entre dolor y sufrimiento. La sensación física de pisar una tachuela o de introducir el pie en un baño de agua hirviendo es bastante simple de entender. El dolor agudo se produce cuando un estímulo desencadena la reacción de un receptor del dolor, que envía el mensaje a lo largo de las fibras nerviosas, desde el lugar de la lesión hasta nuestro cerebro. En aquellos casos en que la fuente del dolor es externa y evitable, el dolor remite al cabo de un momento. Ha cumplido con su propósito de llamar instantáneamente nuestra atención y obligarnos a cambiar lo que estábamos haciendo. Sólo cabe alegrarnos de que, como resultado de la experiencia, aprendimos a no repetir la acción que causa una sensación tan desagradable.

El dolor del cáncer es diferente al que puede producir el tocar una estufa caliente. La fuente de incomodidad es interna y no resulta fácil escapar de ella. Como no se puede evitar el comportamiento que provoca el dolor, la sensación fundamental amplía su territorio de influencia hasta mucho más allá de provocar una simple reacción refleja. El dolor hace que la persona se sienta ansiosa, irritable o deprimida. Si se tiene la impresión de no poder controlarlo, aumentan las sensaciones de indefensión y desesperanza. Las sensaciones fundamentales de incomodidad del dolor han conducido a una interpretación del sufrimiento.

En uno u otro momento de nuestras vidas, la mayoría de nosotros hemos sufrido una lesión que ha sido fuente de dolor. Mientras curaba, la zona de incomodidad se hizo sentir, pero hubo momentos en que nos olvidamos por completo del dolor. Quizá nos sucedió mientras veíamos una película o nos enfrascábamos en una conversación. Tenemos capacidad para filtrar, al menos parcialmente, los impulsos sensoriales que llegan a la conciencia a través de nuestra intención o de nuestra atención. Esa capacidad intrínseca nos permite separar nuestra interpretación del sufrimiento de las sensaciones fundamentales que percibimos.

Hay una serie de cosas que podemos hacer para mitigar el dolor. La meditación y la visualización pueden transportarnos a un lugar alejado de la incomodidad. Pídale a un amigo que le acompañe a lo largo del siguiente proceso, leyéndole las instrucciones con un tono de voz suave, lento y sereno. Si le parece efectivo, puede grabar el guión y escucharlo a solas.

Trascender el dolor

> Cierre los ojos, respire profundamente y luego exhale lentamente, permitiendo que se afloje la tensión. A medida que se relaja más a cada nueva respiración, quizá observe que el dolor exige su atención. No hay necesidad de resistirse a esa sensación... No hay necesidad de luchar contra el dolor, mientras permite que se relajen los músculos de sus hombros..., brazos... y manos. A medida que continúa inhalando y exhalando, el dolor no le exige esfuerzo alguno, mientras libera la tensión de su espalda..., caderas..., muslos..., piernas... y pies. Sienta cómo se funde y desaparece la tensión del cuello y de la cabeza, cómo empieza a flotar hacia abajo, a través de su dolor. Deje que su conciencia fluya a través de la tensión hacia un lugar tranquilo de comodidad y relajación. Entre en un espacio de seguridad y tranquilidad en el que unas nubes blandas y algodonosas flotan

> perezosamente en un cálido día de verano. El aire está perfumado con flores fragantes y el olor de la hierba recién cortada. Una brisa suave y acariciadora transmite los sonidos de los pájaros que trinan y del zumbido de las abejas, mientras saborea las sensaciones de comodidad y bienestar. Disfrute de esta experiencia de paz y satisfacción. Permita que impregnen su mente y su cuerpo. Cuando esté preparado, lenta, muy lentamente, regrese a este tiempo y lugar, trayéndose consigo esta experiencia de alivio y serenidad.

Procure elegir métodos que le ayuden a desviar su atención hacia pensamientos o sensaciones agradables, en lugar de concentrarlos en el dolor. Escuche buena música, tome un baño caliente, hágase un masaje podal, camine junto al mar. La acupuntura y la acupresión puede ser herramientas útiles para superar las sensaciones desagradables. Los estiramientos suaves y las posturas de yoga facilitan la liberación de la tensión muscular. Concédase a sí mismo la oportunidad de reír con ganas y de llorar sin cortapisas una vez al día. Probar algunas infusiones le aliviarán la ansiedad, como por ejemplo de valeriana, gotu kola o kava kava. La boswelina, obtenida de la resina del árbol *Boswellia serrata*, es una hierba ayurvédica con posibles propiedades antiinflamatorias y analgésicas, que recientemente se encuentra con mayor facilidad en Occidente. Utilice su cuerpo, mente y espíritu para acceder a ese lugar donde el dolor no pueda alcanzarle.

Comunicarse con su médico

Desde los primeros días de nuestra niñez queremos que se nos consuele cuando sufrimos una lesión. Si nos caemos y nos producimos una rozadura en la rodilla, no hay nada más tranquilizador que el abrazo de una madre para hacernos olvidar rápidamente nuestra lesión. De adultos, cuando nos encontramos con una enfermedad que nos causa incomodidad emocional y física, anhelamos, naturalmente, que alguien nos haga «sentirnos mejor». Idealmente, tendremos la suerte de encontrar un médico que nos proporcione la mezcla correcta de comodidad y capacidad profesional. Afortunadamente, la mayoría de los profesionales de la salud que eligen dedicarse a la oncología son personas compasivas y cariñosas.

No obstante, y a diferencia de los niños dependientes, los adultos tenemos la responsabilidad de participar activamente en nuestro propio proceso curativo. Tenemos que hacer las preguntas pertinentes e involucrarnos en aquellas decisiones que sean importantes para nuestra atención médica. La clave para ser un paciente responsable consiste en establecer una línea de comunicación abierta con aquellas personas que se ocupan de atender nuestra salud, y es mejor procurar que el tono de la relación se establezca lo antes posible. Utilice a su médico como recurso educativo, capaz de proporcionarle la información que usted pueda absorber. Utilice al médico como la mejor pizarra desde la que pueda recibir una respuesta interactiva sobre la información que obtenga de otras fuentes. Espere y exija ser tratado con respeto. Si el médico rechazara un método que a usted le parezca razonable, pídale una explicación satisfactoria. Si en su rechazo pareciese haber más emoción que razón, explíquele que no desafía usted su autoridad sino que, simplemente, desea comprender cómo ha llegado a esa decisión.

Cada vez son más los médicos que reconocen el valor de los enfoques complementarios en la curación y que sienten curiosidad por ver qué valor pueden aportar. Explíquele al médico que no desea ocultarle su investigación de otras modalidades curativas, pero que le gustaría compartir con él sus experiencias, de modo que ambos puedan aprender juntos. Entablar con sus médicos una relación madura, con el corazón abierto, le asegurará casi con toda seguridad su tolerancia, aunque no siempre un verdadero entusiasmo, ante su capacitada participación. Si, a pesar de sus mejores esfuerzos, tiene la sensación de que el único papel que aceptará su médico es el de asumir una figura de indiscutida autoridad, tendrá usted que tomar una decisión consciente. O bien acepta el papel que el médico ha definido para ambos y sigue por su propia cuenta la investigación de otros métodos curativos, o bien elige a otro médico cuyo estilo sea más flexible. En ocasiones, la experiencia técnica de un oncólogo es de tal calibre que el paciente está más que dispuesto a pasar por alto los rasgos menos deseables de su personalidad. A otras personas les resulta inaceptable tener a un médico al que tengan que ocultarle cosas. Deseo profundamente que encuentre usted un médico que personifique tanto el conocimiento de la enfermedad como la sabiduría de la vida. Esa clase de médicos tienen un valor inestimable para sus pacientes.

Terapia oncológica que abarque cuerpo, mente y espíritu

Me gusta imaginar un sistema médico que asuma lo mejor de los principios presentados en este libro. No sería un sistema de atención de la enfermedad tal como el que existe actualmente y no se detendría en ser, simplemente, un sistema de atención sanitaria. Sería un sistema curativo dedicado a proporcionar una atención que respete la santidad de la vida y trate a cada persona con dignidad, compasión y amor. Sería un lugar en el que a cada persona se la trata tal como quisiéramos que se tratara a un miembro de la familia o a nosotros mismos. Lo mejor de la atención médica estándar estaría disponible y se ofrecería siempre con un espíritu de atención y respeto.

Hace cinco años estaba convencido de que ese modelo no era sino una fantasía que no se podría realizar en mucho tiempo. Últimamente, sin embargo, se perciben algunos signos de que quizá nuestra conciencia colectiva esté preparada para crear un genuino ambiente curativo, porque así lo exigimos y merecemos. Quisiera ofrecer mi visión acerca de cómo debería ser un centro de tratamiento del cáncer si decidiéramos crearlo.

Lo esencial de todo programa contra el cáncer basado en la

conciencia es el reconocimiento de que todos nos encontramos efectuando un viaje. Cuando uno de nosotros tropieza, todos nos vemos afectados. En nuestro centro oncológico ideal, la conciencia de la gente es el componente clave del ambiente curativo. A una persona con cáncer se la debe considerar como un miembro precioso de la comunidad humana que afronta un desafío que todos nosotros tendremos que afrontar finalmente: nuestra mortalidad individual. La verdadera compasión y la atención deben impregnar el ambiente curativo, en el que hay que dar una importancia fundamental a las preocupaciones y conveniencias del paciente.

El ambiente del centro curativo refleja el principio de que la nutrición se aporta a través de los cinco sentidos. Al entrar en nuestro centro oncológico modelo, nos vemos expuestos a suaves aromas, una música calmante y obras de arte hermosas e inspiradoras. Idealmente, las estancias de tratamiento deben dar a un parque o a cualquier otro ambiente natural que eleve el espíritu. Antes de recibir cualquier terapia específica, cada persona recibe información sobre meditación y técnicas de visualización asociadas con sonidos, olores y vistas que sean nutritivas. Cuando llegue el momento de iniciar la quimioterapia, se ofrecerá un ritual personalizado que ofrezca al paciente y al personal la oportunidad de reconocer sus esperanzas y temores. Si eso fuese coherente con la visión del mundo del paciente, se invocará a un poder superior para proteger y guiar a la persona con cáncer y a quienes se dediquen a atenderla.

Se harán esfuerzos para determinar la cronobiología del tumor, de modo que se puedan administrar los medicamentos cuando se espere que aporten el mayor beneficio y con el menor riesgo posible. Mientras se administren los medicamentos, se animará al receptor a visualizar los beneficios que le producirán y a verlos como aliados en su proceso curativo. Se le aplicará un masaje suave durante la aplicación de la quimioterapia, utilizando para ello aceites esenciales asociados con un estado seguro y relajado. Mientras el paciente recibe los tratamientos, se pondrán a su disposición vídeos y cintas de audio que lo animen.

Habrá continuamente grupos de apoyo emocional, clases educativas, sesiones de yoga y meditación para proporcionar inspiración y conocimiento. También se dispondrá de útiles métodos alternativos, de tal modo que la persona no se encuentre atrapada en medio de una batalla en la que predomine el ego en la atención sanitaria. Si, a pesar de los mejores esfuerzos, el cáncer progresara, se harían los preparativos para una transición amorosa y respetuosa, permitiendo que toda decisión tenga como norte el compromiso con la calidad de vida.

Aunque es posible que todos estos componentes no se encuentren juntos, los centros oncológicos empiezan a explorar muchos de los conceptos antes indicados. Las personas que se enfrentan a un cáncer esperan obtener la atención médica más avanzada, independientemente del centro médico al que acuden para los tratamientos. Cada vez es mayor el número de pacientes que desean que se les trate como a seres humanos que tienen una enfermedad, y que no se les considere como campos de batalla en los que se lucha contra las enfermedades. A medida que aumenta el número de personas que esperan ser tratadas de un modo que respete su dignidad propia de seres humanos, son más los centros oncológicos que ponen en práctica formas innovadoras de movilizar las fuerzas curativas interiores de una persona. Entonces dispondremos de centros curativos verdaderamente holísticos en los que se aplicarán los mejores métodos médicos mente-cuerpo, en conjunción con la mejor tecnología médica occidental. Nuestra visión colectiva y nuestra intención permitirán crear estos centros de curación.

Compromiso con la integridad completa

Nuestros cuerpos son el producto final de nuestras experiencias e interpretaciones. Para cambiar nuestros cuerpos tenemos que cambiar nuestras experiencias. Comprométase a cambiar su vida en el sentido de un mayor amor y atención hacia sí mismo y hacia quienes estén más cerca de usted.

1. Me comprometo a utilizar lo mejor de las tendencias médicas principales y de los métodos complementarios para tratar mi cáncer, esforzándome por integrar a mis aliados curativos, en lugar de polarizarlos.

2. Me comprometo a comunicarme con las personas que se ocupan de mi salud, de una forma abierta y honesta. Espero que me traten como a una persona inteligente, plenamente capaz de participar en aquellas decisiones importantes que se refieran a mi atención.

3. Me comprometo a contribuir a crear un centro oncológico curativo, enseñando a quienes cuidan de mi salud todo aquello que, en mi opinión, pueda contribuir a optimizar mi viaje hacia la integridad completa.

7

Imaginar la integridad completa

Meditación y visualización creativa para estimular la curación

> No hay temor para el vigilante cuya mente está serena, cuyos pensamientos no se ven perturbados, que ha renunciado al juicio y a la culpa.
>
> BUDA, en el *Dhammapada*

Se encuentra usted en la sala de espera del médico y escucha a una enfermera diciéndole al médico que hay un problema con su historial médico. Inmediatamente empieza a preocuparse, convencido de que el último análisis de laboratorio ha demostrado que hay causas de preocupación. Se le empiezan a desbocar los pensamientos, el corazón le late con rapidez en el pecho y se ruboriza. Imagina lo peor: que después de todos los tratamientos recibidos, le van a decir que el cáncer ha experimentado una recaída. Siente el impulso de salir corriendo de la sala de espera y no volver a ver nunca al médico. Experimenta cólera al pensar que, en su última visita, le dijeron que todo andaba perfectamente bien, mientras que ahora, en apenas dos meses, han cambiado las cosas. Toda clase de pensamientos cruzan aceleradamente por su mente, agitándole con frenéticas emociones.

Después de una interminable espera, le toca el turno de pasar a la consulta oncológica y se prepara para recibir las malas noticias. El médico le pregunta cómo se siente y usted le espeta: «¡Dígame de una vez qué es lo que anda mal!». El médico le mira, desconcertado, y le pregunta qué le hace pensar que hay un problema. Entonces, le cuenta que ha escuchado los comentarios de la enfermera y él se echa a reír, explicándole que el único «problema» que hay con su historial es que en él se ha guardado por error la factura de otro cliente. A continuación, el médico le asegura que los análisis indican resultados estupendos y refuerza su expectativa de que el cáncer va quedando atrás.

Un clásico mito védico cuenta la historia de un hombre que sintió una picadura en la pierna mientras caminaba por un camino. Bajó la mirada y distinguió una serpiente en un arbusto. El acongojado hombre experimentó un pánico instantáneo y empezó a gritar diciendo que le había mordido una serpiente venenosa. Cuando la gente se precipitaba para ayudarle, se derrumbó sobre el suelo, entre gemidos, diciendo que no quería morir. En un esfuerzo por ayudar a la pobre víctima, una mujer preguntó por qué lugar caminaba cuando fue mordido y el hombre, casi delirante, señaló la cuneta del camino. Ella se dirigió presurosa al lugar señalado y descubrió un arbusto de espinas. Actuando con sumo cuidado, retiró de él un trozo de gruesa cuerda, exclamando que acababa de encontrar la «serpiente». Al darse cuenta de que había malinterpretado la situación, la respiración del hombre volvió a normalizarse, recuperó la fortaleza, y todos los presentes tuvieron una buena anécdota que contar.

Nuestras mentes son campos de pensamiento. Nuestros cuerpos son campos de moléculas. Estos dos campos se hallan inextricablemente entrelazados, de modo que una perturbación en uno genera una perturbación en el otro. Cuando nos sentimos sosegados, nuestros pensamientos son impulsos de equilibrio y creatividad y nuestros cuerpos experimentan comodidad y alivio. Cuando experimentamos perturbaciones mentales y emocionales, nuestros cuerpos sienten esa confusión en forma de incomodidad y agitación. Al afrontar la tensión de una enfermedad grave, complicamos la angustia de nuestro cuerpo y nuestra mente con pensamientos obsesivos y con la correspondiente ansiedad que sienten nuestros cuerpos. Cada pensamiento desencadena emociones que provocan a su vez más pensamientos y sentimientos. A menudo generamos un círculo vicioso de turbulencia mente-cuerpo que termina por adquirir vida propia:

«*Espero que este dolor que noto en la espalda no sea una indicación de que vuelvo a tener cáncer.*»

La ansiedad tiene como resultado la disminución del umbral de dolor.

«*Este dolor me ha tenido despierto toda la noche. Tiene que ser el cáncer.*»

La incomodidad y la ansiedad conducen a una perturbada pauta de sueño.

«*El dolor empeora. Estoy seguro de que es el cáncer.*»

El temor tiene como resultado permanecer todo el día en la cama, lo que provoca más rigidez.

«*Ahora apenas si puedo moverme a causa del dolor.*»

Al día siguiente acude al médico y, ante sus preguntas, recuerda usted que el día anterior, antes que comenzara el dolor, levantó unas cajas pesadas. El médico establece el diagnóstico adecuado: se trata de una simple tensión muscular. La incomodidad desaparece por completo en cuestión de pocos días y recupera usted su equilibrio y optimismo.

Interrupción del ciclo

¿Cómo podemos detener estas espirales negativas de pensamiento y emoción? Cualquiera que haya tratado de conciliar el sueño la noche antes de conocer los resultados de unos importantes análisis de laboratorio sabe lo difícil que puede ser desconectar una mente demasiado activa. No es algo que se pueda lograr simplemente con desear que los pensamientos cesen y desistan. La mayoría de nosotros necesitamos emplear alguna técnica para aquietar nuestras mentes y recuperar nuestro estado de equilibrio físico. A lo largo de la historia y en todo el mundo, la oración y la meditación han servido para este propósito. Cuando somos capaces de aflojar el control y establecer conexión con un campo situado más allá de los límites físicos, mentales y emocionales, recordamos que el problema localizado al que nos enfrentamos no puede destruir aquello que es esencial a nuestra naturaleza: nuestro verdadero Yo. La mente es un campo de ideas y el cuerpo es un campo de moléculas, pero por debajo de nuestras mentes y cuerpos hay un campo de conciencia que no está vinculado con el tiempo ni con el espacio. Cuanto más logremos establecernos en ese ámbito de desvinculación, tanto mejor podremos sortear los desafíos que se nos presenten en la vida.

El proceso de echar un vistazo a la eternidad en medio de una conciencia vinculada con el tiempo puede adquirir formas diferentes para personas diferentes. Para muchas, rezarle a un poder superior es el método más cómodo para ir más allá de la individualidad. Ya sea mediante la oración privada y personal, la lectura de las Sagradas Escrituras o la asistencia a un servicio religioso en la iglesia, la sinagoga, el templo o la mezquita, el ritual de reconocer la autoridad definitiva del Espíritu sobre la materia tiene un poder curativo. El doctor Larry Dossey ha explorado la capacidad de la oración para influir sobre la recuperación de la enfermedad, demostrando que rezar puede ser una fuerza poderosa e incluso medible.[1]

¿Qué ocurre cuando rezamos? En primer lugar, cambiamos

nuestro centro de atención, alejándolo de rumiar unos pensamientos que nos mantienen aferrados a un ciclo de temor y terror, al mismo tiempo que invocamos una fuerza que tiene significado y consuelo para nosotros. Tanto si imaginamos a Dios como un hermoso rey de los hombres, como una madre divina y compasiva, como un sabio paternal o como un Espíritu ilimitado e informe, abrir nuestro corazón y nuestra mente al Ser que está más allá de todos los seres nos permite liberarnos algo del temor y sustituirlo por amor y confianza. La experiencia de la oración nos recuerda aquellas otras ocasiones en las que nos sentimos descorazonados, a pesar de lo cual perseveramos y, en último término, obtuvimos una valiosa experiencia y conocimiento. Mientras rezamos, nuestra agitación mental disminuye temporalmente y nuestro cuerpo tiene así la oportunidad de recordar su estado natural de equilibrio, creando un estado mente-cuerpo que facilita la curación en mucha mayor medida que un estado de pánico y alarma. Y, naturalmente, si eso fuera compatible con la voluntad cósmica, nuestras oraciones serán contestadas. Le animo a rezar en la forma que le sea más cómoda, aunque haya transcurrido mucho tiempo desde la última vez que lo hiciera.

Deslizarse entre los pensamientos

Las técnicas de meditación le animan a mantener una mente serena y abierta, ofreciéndole la mejor oportunidad para enviar mensajes curativos al cuerpo. Hay muchas técnicas efectivas de meditación que ofrecen un estado expandido de conciencia. Por expansión me refiero a experimentar más la conciencia desvinculada que existe bajo la corriente de pensamientos que ocupa nuestras mentes. Tómese un momento, cierre los ojos y escuche su diálogo interno. Quizá sea algo parecido a lo siguiente:

> ¿De qué sirve escuchar mis pensamientos?... Conozco mis pensamientos... He estado pensando en

cómo le voy a pagar mis facturas al médico... ¿Cuándo tengo la siguiente cita?... Creo que es el próximo martes... Espero que esté Amy, esa enfermera que me cae tan bien.... Es mucho más agradable que Sharon.... Desde luego, Sharon ha engordado mucho últimamente... Me pregunto cuánto pesaré yo... Después de tantos años de intentar perder peso, ahora resulta que tengo cáncer... Ahora voy a tener que intentar recuperar los cinco kilos que he perdido... Creo que tengo hambre... ¿Estará todavía en la nevera esa pizza congelada?... Realmente, tendría que descongelarla de una vez...

Las técnicas de meditación están diseñadas para interrumpir temporalmente la interminable conversación que cada uno mantiene consigo mismo. Durante la meditación podemos experimentar un estado de conciencia que no depende del significado de los pensamientos que ocupan nuestra mente. Un procedimiento sencillo para conseguirlo es mediante el proceso de ser testigos de nuestra respiración. Puesto que la respiración es un acto constante que acompaña a cada estado de conciencia, concentrarnos en el ritmo de la respiración puede ser una forma de trascender el incesante diálogo interno que mantiene activados nuestra mente y nuestro cuerpo. Grabe las siguientes instrucciones para esta meditación de la conciencia respiratoria y procure hacerlo con un tono de voz suave y sereno. Luego, escuche la cinta, siguiendo las instrucciones con una actitud serena e inocente:

Meditación sobre la conciencia respiratoria

1. Cierre los ojos.
2. Respire profunda y lentamente unas pocas veces, liberando con cada exhalación cualquier tensión que pueda sentir.

3. Empiece a ser suavemente consciente de su respiración.
4. Observe inocentemente la inhalación y exhalación…, inhalar y exhalar…, inhalar y exhalar.
5. Mientras observa suave y conscientemente su respiración, no intente alterarla de ninguna forma consciente.
6. Mientras sigue inocentemente su respiración, quizá observe que ésta cambia espontáneamente. Puede hacerse más lenta y más profunda, o quizá más rápida y superficial. En ocasiones, la respiración parece detenerse por completo. Por mucho que cambie su respiración, limítese a permitir que suceda de ese modo. No se resista a los cambios que se produzcan en su pauta respiratoria.
7. Mientras observa su respiración, descubrirá que, a veces, se distrae su atención, que se dirige hacia un pensamiento de su mente, hacia una sensación en su cuerpo o un sonido en el ambiente. Cada vez que se de cuenta de que su atención se desvía de la respiración, vuelva suavemente a ella.
8. Renuncie a cualquier expectativa de experiencia concreta durante este período de meditación. Déle la bienvenida a todo lo que le suceda, con una actitud de aceptación e inocencia.
9. Continúe con este mismo procedimiento durante unos veinte minutos, y luego deje que su atención flote libremente durante unos pocos minutos más antes de abrir lentamente los ojos.

Durante este proceso, probablemente habrá momentos en los que caerá en un estado de semisomnolencia, en el que estará despierto, pero con pensamientos muy confusos. Quizá le recuerde ese estado de duermevela, intermedio entre el sueño y la vigilia, que se experimenta cuando se dormita a primeras horas de la tarde de un domingo. Los estudios electroencefalográficos (EEG) han demostrado que este estado se halla asociado con prolongadas series de pautas cerebrales más lentas, conocidas como ondas theta, que reflejan una zona gris situada entre la vigilia y el sueño. Este estado «hipnagógico» suele estar acompañado por una sensación de profunda relajación física según se puede medir por los cambios que se producen en la resistencia de la piel, el ritmo cardiaco y el ritmo respiratorias.[2, 3] Recientes estudios han sugerido que el estado relajado alcanzado en la meditación también puede elevar los niveles de melatonina, lo que posiblemente ayuda a la gente a normalizar sus ciclos de sueño/vigilia.[4]

Quizá observe breves momentos en los que su mente parece estar totalmente serena y, sin embargo, despierta. Eso se corresponde con la experiencia de deslizarse en el «hueco» entre los pensamientos. El termino sánscrito para designar esta experiencia es *samadhi*, y yo sugeriría que, a veces, todos necesitamos el samadhi.

Una experiencia menos apetecible durante la meditación es cuando la mente está llena de pensamientos. Cada vez que dirige la atención de nuevo hacia la respiración, inmediatamente vuelve a divagar y se deja arrastrar por un nuevo pensamiento. Eso puede venir acompañado por una sensación de inquietud física. A diferencia de la experiencia del «hueco», en la que el tiempo transcurre muy rápidamente, la experiencia de una mente muy activa puede hacer que la meditación parezca interminablemente larga. No obstante, aunque su experiencia subjetiva no sea de una conciencia expandida y extasiada, está obteniendo el beneficio de tomarse tiempo para meditar. Le animo a que continúe con esta práctica durante el tiempo asignado. A menudo observará que precisamente cuando se siente frustrado por lo ruidosa que es su mente, entrará espontáneamente en un espacio más relajado y silencioso. Uno de los componentes más importantes de una meditación fructífera es no juzgar la experiencia, sino emplear ese tiempo para mirar hacia el interior, aunque eso parezca a veces algo bastante desordenado. Aunque la experiencia de la meditación tiene valor por sí misma, el mayor valor se encuentra en el efecto estabilizador y concentrador que tiene la meditación sobre nuestras actividades cotidianas.

Uso de instrumentos de meditación

Utilizando cualquiera de los cinco sentidos, podemos ir más allá del nivel asociativo del pensamiento. Escuchar cánticos, tamborileos o una música que eleve el espíritu puede ejercer sobre nuestra mente una influencia expansiva y serena. Un masaje suave puede inducir un estado de relajación profunda. Contemplar una hermosa puesta de sol, una obra de arte o un dibujo espiritual puede detener temporalmente el parloteo habitual de nuestros pensamientos ordinarios y permitirnos experimentar un estado de serena conciencia. En la tradición védica hay una ciencia acerca de cómo utilizar los sentidos para serenar la mente. Debido a que el pensamiento se considera como una forma sutil de escucha, se cree que la ciencia del sonido es la forma más directa de transformar la calidad de la mente.

Se utilizan vibraciones específicas para serenar y expandir una mente activa, atrapada en un ciclo de ansiedad y temor. Los medicamentos obtenidos de la tradición védica suelen utilizar sonidos específicos llamados *mantras*, la palabra sánscrita para designar «instrumentos mentales». Hay cientos de mantras diferentes que se pueden utilizar como vehículos para la meditación. Algunos de esos sonidos sagrados se enseñan en privado, por parte de un maestro, durante una ceremonia de instrucción. Ese es el caso de la «meditación trascendental» (MT) y de la «meditación del sonido primordial» (MSP). Estas técnicas de meditación resaltan la repetición sin esfuerzo de un mantra elegido para el estudiante por parte del maestro. En la MSP se eligen los mantras según el lugar y fecha de nacimiento de la persona, de acuerdo con un antiguo sistema de matemáticas védicas. Los bija, o mantras semilla, se utilizan como objetos de atención interna, de un modo similar a como se utiliza la respiración durante la meditación de la conciencia respiratoria. Se instruye a la persona para que se repita mentalmente el mantra, con suavidad, regresando a él sin esfuerzo cuando su atención se desvíe hacia algún pensamiento, sensación o sonido. El sonido primordial, que no tiene ningún significado determinado, permite una interrupción temporal de la pauta habitual según la cual un pensamiento con significado desencadena otro. A medida que se produce la quietud en el nivel de la actividad mental, el cuerpo también experimenta un profundo estado de relajación. Las técnicas silenciosas de meditación del mantra son muy valiosas, y en el Centro Chopra enseñamos rutinariamente a nuestros pacientes con cáncer la meditación del sonido primordial. Actualmente se encuentran profesores cualificados en las grandes ciudades de Estados Unidos, así como en muchos países de América latina, Europa, Asia, África y Australia.

Meditación tántrica

A diferencia de los mantras utilizados en silencio en la MSP, los que se derivan de la tradición tántrica suelen utilizarse en voz alta. El tantra es un maravilloso sistema de práctica espiritual que intenta infundir espiritualidad en todas las facetas de la vida. Según el tantra, el cuerpo tiene siete centros fundamentales de energía, que se corresponden con las siete preocupaciones vitales de todo ser humano. Conocidos como *chakras* o ruedas, cada centro tiene asociado un mantra particular, que se puede cantar en voz alta.

El primer centro se halla situado en la base de la columna y gobierna las necesidades básicas de supervivencia. Cuando nos sentimos amenazados en lo más profundo de nosotros mismos, concentrarnos y animar este centro de energía puede ser estabilizador. A menudo nos daremos cuenta entonces de que nuestros temores son desproporcionados respecto de la realidad que afrontamos en el momento presente.

El segundo centro está situado en la zona de los órganos reproductores y gobierna nuestra sensación básica de conexión con otros seres humanos y atracción hacia ellos. Es responsable de la sexualidad y la procreación. Dirigir nuestra atención hacia el segundo chakra anima nuestras energías vitales básicas.

El tercer centro, situado en el plexo solar, se identifica con nuestra habilidad para cumplir nuestros deseos en el mundo. Es nuestro centro de poder personal que, cuando está débil, crea una sensación de ansiedad e impotencia. Revitalizar esta zona mediante la atención y la intención puede ayudar a restaurar nuestra sensación de confianza en la propia capacidad para alcanzar nuestros objetivos en la vida.

El cuarto centro gobierna el corazón y genera las cualidades humanas superiores del amor, la compasión y la empatía. Cuando nuestro centro del corazón está abierto y es sano, nos sentimos cómodos al dar energía nutritiva a la familia, los amigos y las personas que nos rodean, y recibirla de ellos. Cuando nos sentimos aislados, emocionalmente heridos o indignos, dirigir nuestra atención hacia el chakra del corazón puede ayudarnos a recordar nuestra conexión esencial con todas las personas que nos rodean.

El quinto centro gobierna la expresión y se halla localizado en la zona de la garganta. Cuando tenemos dificultades para expresar nuestros pensamientos y emociones más íntimas, percibimos una sensación de restricción en esta zona. Dirigir la atención hacia el área de la garganta y liberar conscientemente cualquier tensión que podamos tener en ella aporta una sensación de alivio, tanto físico como emocional.

El sexto centro está en la frente y aparece asociado con la percepción interior. La inspiración, el conocimiento y la comprensión son las cualidades de este chakra. Cuando la energía vital fluye a través de este centro, aprehendemos el significado más profundo de las cosas que suceden en nuestra vida y nos damos cuenta de que cada paso de nuestro viaje ofrece oportunidades para expandir la sabiduría y la compasión. Es aquí donde crea-

Centro de energía	Localización	Mantra
Primero	Base de la columna vertebral	LAM («A» corta)
Segundo	Órganos reproductores	VAM
Tercero	Plexo solar	RAM
Cuarto	Corazón	YAM
Quinto	Garganta	HAM
Sexto	Frente, entre los ojos	SHAM
Séptimo	En lo alto de la cabeza	OM

mos y comprendemos el significado de los acontecimientos de la vida que desafían a nuestro núcleo.

El séptimo y último centro de energía se conoce como el de la flor del loto de los mil pétalos y está situado en lo más alto de la cabeza. Cuando este chakra está totalmente abierto, recordamos nuestra esencia como eterna, como seres espirituales desvinculados que nos encontramos temporalmente en una envoltura de carne y hueso. Este es el centro de la liberación y la iluminación. El pleno florecimiento de esta flor es el objetivo último de la vida. Probar un poco del néctar que hay en este centro de energía nos transporta más allá del dolor y el temor.

Cada centro tiene un mantra asociado con él, que puede ayudarnos a liberar los bloqueos y que proporciona energía al poder curativo inherente del chakra. Un sencillo método para utilizar estos chakras consiste en sentarse cómodamente en postura erguida, con los ojos cerrados, y visualizar el centro, respirar profundamente y expresar el mantra en voz alta al tiempo que se exhala. Imagine que el sonido emana del centro que está imaginándose. Pronuncie cada sonido de una a siete veces y luego desvíe la atención hacia el siguiente centro superior. Una vez que haya pasado por los siete chakras, continúe con los ojos cerrados durante varios minutos, permitiendo que la atención se concentre en su cuerpo. Muchas personas informan que han experimentado una gran sensación de alivio y de sentirse centradas, como resultado de esta meditación. Le animo a intentarla por su propia cuenta, a solas o con sus personas queridas. Si observara un efecto positivo, practique este proceso al menos una vez al día.

Recientemente, asistí a una experiencia muy positiva en la que se utilizaron los mantras de los chakra en una mujer que había sido tratada por un cáncer de tiroides. Desde que se le practicó la operación quirúrgica, se había quejado de una sensación de tirantez en la garganta, como si algo le dificultara sutilmente la respiración. Después de una amplia evaluación por parte de los médicos, no se le pudo identificar ninguna causa orgánica. La enviaron al psiquiatra pero, a pesar de varias sesiones de terapia y de una prueba con un medicamento ansiolítico, no hubo mejora alguna en sus quejas. Con la tranquilidad de disponer de unos amplios exámenes de diagnóstico que habían dado resultados negativos, le pedí a la mujer que considerase el problema como si se tratase de energía bloqueada. En lugar de achacar su queja a un problema estructural, exploramos un método mucho más sutil. Se le dieron instrucciones sobre los mantras de los chakra y se le aconsejó que dedicara diez minutos diarios a utilizar el sonido vibratorio del quinto centro para movilizar la energía de su garganta. En apenas unos pocos días, empezó a notar mejoría, y al cabo de un mes ya no se sentía agobiada por el síntoma, que había desaparecido por completo.

He podido ver una y otra vez el poderoso valor terapéutico que tiene ofrecer a los pacientes una forma de concentrar sus energías curativas. No sé si en el procedimiento que se le enseñó a esta mujer hubo algo específico, o si, simplemente, se le proporcionó un mecanismo para que pudiera movilizar sus poderes mentales y físicos de recuperación. Pero, al margen de cuál sea la explicación, el uso de un mantra curativo es una modalidad que muestra una magnífica relación entre coste y efectividad, ¡sobre todo cuando funciona!

Visualización curativa

Todo lo que existe en el mundo se puede concebir en forma de energía e información. La energía es la sustancia fundamental del mundo material, mientras que la información es la organización específica de la energía en forma de pautas que siguen las leyes de la naturaleza, distinguiendo una cosa de la otra. Una rosa y una margarita se componen de las mismas moléculas básicas, pero la organización de esas moléculas genera diferencias evidentes en cuando a forma, color y fragancia.

En nuestras mentes, la energía y la información se pueden describir como atención e intención. Aquello hacia lo que dirijamos nuestra *atención*, aumenta su importancia en nuestra vida; todo aquello de lo que alejemos nuestra atención, disminuye su importancia. La *intención* es el proceso de dirigir la energía de nuestra conciencia por canales específicos para lograr un efecto deseado.

Cambiar nuestra conciencia, dirigiéndola de un objeto a otro es el proceso de dirigir nuestra atención, el valor localizado de la conciencia. Sólo permitimos que llegue a nuestra conciencia aquello que capte nuestra atención. Un avión puede volar sobre nuestras cabezas mientras leemos atentamente una novela, pero es muy posible que en ningún momento quede registrado su paso en nuestra conciencia. Aunque en estos precisos momentos lleve usted un reloj en la muñeca, mientras no desvíe la atención hacia él, su existencia no se filtrará hasta su conciencia. Cuanta más atención pongamos en algo, tanto mayor será la influencia que eso tendrá en nuestras vidas. Si concentro la atención en el levantamiento de pesas, los abultados músculos reflejarán ese aumento de la atención que estoy dedicándole a la buena forma física de mi cuerpo. Si concentro la atención en un dolor que noto en el cuerpo, la incomodidad consumirá una parte mayor de mi vida. En cambio, si me concentro en curar mi cuerpo, mente y emociones, veré cómo se producen transformaciones en estos aspectos de mi vida.

La intención es el proceso de dirigir la atención para un propósito determinado. La misma acción, con intenciones diferentes, tendrá resultados muy distintos. Llamar al perro con la intención de castigarlo por haber rebuscado en la basura tendrá un efecto diferente a llamarlo para alimentarlo. Visitar a una persona con la intención de venderle algo tiene un efecto muy diferente a acercarse a ella con la intención de ofrecerle una donación caritativa.

Al enfrentarnos a la enfermedad, podemos utilizar nuestra atención e intención para dirigir nuestra respuesta curativa hacia la zona necesitada de atención. Concentrar nuestra atención sobre una parte del cuerpo con la intención de aportar energía curativa a esa zona tendrá un efecto diferente a imaginar esa misma zona con una expectativa de dolor. La atención, por sí sola, tiene poder curativo, y cuando se activa con una intención conscientemente dirigida puede ser aún más poderosa. La visualización creativa es una poderosa forma de utilizar el poder de la atención y de la intención para movilizar nuestra capacidad curativa interna.

Hay muchas técnicas diferentes de visualización guiada y de creación de imágenes. Aunque la visualización ha formado parte de las tradiciones curativas desde hace miles de años, O. Carl Simonton introdujo en la década de 1970, en Estados Unidos, el uso de la formación guiada de imágenes para personas que se enfrentaban a un cáncer.[5] Las prácticas iniciales se concentraron en vigorizar las células del sistema inmunitario, lo que se conseguía al imaginar un campo de batalla en el que las células cancerosas eran invasores extraterrestres, y el sistema inmunitario era el ejército defensor. Este método puede ser muy positivo, aunque sus imágenes, cargadas de conflicto, pueden conducir a veces a la fatiga de la batalla.

Los métodos de visualización se orientan cada vez más a invocar imágenes armonizadoras. En lugar de generar imágenes que invoquen una mentalidad de combate, se puede utilizar este método para serenar un ambiente interior de angustia y para estimular una respuesta curativa. He descubierto que puede ser útil imaginar las células malignas como entidades desorientadas y confusas. Al haber olvidado el propósito al que estaba destinada su existencia, estas células renegadas han perdido su significado en la vida. Esta forma de imaginar el cáncer abre la posibilidad de restablecer el equilibrio, al recordar a esas células rebeldes cuál es la razón legítima de su existencia.

Un hermoso concepto de la sabiduría védica nos ofrece algo muy valioso en este contexto. El principio del dharma sostiene que cada ser humano tiene un único propósito en la vida. Cuando una persona vive su dharma, puede expresar un talento singular, al mismo tiempo que sirve a los demás. De una forma similar, cada célula de nuestro cuerpo tiene un *dharma*, expresado cuando la célula realiza su papel específico, al mismo tiempo que sirve a toda la fisiología mente-cuerpo. Una célula cancerosa que ha olvidado su dharma, ya no es capaz de servir al cuerpo. Despejar los bloqueos que impiden el libre flujo de la energía y la información y permitir que la amorosa nutrición circule, crea la posibilidad de restaurar el recuerdo de la integridad completa.

Visualizar un funcionamiento sano del cuerpo es una forma de estimular este recuerdo de la salud. Intente grabar su propia lectura de la siguiente visualización y escúchela después de una sesión de meditación, cuando su conciencia se haya asentado sobre un campo sereno de potencialidad pura. Este proceso utiliza la atención y la intención para estimular su capacidad curativa interna.

Visualización curativa

- Siéntese cómodamente, cierre los ojos y respire profundamente. Exhale con lentitud, aflojando la tensión de su pecho, hombros y abdomen. Observe tranquilamente su respiración, permitiendo que cada exhalación le conduzca hacia un estado más sereno, cómodo y relajado. Cada vez que respire, libere la tensión, la tirantez y el peso de su cuerpo.

- Imagine que se encuentra en un ambiente hermoso, sereno y natural. El aire es cálido, el sol brilla, el cielo está despejado y la tierra está cubierta de una hierba dulcemente fragante y suave. Encuentre un lugar cómodo y túmbese sobre la hierba, dejando que la tierra lo acune. Sienta la suavidad del sol sobre su cuerpo. Disfrute de este momento de paz y serenidad.
- Imagine ahora su cuerpo como un resplandeciente capullo de luz dorada. Vea y sienta la fuerza vital que irradia desde su interior y que le rodea. Observe la zona de su cuerpo que no está bien. Vea las células enfermas como seres envueltos en sombra que han perdido su camino. Se han olvidado de su dharma, de su propósito en la vida, que afecta a todas las células. Mientras la luz, suave y curativa, llena su ser, dirija su luminiscencia hacia la zona enferma. Permita que la luz purificadora ilumine las sombras que se ocultan ahí y vea cómo se funden esas sombras. Observe cómo se despeja la oscuridad a medida que la energía curativa impregna los tejidos aportándoles luz y claridad.
- Permita que la energía nutritiva del ambiente, el aire puro, la tierra que lo acuna, el sol luminoso, se introduzcan en su ser para purificar y nutrir su cuerpo, mente y alma. Libérese de la resistencia, del dolor, del temor. A la luz y el calor tibio de su conciencia curativa y con la sabiduría de la naturaleza, vuelva a encender el recuerdo de su integridad completa.

Personalice su visualización, invocando imágenes que le parezcan especialmente curativas y positivas. En el caso de los pacientes de cáncer, he descubierto que es muy valioso redactar guiones para diversos escenarios posibles. A continuación se sugiere una visualización guiada para utilizarla mientras se somete a una sesión de quimioterapia. Grábela y escúchela a través de los auriculares, mientras recibe sus tratamientos.

Visualización para la sesión de quimioterapia

- Me encuentro en mi espacio sagrado, en lo alto de mi montaña curativa. El cielo es de un intenso color azul, y una brisa suave y cálida me envuelve en un capullo de energía curativa. Me rodean seres celestiales de luz y amor que me infunden ánimo, cuidados y fortaleza. Cada vez que respiro, inhalo la dulce fragancia de flores revitalizadoras, que suavizan y nutren mi cuerpo, mente y alma. Me siento lleno de confianza y esperanza, convencido de que me guía una fuerza profundamente sabia y curativa. Concibo el medicamento quimioterapéutico como un don del santuario interior de la naturaleza, como un néctar de curación. Mientras el medicamento se introduce en mi vena, lo imagino como una corriente dorada que busca aquellas células que se han distorsionado, induciéndolas suavemente a quedarse dormidas. Mis células sanas reconocen su necesidad de ayuda para restablecer el equilibrio, y respetan y aprecian el potente medicamento que estoy recibiendo. Sé, en el fondo de mi ser, que la alianza de este medicamento esencial con mis capacidades recuperadoras innatas está creando el ambiente óptimo para la curación.

He observado que esta visualización cambia toda la perspectiva de la persona sometida a un régimen de quimioterapia. Una persona que se somete a un tratamiento exigente contra el cáncer, puede experimentar una regresión y sentirse como un niño pasivo que se ve obligado por una figura de autoridad a pasar por la terapia. Concebir una imagen positiva como la sugerida en la visualización para la sesión de quimioterapia ayuda a la persona a captar de nuevo su sentido de la asociación y decisión en su propio tratamiento. Estoy convencido de que se podrá demostrar que estos métodos contribuyen de forma medible a reducir los efectos secundarios y a aumentar los beneficios de los duros pero beneficiosos tratamientos contra el cáncer.

Se pueden crear visualizaciones para su uso cotidiano durante y después de la terapia contra el cáncer. Se puede crear una visualización calmante que escuchar por la noche, cuando la mente trata de tranquilizarse. Se pueden utilizar las imágenes para reducir la ansiedad. Sea creativo y utilice todos los sentidos que pueda para crear una experiencia curativa multisensorial. Si hay en su vida alguien que siempre le ha aportado ánimo y apoyo, un familiar, un amigo, cuidador de la salud, terapeuta o religioso, pídale a esa persona que le grabe un mensaje que le aporte la influencia nutritiva que necesita. Piense en el efecto que le gustaría crear y luego imagine la escena capaz de apoyar el resultado que pretende alcanzar. Dedique siempre por lo menos diez minutos a serenar la mente tomando conciencia de su respiración o con una meditación de un mantra, antes de iniciar la visualización. Alcanzar un estado de conciencia serena y centrada ofrece el mejor ambiente interior posible para cultivar una respuesta curativa específica. Su imaginación puede convertirse en un poderoso aliado en su viaje curativo.

Compromiso con la integridad completa

Nuestros cuerpos son el producto final de nuestras experiencias e interpretaciones. Para cambiar nuestros cuerpos tenemos que cambiar nuestras experiencias. Comprométase a cambiar su vida en el sentido de un mayor amor y atención hacia usted mismo y hacia quienes estén más cerca de usted.

1. Me tomaré el tiempo suficiente para meditar cada día, para acceder a mi campo interno de silencio, creatividad y curación.
2. Utilizaré regularmente las visualizaciones creativas para estimular mi capacidad curativa interna, comprendiendo que la atención y la intención son las fuerzas fundamentales del universo.
3. Utilizaré las visualizaciones para crear una sensación de seguridad y poder durante mis sesiones terapéuticas.

8
Curación sensual

Utilización del sonido, el tacto, la vista y el olfato para despertar su farmacia interior

> Vivimos sujetos a la traílla de nuestros sentidos.
>
> DIANE ACKERMAN

Amy sintió náuseas en el estómago cuando preparaba su visita al oncólogo. Creía tener controladas las náuseas, pero en cuanto apareció la imagen del Hospital General Bay, empezó a sentir náuseas. Al entrar en el vestíbulo se sintió asaltada por los nombres de los médicos a los que llamaban, por las camillas que rodaban y por las conversaciones en alta voz que tenían lugar en los pasillos. Al salir del ascensor, en el piso de oncología, captó el olor del desinfectante antiséptico utilizado en la unidad de quimioterapia. Una oleada de náuseas se apoderó de ella y le provocó arcadas. Los sonidos, visiones y olores del hospital se hallaban inextricablemente entretejidos con su experiencia pasada del tratamiento.

¿Cómo aprendemos de la vida? Absorbemos el mundo que nos rodea a través de los cinco sentidos, efectuamos una interpretación, emitimos un juicio sobre la experiencia y guardamos el acceso a esa información en los recovecos de las redes de nuestro cerebro. La educación de la vida se inicia mucho antes de nacer, con grandes fragmentos de información preconcebida transportada en las moléculas de nuestro ADN. En el segundo trimestre ya somos capaces de recibir y registrar experiencias que se filtran hasta nosotros a través de la acuosa cápsula espacial interior. Un feto puede percibir sonidos, sensaciones, luz y hasta sabores, lo que proporciona al neonato una imagen nebulosa pero cada vez más rica del mundo.

Las primeras percepciones son las que configuran las posteriores. Si se ha criado con perros, ver a un nuevo cachorro, escuchar sus gañidos, palparle el suave pelaje y oler su característico aliento despertarán en usted gozosos recuerdos de infancia. Sin embargo, si su primer encuentro canino fue con el agresivo perro del vecino, cuyos feroces ladridos siempre lo asustaban, hasta un torpe cachorro podrá producirle temor y ansiedad.

Cada especie, cada cultura y cada individuo sazona la realidad con sus concepciones e interpretaciones previas basadas en la historia. Dentro de una comunidad dada hay expectativas específicas que se convierten en la plantilla sobre la que se acomoda la realidad; todo aquello que cae fuera de la plantilla no se tiene en consideración o se ignora. Un estadounidense puede contemplar una anguila en un acuario con fascinación; un japonés puede observar al mismo animal y considerarlo un exquisito bocado culinario. La música rock puede ser néctar musical para un joven de los años sesenta, pero parecerá un ruido agitado para una persona oriunda de Oriente Medio. Incluso dentro de una misma cultura, los individuos varían mucho en sus gustos acerca de qué experiencias sensoriales les parecen nutritivas o tóxicas. Sólo tiene que ir al cine con varios amigos y verá cómo la película ha parecido maravillosa a unos y tremendamente aburrida a otros. Según nos dicen los grandes científicos occidentales y la sabiduría popular, la realidad no es nada fijo ni absoluto, sino más bien un proceso de percepción e interpretación. En cierta ocasión escuché decírselo a alguien de forma muy sucinta: «La realidad…, ¡qué concepto!».

Nuestras mentes y cuerpos están inextricablemente unidos.

Cada impulso en el que interviene la mente produce una correspondiente fluctuación en el cuerpo. Cada estado de ánimo, emoción, reconocimiento, percepción e idea genera simultáneamente un cambio en la actividad química o eléctrica de nuestros cerebros. Esas sutiles variaciones se comunican al resto del cuerpo por medio de los mensajeros químicos que informan al corazón, los intestinos, los pulmones y las células del sistema inmunitario acerca de nuestro estado mental. Aunque habitualmente creemos que la inteligencia se halla localizada en el sistema nervioso, en realidad está presente en cada una de las células de nuestro cuerpo. Nuestra medición de la inteligencia es la capacidad para tomar decisiones óptimas en respuesta a los cambios que se producen en nuestro ambiente, y cada célula sana del cuerpo satisface ese criterio. La inteligencia impregna todo nuestro cuerpo, tanto si hablamos de una célula pancreática que calcula la cantidad exacta de insulina que debe liberar, como de una célula del sistema inmunitario que intenta determinar lo agresiva que debe ser con una espora de polen, o de una célula renal que decide cuánto sodio debe absorber.

Si aceptamos que nuestras experiencias acumuladas generan las moléculas que estructuran nuestros cuerpos, podemos empezar a comprender que cambiar nuestras percepciones e interpretaciones pueden cambiar nuestra calidad de vida. Imagine que los únicos sonidos que escuchara día y noche fuesen sirenas de vehículos, discusiones en voz alta y disparos. Contraste esa experiencia con vivir junto a un riachuelo melodioso, donde abundan los gorjeos de las aves y el croar de las ranas. Imagine la diferencia en su calidad de vida cotidiana si viviera cerca de un basurero, en comparación con vivir al lado de un jardín botánico. Nuestras percepciones sensoriales configuran sutil pero poderosamente nuestro mapa de la realidad. Cambiar lo que percibimos puede transformar nuestra realidad.

Armonías curativas

> En el principio existía la Palabra y la Palabra estaba con Dios, y la Palabra era Dios... Y la Palabra se hizo carne, y puso su Morada entre nosotros.
>
> JUAN, 1,1.14

El sonido es la agitación del silencio. La vibración de aire está íntimamente conectada con la vida. El pensamiento es conciencia en movimiento, el aliento es aire en movimiento, y el habla es aliento en movimiento. Nadamos en un mar de vibraciones a través de las cuales percibimos el movimiento del mundo que nos rodea. Deténgase por un momento y escuche los sonidos que le rodean. Escuche las conversaciones, la música de fondo, los pasos, los coches que pasan, el tronar de los aviones, todo lo cual suele pasar inadvertido, pero que forma el fondo para nuestra comunicación consciente. El aumento de la contaminación sonora es una característica constante de nuestro paisaje urbano, causante de una sutil pero tangible erosión de nuestra sensación de bienestar. Cambiar conscientemente la calidad del sonido al que nos exponemos en nuestro ambiente puede aumentar notablemente nuestra calidad de vida.

El sonido humano directo ha sido una fuerza poderosa durante toda la historia de la humanidad. Nuestros primeros esfuerzos por utilizar el sonido de una forma terapéutica tuvieron probablemente la intención de imitar las vibraciones de la naturaleza, con la esperanza de invocar sus energías curativas. Los primeros hechiceros golpearon pieles de animales extendidas sobre tocones de árboles, provocando un trance con su cadencia rítmica. A pesar de nuestra sofisticación tecnológica, la mayoría de nosotros experimentamos la misma respuesta hipnótica ante el sonido de los tambores que nuestros antiguos antepasados, quizá porque despierta en nosotros el recuerdo de los primeros sonidos que escuchamos, los del corazón de nuestra madre al latir, mientras flotábamos en su útero acuoso. Los primeros músicos trataron de emular el viento con las flautas y caramillos, y pocos de nosotros se resisten en la actualidad al efecto arrobador de una encantadora música de flauta. Hay algo de primordial en el sonido del aire que vibra dentro de un tubo y la mayoría de nosotros, en algún momento del pasado, nos hemos deleitado grabando resoplidos o soplando en el cuello de una botella. El siguiente paso de nuestra evolución musical ocurrió probablemente cuando extendimos tiras extendidas y secas de tendones sobre resonantes ramas huecas, desarrollando así nuevas posibilidades para obtener vibraciones armónicas. Ciertamente, los primeros músicos habrían observado que el cambio en la tensión y longitud de las cuerdas de estos primitivos instrumentos de cuerda evocaban toda una gama de respuestas emocionales, como sucede con las guitarras, violines y violonchelos actuales.

Nuestro instrumento más cercano, aunque no necesariamente el más simple para producir sonidos, es nuestro propio aparato vocal, capaz de producir un amplio repertorio de vibraciones, desde silbidos y cantos hasta el lenguaje. Aunque concedemos un gran valor a la precisión de nuestras palabras, los estudios sugieren que más de una tercera parte de la comunicación humana se hace con el tono de voz, y menos de un diez por ciento refleja la complejidad de nuestro vocabulario.[1] La mayoría de nosotros le hemos oído decir a nuestra madre: «Lo importante no es lo que dices, sino cómo lo dices». Desearía que hubiese cada vez más personas relacionadas con el cuidado de la salud que tuvieran en cuenta este sabio consejo.

Los sonidos humanos pueden animarnos o dominarnos. Es posible que no recordemos conscientemente las nanas que nos cantaba nuestra madre cuando éramos muy pequeños, pero lo cierto es que seguimos transmitiendo esas dulces y suaves melodías de generación en generación. Las dinámicas marchas militares han movilizado a los ejércitos desde hace siglos, y la Biblia nos recuerda el poder que tiene el sonido en la historia de Josué y su tribu, que fueron capaces de derribar las murallas de Jericó con unas pocas trompetas y muchos gritos. Desde el sonido de la tiza sobre la pizarra hasta el arrullo de las palomas al amanecer, comprendemos intuitivamente que los sonidos pueden producir toxicidad o nutrición para nuestro cuerpo, mente y alma, dependiendo de la calidad de la vibración.

Utilizar el sonido para curar

Se está produciendo un nuevo reconocimiento del beneficio terapéutico potencial del sonido en la atención de la salud, y aunque los inicios han sido más bien lánguidos, el impulso está creciendo. La musicoterapia se utiliza en una amplia variedad de ambientes clínicos, con resultados prometedores. La música relajante ofrecida a los pacientes después de operaciones quirúrgicas importantes reduce la ansiedad y conduce a una disminución en la petición de analgésicos para aliviar el dolor.[2] Los pacientes que contemplan vídeos musicales relajantes después de una operación quirúrgica de corazón sienten menos incomodidad y duermen mejor.[3] Los bebés recién nacidos cuidados en las unidades neonatales, los ancianos con depresión o pérdida de memoria, los pacientes con apoplejía y enfermedad de Parkinson, y los atletas sanos, se benefician por igual de la exposición a las melodías y ritmos de la música.[4-10] Más cerca de lo que aquí nos ocupa, la música puede reducir la ansiedad y los efectos secundarios de la quimioterapia en niños y adultos que se enfrentan al cáncer.[11, 12]

¿Cómo utilizamos esta información sonora para aumentar el proceso curativo? Creo que el factor más importante consiste en elegir vibraciones que resuenen con el cuerpo, la mente y el alma. Recientemente, una encantadora señora que se enfrentaba a un cáncer de mama me dijo, un tanto tímidamente, que le gustaba escuchar música etérea de la Nueva Era en las sesiones en que se le aplicaba la quimioterapia, pero que, en realidad, lo que verdaderamente le gustaba era la estupenda música de jazz de B. B. King. A partir de entonces se le puso música de jazz, y la encontró tan agradable que la quimioterapia despertaba su sistema inmunitario del mismo modo que una banda pudiera animar a la multitud en un Martes de Carnaval en la calle Bourbon de Nueva Orleans.

Sonidos naturales

Hay formas casi ilimitadas de utilizar el sonido para animar nuestra capacidad curativa. Algunos de los sonidos más positivos para muchas personas son las vibraciones naturales de la naturaleza. Podemos valorar nuestra falta de conexión con el ambiente natural considerando lo lejos que estamos o el tiempo que tenemos que viajar para escuchar los sonidos producidos únicamente por la naturaleza. En algunas ciudades se puede pasar un tiempo en el patio interior sin notar excesivas intrusiones, pero son muchos los grandes centros urbanos donde la gente tiene que viajar horas antes de poder escapar de la cacofonía de la civilización.

Procure visitar la naturaleza con regularidad y absorber los sonidos que nos rodean. Escuche el viento moviéndose a través de las hojas, la respiración del océano al estrellarse contra la costa, absorba los gritos de las gaviotas. En una cálida noche de verano, escuche el retumbar de la tormenta en la distancia y el grillar de los grillos, el chirriar de las cigarras, el silbo de los búhos. En nuestro ambiente natural hay toda una sinfonía de sonidos que estamos invitados a escuchar cada vez que remite nuestro nivel de ruido interno o externo.

Si no podemos tener acceso directo a estos sonidos, contamos con muchas y maravillosas grabaciones de ambientes naturales. El guirigay de los monos en una selva tropical, los bramidos de apareo de las ballenas jorobadas y las llamadas de las grullas sólo están a corta distancia, en el reproductor de cinta o disco compacto. Procure crear su propia selección de sonidos naturales y utilícela para recordar que los seres humanos formamos parte de una ecología grande y diversa, gobernada por una sabiduría insondable.

Canto

Las entonaciones melódicas que intentan crear una experiencia sagrada han formado parte de las tradiciones espirituales durante miles de años. Las oraciones cantadas o cantar los nombres sagrados de Dios crea un efecto expansivo y armonizador, tanto en los que cantan como en los que escuchan. Recientemente, ha resurgido el aprecio por el canto gregoriano, que data de la Edad Media.[13] Estos hermosos cánticos, cantados al unísono, elevan nuestra conciencia y alimentan nuestros corazones con su pureza y belleza.

El canto gregoriano se deriva del tradicional canto judío de las oraciones, que se remonta a varios miles de años. Como continuación de una tradición tan antigua, los chicos y chicas actuales de trece años repiten las melodías y palabras tradicionales durante sus ceremonias judías del Bar y del Bat Mitzvah, su iniciación ritual en la comunidad de adultos responsables.

Los sacerdotes brahmin de India dedican años a memorizar los cánticos intemporales de los Vedas que narran el proceso de la creación e invocan las fuerzas de la naturaleza. Incluso sin comprender las palabras en sánscrito, los oyentes se sienten transportados a estados primordiales del ser cuando estas vibraciones fundamentales resuenan a niveles profundos de la conciencia. Un efecto similar se produce cuando escuchamos los cánticos budistas tibetanos. Los resonantes mantras de los cánticos védicos y budistas crean una resonancia que armoniza el cuerpo, la mente y el espíritu en aquellos que experimentan estas tonalidades tan antiguas.

Se puede probar este efecto mediante un sencillo procedimiento. Los sonidos de las vocales de todos los alfabetos son vibraciones primarias que pueden tener una influencia calmante cuando se entonan. Siéntese cómodamente, respire profundamente y, al exhalar, entone el sonido «ahhhh». Observe la influencia que ejerce este sonido para centrarle. Repita el procedimiento, pero esta vez entonando el sonido «eeee». Observe que esta vocal tiene un efecto más localizado, que crea una vibración en el velo del paladar y en los senos. Proceda del mismo modo con el resto de las vocales, «iiiii», «ooooo» y «uuuuu», y observe las agradables sensaciones que se crean, así como las sutiles diferencias que produce cada sonido.

Procure escuchar estos antiguos y hermosos cánticos sagrados, y experimente con sencillez su poder curativo. Observará la naturalidad con la que le ayudan a conectarse con las intemporales tradiciones sabias de las que proceden. Procure crear un ambiente curativo mediante estos sonidos, en su hogar, en el coche y en el lugar de trabajo. En las notas de este capítulo incluyo una lista de mi música preferida.

Música

Cualquier música puede ser curativa si inspira, relaja, anima o crea en usted entusiasmo por la vida. La música puede ser una herramienta muy valiosa para acceder a nuestras emociones más profundas, ya que es nuestra forma no verbal y más querida de comunicación. La música puede servir como un vehículo para ahondar en sentimientos que necesitamos llevar a nuestra conciencia para curarnos y liberarnos.

La riqueza de la música clásica ofrece a muchas personas un valioso medio para universalizar sus desafíos emocionales. Al escuchar *Las cuatro estaciones* de Vivaldi, el *Concierto Emperador* de Beethoven, la coral de Bach *Jesús es la alegría del hombre* o el *Concierto para flauta* de Mozart, se nos abre el corazón y recordamos el lugar tan especial que ocupamos en este vasto cosmos. La poderosa música puede permitirnos trascender nuestra perspectiva localizada, independiente del desafío que afrontemos, y echar un vistazo a un significado más grande. Tómese tiempo para escuchar las vibraciones intemporales de la cultura occidental, que se han mantenido a lo largo de los siglos gracias precisamente a su atractivo universal.

Se ha producido un florecimiento de la música compuesta por los músicos modernos con la intención específica de relajar y movilizar las imágenes curativas. Muchos de esos hermosos viajes armónicos se pueden utilizar para reducir la ansiedad y ayudarle a quedarse dormido. En las referencias a este capítulo incluyo una lista de mi música preferida. Explore por su cuenta, y elija selecciones que resuenen con su espíritu.

Música terapéutica

Si experimenta el poder de la música como algo tangible en su vida, siempre hay formas de obtener el máximo de sus beneficios potenciales. Tradicionalmente, la música se ha utilizado para añadir textura a un ritual significativo. Ya se trate de la toma de posesión de un nuevo presidente de Estados Unidos, de una excursión de estudiantes, de una graduación universitaria, de una boda o de una ceremonia religiosa, la música añade otra dimensión a la experiencia, profundizando su impacto sobre nuestro cuerpo, corazón y alma. Cuanto más se involucran nuestros sentidos con una experiencia, tanto más vibrante es el recuerdo que creará en la conciencia.

Podemos utilizar el sonido y la música para engendrar una asociación positiva que apoye la vida entre una experiencia y una respuesta curativa. Elija o cree una visualización guiada y seleccione la música que le parezca más hermosa y que le llegue al corazón. Luego, utilícela en aquellas ocasiones en que quiera entrar en un estado curativo. Por ejemplo, antes de iniciar las sesiones de quimioterapia, procure crear su meditación guiada y luego utilícela sólo durante esas sesiones de tratamiento. Otra posibilidad consiste en escuchar su selección musical durante la transmisión de un maravilloso mensaje terapéutico. Cuando utilice una pieza musical durante el tratamiento, desencadenará el recuerdo de la profunda relajación que sintió durante su tratamiento del cuerpo. Si mantiene una buena relación con el oncólogo, pídale que grabe unos pocos minutos de palabras de ánimo, a las que usted pueda superponer una banda musical. Escuche entonces la voz tranquilizadora del médico mientras recibe el tratamiento que él mismo ha recomendado y hallará una nutrición curativa a niveles muy profundos. Un estudio en el que se examinó este método demostró que podía reducir sustancialmente la ansiedad.[14]

Palabras curativas

Uno de los aspectos más importantes y lamentablemente más descuidados del efecto del sonido sobre la curación es el lenguaje que utilizamos para transmitir información sobre la enfermedad. En apenas un instante podemos convertir la esperanza en desesperación, y viceversa. Me siento consternado al comprobar la frecuencia con la que oigo a personas enfermas de cáncer describir la forma en que se les dio información sobre su enfermedad. En ocasiones, se sintieron verdaderamente agredidas por la información que se les dio de un modo tan desmoralizante que ya no pudieron absorber otros detalles. Un simple cambio en el uso del lenguaje puede suponer una gran diferencia en cuanto al impacto que pueden causar las palabras sobre el sistema mente-cuerpo de una persona. Decir que alguien tiene un 25 por ciento de posibilidades de morir debido a su enfermedad durante los próximos cinco años, se puede convertir fácilmente diciendo que tiene una probabilidad del 75 por ciento de superar el cáncer. Aunque las estadísticas sean menos optimistas, es importante que tanto el médico como el paciente recuerden que hay muchas personas que vencen el índice de probabilidades. La ciencia ha dedicado hasta la fecha muy poco esfuerzo a explorar las razones por las que algunas personas han alcanzado resultados excepcionales en una serie de enfermedades graves. Benjamin Disraeli dijo en cierta ocasión: «Hay tres clases de mentiras: mentiras, condenadas mentiras y estadísticas». Tenemos que recordar que las estadísticas se aplican a los grupos, no a los individuos. Si los ingresos anuales medios en La Jolla (California) son de cincuenta mil dólares, eso no me sirve de nada si yo sólo gano el salario mínimo. De modo similar, tampoco debo envanecerme por el hecho de saber que gano cien mil dólares anuales cuando sé muy bien que la persona de tipo medio gana bastante menos. Es esencial no dejarnos desanimar por la información estadística. Utilice los números para tomar decisiones inteligentes, pero no permita que los números le utilicen a usted. Hable con el médico sobre su deseo de recibir información y dígale que espera que se la transmita con sensibilidad y esperanza. Ese es un derecho inherente de todo ser humano.

Equilibrar la mente y el cuerpo con el sonido

En el capítulo 3 presenté los principios ayurvédicos del movimiento, la transformación y la estructura, y analicé cómo alimentos diferentes pueden tener efectos predecibles sobre estas fuerzas psicológicas. Podemos considerar la influencia de lo que absorbemos a través de nuestros sentidos de un modo similar al modo con el que percibimos el efecto del alimento sobre nuestros estados mentales y físicos. Los sonidos se pueden clasificar y utilizar según su tendencia a pacificar los elementos de Viento, Fuego o Tierra de nuestro sistema. Si tiene problemas para dormir por la noche porque se le desbocan los pensamientos, ese *Viento* excesivo se puede serenar con sonidos suaves y armoniosos. La canción de cuna de Brahms, un resonante canto gregoriano, el sonido de una tormenta distante o el profundo bramido de las ballenas tienen un efecto inductor de serenidad en nuestro clamor mental. Si el *Fuego* de su sistema se viera agravado y se sintiera frustrado e irritado, una música dulce y serena enfriará y aplacará su estado de ánimo inquieto. Los encantadores sonidos de la flauta, la sonora música de la guitarra acústica, algunas piezas de jazz o los sonidos fluidos del agua en movimiento parecen tener la capacidad adecuada para serenar el pecho agitado. Si la fuerza de la *Tierra* se hubiera acumulado excesivamente en su sistema y se sintiera apagado y aletargado, escuche aquellas vibraciones capaces de despertarle el alma, como una vieja canción de los Rolling Stones o de Bob Seger, unos retumbantes sonidos de batería, la *Música para los reales fuegos artificiales* de Handel o el rugido de los leones en la sabana africana. He descubierto que la mejor forma de utilizar terapéuticamente la música no consiste en intelectualizar el proceso, sino más bien en acudir a una tienda de discos y escuchar discos con selecciones por autores o por temas, sintiendo la influencia que ejercen sobre el corazón y el alma, el cuerpo y la mente.

Contacto curativo

El contacto con la naturaleza nos emparenta
con todo el mundo.

WILLIAM SHAKESPEARE

Si el alma pudiera mirar y el cuerpo tocar,
¿Cuál sería el más bendito?

WILLIAM BUTLER YEATS

Stanley James había sido ingresado en el hospital tres veces en seis semanas desde que se le practicara la operación para extirparle un pólipo canceroso del colon. Aunque todos los indicadores señalaban que se había logrado extirpar por completo el tejido maligno, la herida abdominal tardaba en curar. La incisión original se había abierto y volvía a necesitar de antibióticos administrados por vía intravenosa para combatir la infección. Su suave diabetes estaba bien controlada con insulina, pero su capacidad de recuperación parecía estar debilitada. Cuando hablé con él, supe que no contaba con apoyo familiar y que trataba de recuperarse en casa, con visitas diarias por parte de una enfermera particular. No comía ni dormía bien y se sentía bastante deprimido. A pesar de que todas estas deficiencias contribuían a su mal estado de salud, el tema que me pareció más angustioso fue el hecho de que a este pobre hombre no lo habían tocado amorosamente durante años. De hecho, y aparte de la inspección de la indecisión quirúrgica, *al señor James no lo tocaba nadie.*

Dispuse que una fisioterapeuta le practicara masajes limitados durante su sesión de movimientos con el señor James (los masajes terapéuticos no quedan cubiertos por la mayoría de las compañías de seguros). Al principio, él apenas fue capaz de percibir las agradables sensaciones táctiles, pero al cabo de varias sesiones, el paciente informó de una creciente sensación de agradable relajación y bienestar. Cuando se le dio de alta en el hospital, un terapeuta le aplicó masajes regulares en casa, y al cabo de varias semanas su incisión ya estaba en vías de franca recuperación.

¿Qué papel tuvo el contacto terapéutico en su curación? Como científico, no puedo ofrecer una respuesta definitiva. Como médico y ser humano, estaría de acuerdo con la convicción del señor James de que ser tocado de una forma amorosa y comprensiva fue uno de los ingredientes esenciales de su recuperación.

Cuando utilizamos expresiones como «Su música me conmovió realmente» o «Me sentí herido por sus comentarios sarcásticos» no estamos haciendo sino reconocer intuitivamente la traducción del sonido en contacto físico. El contacto es vibración percibida a través de la piel y, como el sonido, la calidad de la vibración táctil determina que la sensación sea agradable o dolorosa, positiva o negativa. La diferencia entre una caricia y una palmada está en función de la energía y de la información transmitida en la impresión. Una palmada propinada en la espalda por un viejo amigo del colegio, se percibirá de un modo muy diferente y despertará una respuesta completamente distinta a la que pueda propinar un airado aficionado de un equipo de fútbol contrario. La caricia tierna de la persona amada puede provocar placer y relajación, mientras que una caricia prematura en la primera cita puede eliminar cualquier posibilidad de encuentros posteriores.

Nuestra piel es la frontera física entre nuestro ambiente y nosotros mismos. La experiencia de esa frontera es básica para nuestros sentimientos de sentirnos seguros o amenazados, nutridos o descuidados. Los estudios realizados con cachorros de animales nos han demostrado lo crítico que es el contacto para el desarrollo normal. Si se priva a un bebé mono de las caricias de su madre, a ese pequeño le faltarán las habilidades sociales normales y será más susceptible a la enfermedad. Hemos aprendido que la piel no es una simple barrera protectora entre nuestros ambientes interior y exterior, sino un sistema orgánico rico y dinámico, lleno de factores que promueven el crecimiento, de sustancias químicas naturales relacionadas con el dolor, de moduladores inmunitarios y de moléculas transmisoras.

Los estudios sobre el potencial curativo del contacto terapéutico se encuentran en continua expansión. Los informes iniciales de la década de 1980 demostraron los beneficios de proporcionar «estimulación quinestésica/táctil» a los bebés prematuros.[15] Ahora sabemos que los bebés nacidos de madres seropositivas, los niños expuestos a la cocaína y los recién nacidos con graves problemas médicos se benefician del contacto cariñoso y regular.[16, 17] Tal como comprenden íntimamente todos los progenitores, tener un hijo produce una alegría inexpresable y es increíblemente agotador. El estrés asociado con el recién nacido aumenta en el caso de las madres adolescentes, cuya capacidad para cuidar de sí mismas y de sus bebés se ve gravemente puesta a prueba. Ofrecer a las madres adolescentes un breve masaje dos veces a la semana reduce su ansiedad y disminuye los niveles de hormonas del estrés que circulan por sus cuerpos.[18]

Nuestro nuevo modelo de curación reconoce que la inteligencia se encuentra en cada célula de nuestro cuerpo. La piel no es sólo nuestro órgano más grande, sino que también contiene una enorme farmacopea de sustancias químicas curativas. Recuerde cómo se sintió después de un masaje terapéutico o de las caricias cariñosas de su cónyuge. Su mente se quedó más serena, y quizá se sintió tan relajado que se quedó fácilmente dormido; remitió cualquier dolor o tensión que hubiera podido notar en su cuerpo y experimentó una sensación de comodidad, seguridad y bienestar. Esas sensaciones son un resultado de las poderosas sustancias químicas naturales liberadas o estimuladas como resultado de ser tocado. Si durante el trabajo recibiera un masaje de hombros de quince minutos, probablemente no estaría tantos días de baja al año sino que, además, su presión sanguínea sería más baja.[19] Si es usted paciente de una unidad de cuidados intensivos, podrían utilizar el masaje para reducir la ansiedad, disminuir el dolor y hasta estabilizar su ritmo cardiaco.[20,21] Otra forma de describir estos efectos sería decir que el contacto cariñoso genera medicamentos ansiolíticos, analgésicos y estabilizadores del ritmo cardiaco. La belleza del masaje consiste en que nos permite acceder a la farmacopea interna de tal modo que todos los efectos secundarios que produce son positivos.

Aumentar la inmunidad, aliviar el dolor

El masaje tiene dos beneficios muy directos para las personas con cáncer: estimula el sistema inmunitario y alivia el dolor. Algunos estudios sugieren que el contacto terapéutico puede intensificar nuestra función inmunitaria. Un simple masaje de espalda de diez minutos ha logrado no sólo reducir la ansiedad, sino también aumentar nuestra secreción de anticuerpos que luchan contra la infección.[22] Los hombres infectados con el virus del sida que reciben un masaje muestran una serie de cambios positivos en su función inmunitaria. Sus células supresoras naturales aumentan en cantidad y eficacia, al igual que sucede con otras células del sistema inmunitario que participan en la lucha contra la infección y el cáncer.[23] Las implicaciones que tiene todo esto para el cáncer son importantes porque las células supresoras naturales tienen una gran importancia en la eliminación de las células cancerosas en circulación, antes de que tengan la oportunidad de encontrar un lugar donde crecer.

El dolor es uno de los principales temores de toda persona que afronta un cáncer. Afortunadamente, la medicina moderna cuenta con poderosos analgésicos que se están refinando cada vez más para reducir sus efectos secundarios y aumentar su potencia. Sin embargo, la mayoría de las personas con cáncer desean reducir todo lo posible su necesidad de medicamentos narcóticos, y es aquí donde el masaje tiene algunos beneficios significativos que ofrecer.

El dolor y la ansiedad se hallan estrechamente relacionados. A menudo complicamos nuestro sufrimiento al preocuparnos por el dolor que pueda producirse, incluso cuando nos sentimos cómodos en ese momento. Reducir el estrés por medio del masaje produce un rápido beneficio al disminuir nuestros recelos acerca de un dolor que esperamos con temor. Habitualmente, veo a personas con cáncer que se sienten tan temerosas de percibir su cuerpo, que únicamente lo imaginan como una fuente de incomodidad. El contacto terapéutico ofrece una experiencia diferente, despierta de nuevo el recuerdo de nuestro cuerpo como una fuente de placer y disfrute. Eso vigoriza nuestro sistema interno de alivio del dolor, que entonces produce esas sustancias químicas esenciales, las endorfinas, que son mucho más poderosas que cualquier analgésico farmacéutico. Imagine la siguiente conversación entre su mente y su cuerpo:

Cuerpo: Hoy me siento realmente resentido. Apenas me he recuperado de la operación quirúrgica y ahora tengo que acudir cada día a los tratamientos de radiación.

Mente: Estoy tan cansada de ese asunto del cáncer. Me asusta que no vaya a terminarse nunca y que este dolor no haga sino empeorar.

Cuerpo: ¡Agh! El simple hecho de darme la vuelta en la cama ya es doloroso. No me veo con fuerzas para tolerar ningún otro tratamiento.

Mente: Esto es realmente demasiado. Lo único que quiero es

dormir. Entonces, por lo menos no tendré que escuchar a mi cuerpo.

Un amigo, sabio y compasivo, le visita para decirle que le envía a un fisioterapeuta, hábil en el tratamiento de pacientes con cáncer:

Cuerpo: Este masaje es maravilloso. No me había dado cuenta de la mucha tensión que tenía acumulada en los hombros.

Mente: Finalmente, mi cuerpo me envía mensajes diferentes a los de estrés e incomodidad. Mi fábrica de producción de endorfinas empieza a ponerse en marcha de nuevo.

Cuerpo: Mi circulación está mejorando gracias a este masaje, y empiezo a sentirme vivo por primera vez desde hace semanas.

Mente: Qué alivio da el saber que puedo experimentar algún disfrute básico. Vuelvo a sentirme esperanzada y he decidido hacer todo lo que pueda, desde dentro y desde fuera, para mejorar mis probabilidades de superar con éxito esta enfermedad.

Resulta extraño ver cómo los cambios en la tecnología conducen a cambios en las visiones del mundo. Cuando se introdujo el estetoscopio por primera vez en la medicina clínica, en la primera mitad del siglo XIX, hubo acalorados debates acerca de cómo ese instrumento crearía una barrera física entre el médico y el paciente. Existía una verdadera preocupación ante la posibilidad de que el estetoscopio disminuyera el valor terapéutico de la acción del médico, que aplicaba la oreja sobre la piel del paciente para escucharlo. Desde entonces se ha producido una continua erosión de la costumbre de tocar para diagnosticar y curar. Afortunadamente, empezamos a darnos cuenta de nuevo de los beneficios que tiene el tocar al otro con humanidad, sensibilidad y cariño. Varios informes recientes han sugerido que el contacto terapéutico puede complementar de un modo importante a los agentes farmacéuticos en el alivio del sufrimiento emocional y físico del cáncer.[24, 25]

Practicar el contacto curativo

Sería magnífico que pudiéramos recibir cada día un masaje de un terapeuta profesional. Aunque eso no es concebible para la mayoría de nosotros, podemos beneficiarnos profunda y diariamente de los beneficios curativos del contacto. En primer lugar, anime a los miembros de su familia y a sus amigos a tocarle más. Un ligero frotamiento del hombro, un suave masaje de la mano o un sensible tratamiento shiatsu en el pie no exigen entrenamiento profesional y producen una agradable sensación. El simple hecho de sostener la mano del otro mientras se ve una película o se da un paseo puede proporcionar el beneficio nutritivo del contacto. Los estadounidenses abrigan sentimientos ambiguos respecto del contacto físico, algo por lo que pagamos un alto precio. Ciertas culturas hispanoamericanas se sienten mucho más cómodas a la hora de expresarse táctilmente y no estigmatizan tanto el contacto físico como en Estados Unidos. Procure tocar y que le toquen las personas a las que ama, y las células de su sistema inmunitario se lo agradecerán.

El automasaje, derivado de la tradición ayurvédica, es una forma maravillosa de aumentar el bienestar. Puede realizarse de forma diaria, y ofrece la mayoría de beneficios de un tratamiento profesional. Se puede adaptar a su horario, durar quince minutos o apenas unos pocos. Suele realizarse antes de tomar un baño o una ducha, lo que puede hacerse por la mañana o por la noche. Si suele sentirse perezoso y lento por la mañana, un automasaje puede infundirle vigor y ánimo. Si tiene problemas para desconectar su mente por la noche, un masaje, seguido por un baño caliente, puede calmarle y serenarle.

La elección del aceite que se utilice puede añadir un sutil

beneficio curativo. Del mismo modo que cada alimento se puede caracterizar según su capacidad para influir sobre el elemento Viento, Fuego o Tierra en nuestro sistema mente-cuerpo, así sucede con los aceites de masaje. Tradicionalmente, se han utilizado diferentes aceites para equilibrar el elemento apropiado. Si se siente perturbado por la ansiedad o el insomnio, utilice un aceite más pesado y cálido, como el de sésamo o el de almendra, aplicado con un masaje suave. Si se sienteacalorado, irritable y quisquilloso, pruebe a utilizar un lubricante con propiedades más refrescantes, como el aceite de coco o el de oliva. Si se siente pesado, congestionado y aletargado, pruebe con un aceite más cálido y ligero, como el de girasol, cártamo o semilla de mostaza. Las personas con una gran abundancia de Tierra en su fisiología suelen preferir masajes más profundos y vigorosos. Si tiene la sensación de estar soportando demasiado peso, también puede aplicarse un automasaje con un guante de seda o de lino seco, lo que tendrá un efecto estimulante y aumentará la circulación, al mismo tiempo que efectúa la defoliación de la capa superior de células cutáneas muertas.

Prepararse para el masaje

- Antes de usarlo se debe curar una sola vez el aceite, calentándolo lenta y cuidadosamente en un recipiente de cristal o de metal. Vierta unas pocas gotas de agua en el aceite y aparte el recipiente de la fuente de calor en cuanto el agua hierva en el aceite. *Debe vigilar atentamente el aceite mientras lo calienta, para evitar que se prenda fuego.* Justo antes de empezar el masaje, se puede recalentar suavemente una pequeña cantidad de aceite, colocándolo en una pequeña botella de plástico, que luego se calienta bajo el agua corriente caliente.

Masaje de todo el cuerpo (5 a 10 minutos)

- Empiece por verter una cucharada de aceite tibio sobre el cuero cabelludo. Utilizando sobre todo la palma de la mano, masajee el aceite vigorosamente. Cubra todo el cuero cabelludo con pequeños pases circulares, como si aplicara champú. Muévase después sobre la cara y las orejas, aplicando el masaje con mayor suavidad. Aplicar un masaje suave sobre las sienes y la parte posterior de las orejas es especialmente bueno para serenar el elemento aire.
- Utilizando tanto la palma de la mano como los dedos, aplique masaje con una pequeña cantidad de aceite de coco sobre la nuca, por delante y por detrás y luego sobre los hombros. Aplique un masaje vigoroso sobre los brazos, utilizando un movimiento circular en los hombros y los codos, con movimientos largos hacia delante y hacia atrás sobre la parte superior de los brazos y los antebrazos.
- Evite ser excesivamente vigoroso sobre el tronco. Utilice movimientos circulares, largos y suaves, para aplicar masaje sobre el pecho, el estómago y la parte inferior del abdomen. Tradicionalmente, el Ayurveda aconseja moverse en la dirección de las agujas del reloj. También se puede utilizar un movimiento recto hacia arriba y hacia abajo sobre el esternón.
- Después de verter un poco de aceite sobre ambas manos, aplique un masaje sobre la espalda. Utilice un movimiento hacia arriba y hacia abajo. Lo mismo que hizo con los brazos, aplique un masaje vigoroso sobre las piernas, con un movimiento circular en los tobillos y las rodillas, y recto hacia delante y hacia atrás en las partes alargadas. Utilice el aceite que quede para apli-

car un masaje vigoroso sobre los pies, prestando una atención especial a los dedos.

- Se considera que mantener una tenue y casi imperceptible capa de aceite sobre el cuerpo es muy beneficioso para tonificar la piel y calentar los músculos durante todo el día. Para concluir el masaje, debe limpiar el aceite con agua tibia y un jabón suave.

Minimasaje (1 a 2 minutos)

- Si no dispusiera de tiempo para aplicar un masaje a todo el cuerpo, aplicarlo brevemente es mucho mejor que nada. La cabeza y los pies son las partes más importantes del cuerpo y eso se puede conseguir en muy poco tiempo. El minimasaje exige únicamente unas dos cucharadas de aceite.
- Vierta una cucharada de aceite tibio sobre el cuero cabelludo y aplique masaje utilizando los suaves movimientos circulares antes descritos. Dé un masaje suave sobre las sienes, con movimientos circulares, y luego frote con suavidad la parte externa de las orejas. Dedique un momento a aplicar masaje a la parte posterior y delantera de la nuca.
- Con una segunda cucharada de aceite, aplique masaje a ambos pies utilizando la palma de la mano. Trabaje con las yemas de los dedos y el aceite alrededor de los dedos de los pies. Luego, aplique un masaje vigoroso a las plantas de los pies, con movimientos fuertes de las palmas de las manos, adelante y atrás. Siéntese tranquilamente durante unos segundos para relajarse y dejar que el aceite empape la piel, y luego lávela como antes se ha indicado.

Como puede ver, el masaje no tiene por qué ser ni complicado ni caro. Procure añadir el automasaje a su rutina diaria, como una señal de su amor hacia usted mismo. Reserve el domingo por la mañana para aplicar y recibir masaje en familia, aplicando aceite a esos lugares difíciles de alcanzar en la espalda de su cónyuge e hijos. Frote suavemente la frente del otro antes de dormir y observará una mejora en la calidad de su descanso.

Pídale a un amigo que le acompañe a sus tratamientos de quimioterapia y que le aplique un suave masaje de pies mientras le administran la medicación. Permita que su amor y atención le impregnen su ser y se mezcle con los medicamentos, añadiendo así espíritu curativo a la bioquímica de su atención médica. Permítase a usted mismo tocar y ser tocado, y observará los efectos favorables para la vida en su salud mental y física.

Vistas curativas

Dijo Dios: «Haya luz», y hubo luz.
Y vio Dios que la luz era buena.

GÉNESIS, 1,3-4

La vista extiende nuestro alcance a través del universo. Escuchamos cosas desde kilómetros de distancia, las olemos desde metros de distancia, las tocamos si están a pocos pasos de nosotros, y saboreamos aquello que está a punto de entrar en nuestro cuerpo. Pero somos capaces de ver a años-luz en el pasado y a través de enormes extensiones de espacio, cosas que nunca tendremos la esperanza de percibir con nuestros otros sentidos. A partir de diminutas células cutáneas especializadas evolucionaron las extensiones increíblemente sofisticadas de nuestro cerebro llamadas ojos. Ansel Adams, el gran fotógrafo estadounidense, experimentó un profundo cambio en su trabajo al darse cuenta de que no tomaba fotografías de objetos en su ambiente, sino que más bien captaba la luz en la película de su cámara. Nuestro extraordinario sistema visual, capaz de percibir la radiación electromagnética entre 200 y 700 milmillonésimas de metro, tiene que ser uno de los productos más notables de la evolución. Mi lente adaptable y flexible es capaz de enfocarse en un momento determinado sobre un objeto situado a pocos centímetros delante de mí, para dirigirse en el momento siguiente hacia una galaxia situada a una distancia inconcebible. Los receptores del fondo del globo del ojo son capaces de discriminar algo tan pequeño como un fotón de luz y de distinguir cientos de colores en un día luminoso. Nuestro mundo es tan rico en estímulos visuales potenciales que tenemos que filtrar conscientemente la vasta cantidad de ondas lumínicas que bombardean nuestros receptores ópticos, para no sentirnos abrumados por el caleidoscopio de formas y colores que nos rodean. Cierre los ojos ahora e imagine por un momento la estancia en la que se encuentra. Luego, abra de nuevo los ojos y vea las muchas cosas que no había visto. Simplemente, hay tanto por captar que nos concentramos en la información limitada de lo que necesitamos y rechazamos el resto.

Nos sentimos atraídos por los estímulos visuales desde que somos niños. Se nos colocan adornos brillantemente coloreados colgados de las cunas para llamar nuestra atención. Inicialmente, nos sentimos fascinados por los objetos giratorios en movimiento y por las pelotas que rebotan, pero pronto deseamos movimientos más complejos, que sólo se encuentran en los dibujos animados de la televisión. De adultos, cientos de nosotros contemplamos transfigurados las imágenes reflejadas sobre una pantalla blanca, mientras que la última reiteración de historia de amor o de aventuras nos hipnotiza durante un par de horas seguidas. Lo mismo que el alimento, el sonido y el tacto, absorbemos las vistas que nos rodean y las metabolizamos para crear la sustancia de nuestro cuerpo, mente y alma.

La calidad de nuestro alimento visual nos ofrece nutrición o toxicidad. Los magnates de los medios de comunicación debaten ardientemente las calificaciones de las películas, pero ¿puede alguna persona inteligente discutir seriamente que exponer a niños y adultos a una implacable violencia en la televisión y en las películas no hace sino erosionar nuestra sensibilidad hacia los seres vivos que nos rodean? Muchos estudios han demostrado que los niños que ven acciones de crueldad en los medios de comunicación muestran una mayor tendencia a utilizar la violencia cuando se sienten frustrados. El predominio de los delitos violentos en nuestra sociedad no hace sino reflejar nuestra tolerancia por las soluciones primitivas a los conflictos, tal como podemos observarlo cada día en los medios de comunicación. Los establecimientos de comida rápida han aprendido que los seres humanos comerán sustancias nutritivamente vacías si se les presentan generosamente sazonadas con suficiente sabor dulce y salado. De modo similar, los magnates de la industria del ocio han aprendido que la población, en general, seguirá tragándose producciones sin ningún contenido artístico si el espectáculo se emite ampliamente sazonado con sexo y violencia. Estos equivalentes visuales de la comida basura quizá no ofrezcan mucha nutrición, pero son muy fáciles de tragar.

Imágenes curativas

¿Cómo podemos utilizar esta información para aumentar nuestras fuerzas curativas? En primer lugar, tenemos que comprender que la información que vemos se traduce en forma de sustancias bioquímicas de nuestro sistema nervioso y, en último término, de toda nuestra fisiología. En consecuencia, deberíamos llevar tanto cuidado con lo que entra en nuestra red mente-cuerpo a través de los ojos como con lo que entra en nuestro sistema por la boca. A la hora de elegir un espectáculo, prefiera películas y programas de televisión que sean positivos y animosos. Disfrute con espectáculos elevados, no degradantes para el espíritu humano. Vea las grandes epopeyas, aventuras animadoras, documentales de la naturaleza y comedias ligeras que le dejen una sensación positiva y esperanzada. Evite absorber visualmente imágenes abusivas y descorazonadoras.

Salga a la naturaleza y permita que sus ojos absorban la belleza del ambiente. Pasee por los parques y las reservas naturales donde pueda saciar sus sentidos con las vistas, sonidos y olores de plantas y animales vivos y en crecimiento. Camine a lo largo de lagos, ríos y corrientes y empápese de sus influencias purificadoras. Pase algún tiempo por la noche, contemplando la luna y mirando hacia las profundidades del universo.

Expóngase a aquellas vistas que le recuerden otros tiempos en los que no necesitó de cuidados médicos y que le puedan hacer disfrutar el momento. Acuda a los parques y observe a los niños que juegan. Lleve a su perro a un parque para perros y vea jugar a los jóvenes cachorros. Acuda a un partido de baloncesto o de fútbol y siéntese en las gradas de sol para disfrutar del deporte. Haga un viaje a un gran parque de atracciones y aunque no pueda subirse a la montaña rusa, observe y escuche las expresiones de satisfacción de los niños de todas las edades. Acuda al parque zoológico local y vea a los animales, y a las personas mirando a los animales. Utilice los ojos para conectarse con este magnífico mundo, consumiendo con placer y aprecio las ondas de electromagnetismo.

Lleve a su casa imágenes, fotografías y cuadros que transmitan alegría y tengan significado. Rodéese de los rostros sonrientes de sus hijos, nietos y querida familia y amigos. Saque fotografías de otras vacaciones y fiestas y concédase el placer de volver a experimentar las alegrías del pasado. Planee un viaje a uno de sus lugares favoritos y revise con entusiasmo los folletos de viajes que describen las delicias que le esperan. Lleve a su casa imágenes o iconos de divinidades que le nutran, representaciones de Cristo, estatuas de Buda, tallas de Krishna. Rodéese de símbolos religiosos que le recuerden su conexión con un poder superior: una estrella de David, un tanka budista tibetano, un crucifijo. Utilice su imaginación para crear un ambiente visualmente curativo, hecho a la medida de sus necesidades y creencias.

Las tradiciones sabias de todo el mundo han utilizado los símbolos visuales para activar los niveles más profundos de la curación y la comprensión. Las representaciones de acontecimientos religiosos cristianos, las ilustraciones de los mitos budistas tibetanos de la creación y una amplia diversidad de diagramas geométricos que reflejan las relaciones entre las realidades exterior e interior cautivan nuestra atención y animan nuestros corazones y mentes. Carl Jung, el más grande psicólogo de nuestro tiempo, se sintió fascinado por el poder de los símbolos visuales. Jung sostenía que el objetivo último de la vida humana era crear la totalidad, y estaba convencido de que las imágenes circulares concéntricas, conocidas como *mandalas*, eran una expresión de nuestro esfuerzo por integrar nuestra individualidad y universalidad.[26] Animaba a sus pacientes a dibu-

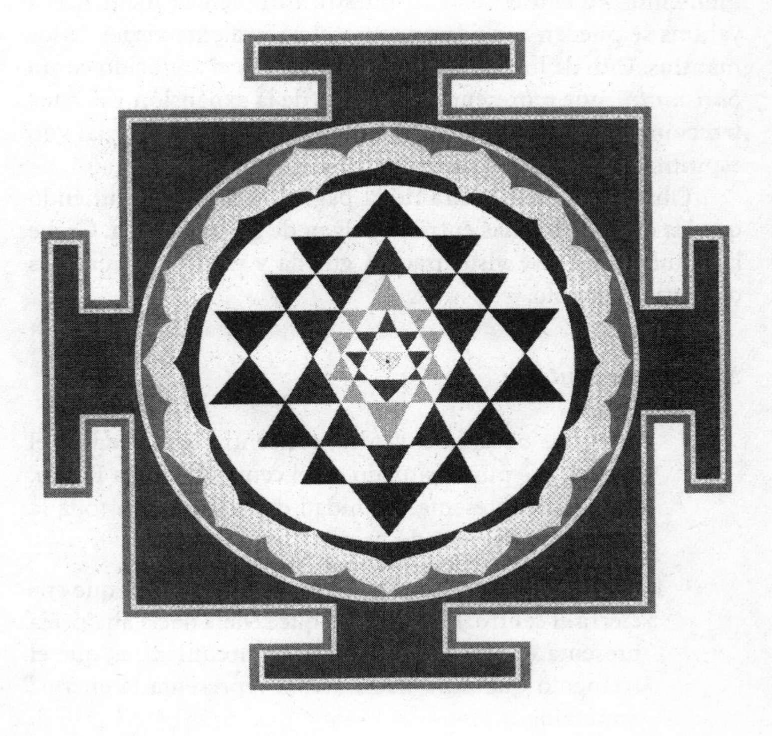

Figura 2. Shri Yantra

jar los mandalas que pudieran brotar en sus sueños, utilizándolos luego como herramientas para explorar niveles más profundos de la conciencia. El gran antropólogo Mircea Eliade escribió: «El hombre que comprende un símbolo no sólo «se abre» al mundo objetivo, sino que sale al mismo tiempo de su situación personal y alcanza una comprensión de lo universal».[27]

En la tradición védica se han utilizado durante miles de años los símbolos visuales conocidos como *Yantras* para serenar la mente y despertar una serena respuesta de alerta. Estas formas primordiales, compuestas de figuras geométricas básicas (círculos, triángulos y cuadrados), nos introducen en la conciencia del momento presente y serenan nuestra turbulencia mental. Los yantras se pueden considerar como el equivalente visual de los mantras. Uno de los dibujos más antiguos es el conocido como *Shri Yantra*, que representa las fuerzas de la expansión y la contracción, de la masculinidad y la feminidad, de lo material y lo espiritual que hay en el universo.

Observe el Shri Yantra de la págna anterior, permitiendo que las diversas formas entren y salgan de su conciencia. Grabe la siguiente y breve visualización guiada y escúchela mientras observa el símbolo.

Meditación yantra

- Mientras observa el yantra, concentre la mirada en el centro. Ese punto situado en el centro se llama Bindu. El bindu representa la unidad que subyace en toda la diversidad del mundo físico.

- Ahora, deje que sus ojos registren el triángulo que encierra el centro. El triángulo, que señala hacia abajo, representa el poder creativo femenino, mientras que el triángulo que mira hacia arriba representa la energía masculina.

- Deje que su visión se expanda para incluir los círculos

situados fuera de los triángulos. Representan los ciclos de los ritmos cósmicos. Dentro de la imagen del círculo está la noción de que el tiempo no tiene principio ni fin. La región más alejada del espacio y el núcleo más interno de un átomo pulsan con la misma energía rítmica de la creación. Y todo ello está reflejado justo aquí. Todo eso está reflejado dentro de usted.

- Observe los pétalos de loto situados fuera del círculo. Observe que señalan hacia abajo, como si se abrieran. Ilustran el despliegue de nuestra comprensión. El loto también representa el corazón, la sede del Yo. Cuando el corazón se abre, llega la comprensión.

- El cuadrado situado en el exterior del yantra representa el mundo de la forma, el mundo material que nos muestran nuestros sentidos, la ilusión de separación, de bordes y fronteras bien definidas.

- Finalmente, en la periferia de la figura, hay cuatro portales en forma de T. Observe que señalan hacia el interior del yantra, los espacios interiores de vida. Representan nuestro pasaje terrenal desde lo externo y material a lo interno y sagrado.

- Tómese ahora un momento para mirar el yantra, para dejar que las diferentes formas y dibujos surjan con naturalidad.

- Permita que la mirada se detenga suavemente, con una concentración flexible. Quizá se le cierran un poco los párpados. Quizá incluso se le cruza la mirada, como si bizqueara. Mire al centro del yantra sobre la pantalla. Luego, sin mover los ojos, empiece a expandir gradualmente su campo de visión. Empiece por incluir los bordes de la página, y continúe la expansión hasta incluir la estancia. Continúe expandiendo el campo de visión, hasta que obtenga información de un espacio superior a los 180 grados. Observe que toda esa información ya estaba allí y que ahora, simplemente, usted permite que entre en su conciencia. Luego, lentamente, invierta el proceso y vuelva a ir concentrando poco a poco la atención hacia el centro del yantra.

- Ahora, cierre suavemente los ojos. Permita que el Shri Yantra quede representado sobre la pantalla de su visión interior durante un minuto, antes de abrir lentamente los ojos.

Familiarícese con un símbolo visual que le atraiga y permita que le sirva como un punto focal para la meditación visual. Lleve consigo un símbolo, pintura o fotografía cuando acuda a una sesión de tratamiento para el cáncer y utilícela para serenar la mente y para capacitarse. Hay muchas formas de estimular su respuesta curativa por medio del sentido de la vista. Sólo tiene que mirar a su alrededor y verá oportunidades para aumentar su sensación de bienestar.

Aromas curativos

¿Qué hay en un nombre?
Aquello que llamamos una rosa
olería igual de dulce con cualquier otro
nombre.

WILLIAM SHAKESPEARE

La virtud es como los olores preciosos:
más fragante cuando se encienden o trituran.

FRANCIS BACON

Había algo en aquella enfermera de la residencia que perturbaba a Sylvia. A pesar de que se mostraba continuamente agradable y profesional, Sylvia experimentaba verdaderas náuseas cada vez que la enfermera la visitaba. Después de varias citas, se le ocurrió pensar que aquella colonia con olor a canela que se ponía la enfermera le resultaba familiarmente desagradable. Un olor similar, pesado y dulzón, había sido la fragancia característica de su profesora de música, con la que había estudiado durante muchos años. Como consecuencia de su tutelaje, Sylvia se había convertido en una consumada pianista, pero el estilo duro y crítico de la profesora dejó en ella sus huellas emocionales.

Con una actitud directa poco habitual en ella, Sylvia le contó su historia a la enfermera, que se tomó la información de muy buena manera, y expresó el alivio que le producía saber que la evidente incomodidad que Sylvia demostraba ante su presencia no tenía ninguna otra razón más seria. A partir de ese momento, las dos mujeres desarrollaron una estrecha amistad, que se mantuvo a través de todos los altibajos que tuvo que afrontar Sylvia con su cáncer de ovario.

Nuestro sentido del olfato es el sentido más primitivo. Durante la mayor parte de nuestro viaje evolutivo hemos recorrido la Tierra con la nariz cerca del suelo, inhalando los vapores del ambiente. Hasta hace relativamente poco, dentro de la escala temporal de la vida, el principal volumen de la materia gris que contenían nuestros cráneos estaba organizado para procesar y responder a la información que nos llegaba a través de la nariz. Los datos sobre las fuentes de alimento, posibles parejas, competidores potenciales y depredadores amenazadores se acumulaban y registraban a través del sistema olfatorio, lo que permitió a nuestros pasados prehumanos avanzar a través del olfato hacia aquellas decisiones que intensificaban sus oportunidades de supervivencia. A medida que aumentamos nuestra capacidad para recordar e imaginar mediante el desarrollo de nuevas capas de células nerviosas, nuestro cerebro olfatorio empezó a quedar enterrado, aunque siguió ejerciendo su poder primitivo sobre nuestras interpretaciones y decisiones. El sentido del olfato sigue siendo una parte integral de nuestras emociones y recuerdos. Cuando era estudiante de Medicina, aprendí las funciones de la parte olfativa del cerebro, resumidas en cuatro acciones: alimentarse, luchar, huir y aparearse.

Nuestro sentido del olfato nos vincula con nuestras experiencias más profundas. Imagine el aroma de un bosque de pinos después de una lluvia, la primera oleada nocturna de los jazmines en flor o el olor del pollo asado en el horno de su madre. Vinculado con cada olor hay recuerdos multisensoriales, vistas y sonidos que permanecen ocultos en nuestro almacén de impresiones, reducidos a la superficie de nuestra conciencia por la fragancia adecuada. Quizá hayan transcurrido muchos años desde la última vez que inhaló voluntariamente la flor seca del cannabis, pero un simple tufillo de su olor acre durante un concierto de rock puede despertar todo un carnaval de imágenes y sensaciones de su pasado. Quizá su mente ha enterrado el nombre y el rostro de su novia de la escuela superior hasta que, muchos años después, acuerda una cita a ciegas con alguien que se pone precisamente la misma colonia que se ponía su novia. El olor de un coche completamente nuevo es tan rico en asociaciones positivas que los vendedores de coches usados rocían los vehículos que ponen a la venta con esprais sintéticos de ambientadores frescos, con la esperanza de evocar un nivel de entusiasmo similar. Del mismo modo, los agentes de bienes inmuebles hornean pan en los hornos de las casas que han languidecido durante demasiado tiempo en el mercado, con la esperanza de que un posible comprador sea incapaz de resistirse al aroma de un «verdadero» hogar.

Aunque aumentar el ambiente olfatorio para intensificar así el proceso curativo ha sido un componente de los rituales terapéuticos desde hace miles de años, la medicina occidental apenas si empieza a reconocer el valor de la aromaterapia. Desde el amanecer de los tiempos, los hechiceros y curanderas de todo el mundo han utilizado el incienso de las hierbas y especias aromáticas para crear un espacio sagrado, al mismo tiempo que despiertan la respuesta curativa. A medida que la ciencia comienza a explorar seriamente los efectos terapéuticos de inhalar aromas naturales, empezamos a aceptar la validez de este antiguo arte curativo.

¿Cómo olemos algo? Las moléculas de una flor de madreselva o de un potaje de verduras recién preparado, se emiten al aire, desde donde son inhaladas a través de la nariz. Estos diminutos mensajeros de la materia se disuelven en los recubrimientos de las membranas nasales, donde alteran la química de nuestros nervios olfatorios, que son muy delicados. Estas células nerviosas comunican los olores del mundo directamente a nuestros cerebros, donde desciframos sus códigos y a los que respondemos con atracción o repulsión. Se ha calculado que los seres humanos somos capaces de distinguir diez mil olores diferentes, pero no podemos competir con la capacidad olfativa de nuestros amigos, los perros, capaces de detectar una partícula de un aroma de prueba entre diez billones de moléculas de aire normal.

Aunque apenas si estamos empezando a comprender los aspectos más elementales de cómo discriminamos exactamente los humanos los aromas que percibimos, se hacen continuos progresos. La forma de una molécula parece tener una importancia fundamental en nuestra capacidad de percibir su aroma característico. Podemos caracterizar siete códigos olfatorios fundamentales, a partir de los cuales se componen los miles de olores complejos que distinguimos: floral, menta, almizcle, alcanfor, acre, etéreo y pútrido. Los receptores de nuestros nervios olfatorios se activan cuando una o más de esas olorosas sustancias químicas penetran las capas que los protegen. Las moléculas olorosas pueden registrarse durante algún tiempo a un nivel inferior de la conciencia, antes de que seamos conscientes de ellas, como puede atestiguar cualquiera al que se le haya quemado la tostada mientras mantiene una conversación telefónica. Recibimos continua información sobre el mundo a través de la nariz, lo que influye sobre nuestros pensamientos, emociones y comportamiento de formas sutiles y no tan sutiles.

La aromaterapia se ha utilizado para reducir la angustia de los pacientes que se someten a procedimientos médicos,[28] así como para estimular la pérdida de peso en personas que tratan de perder algunos kilos.[29] Un reciente informe de Japón probó los efectos de la aromaterapia en personas ingresadas en un hospital psiquiátrico afectadas de depresión, y descubrió que las expuestas a una agradable fragancia de cítrico mostraban mejorías en sus estados de ánimo, tenían niveles hormonales de estrés más bajos, una mejor función inmunitaria, y se les podía dar de alta con menores dosis de medicamentos antidepresivos.[30]

Los aceites esenciales, derivados de flores, hierbas y especias, tienen efectos que se pueden documentar incluso en los animales. Una amplia variedad de fragancias diferentes tendrá influencias relajantes o excitantes sobre los ratones. En un estudio, el mayor efecto calmante lo produjeron la citronela, la lavanda, la lima, el neroli y la madera de sándalo, mientras que los derivados de la naranja y del tomillo ejercían la influencia más activa.[31] Los aceites esenciales se concentraban en la corriente sanguínea de los ratones, demostrando que aquello que inhalamos entra claramente en nuestra circulación. Otros estudios realizados con animales demuestran que si se vincula una fragancia con una circunstancia específica, la exposición al aroma provocará un recuerdo de la experiencia. Los ratones estresados, por ejemplo, mostrarán una elevación de las hormonas del temor y un deterioro de su función inmunitaria. Si se les permite relajarse en una jaula de seguridad llena con serrín de madera de cedro, la siguiente vez que estén estresados podrán evitar los efectos nocivos del desafío si se hallan rodeados por el olor a cedro.[32] Un olor agradable desencadenará el recuerdo de un ambiente seguro. A ese proceso se le conoce como condicionamiento neuroasociativo.

Utilizar la fragancia para afrontar el cáncer

¿Cómo hacer un uso práctico de esta información sobre aromaterapia para mejorar nuestro bienestar si nos enfrentamos a un cáncer? En el Centro Chopra utilizamos el sentido del olfato de varias formas para aumentar la respuesta curativa. En primer lugar, prestamos atención a los efectos terapéuticos específicos de los diferentes aromas. Como principio general, el beneficio de un aceite esencial reflejará la calidad medicinal de la hierba de la que procede. Tradicionalmente, la lavanda se ha utilizado para calmar una mente agitada, y la fragancia de esta hierba en flor tiene un efecto tranquilizador. La pimienta negra es un estimulante digestivo, al igual que su aceite esencial. Las semillas de hinojo son útiles para reducir la indigestión ácida, y el aceite volátil derivado de esta planta ayuda a enfriar un estómago irritado. A continuación se indican otros aceites esenciales fragantes y sus potenciales beneficios terapéuticos.

Los principios mente-cuerpo y los aromas

Como ya hemos visto en el capítulo 3 y según el Ayurveda, podemos caracterizar nuestra fisiología mente-cuerpo en forma de

Aceite esencial	Nombre latino	Efecto terapéutico	Indicaciones
Alcanfor	*Cinnamomum camphora*	Descongestionante, antiséptico, expectorante	Congestión de los senos, bronquitis, alergias
Manzanilla	*Anthemis nobilis*	Antiinflamatorio, antiespasmódico calmante,	Dolores de cabeza, indigestión, insomnio
Eucalipto	*Eucalyptus globulus*	Descongestionante, antiséptico expectorante	Congestión de los senos, bronquitis, fatiga
Jazmín	*Jasminum grandiflorum*	Desintoxicante, calmante, antidepresivo	Depresión, infección, inflamación
Menta	*Mentha piperita*	Analgésico, antiséptico, antiinflamatorio	Resfriados, indigestión, dolor de cabeza
Madera de sándalo	*Santalum album*	Calmante, antipirético, antiséptico	Insomnio, ansiedad, inflamaciones

tres principios básicos: movimiento o «Viento», metabolismo o «Fuego» y estructura o «Tierra». Del mismo modo que podemos utilizar la comida para equilibrar los excesos en estos principios, también podemos usar los aceites esenciales de las hierbas, las especias y las flores. Si experimenta síntomas de una agravación del «viento» con ansiedad, insomnio, fatiga, dolor y estreñimiento, elija fragancias que sean cálidas, dulces y pesadas. Los aromas generalmente disponibles para asentar el sistema incluyen vainilla, madera de sándalo, rosa, jengibre y patchouli. Si experimenta desequilibrios en el elemento «fuego», con irritabilidad, ardor, fiebre, pruritos cutáneos y diarrea, utilice aromas que enfríen el sistema, como el jazmín, la madera de sándalo, la lavanda, la salvia y la menta. Si se siente pesado, congestionado, aletargado y retiene líquido, lo que reflejaría un agravamiento del principio de la «tierra», elija aromas que sean ligeros y de es-

Equilibrar el Viento, el Fuego y la Tierra con aromas			
Para equilibrar:	**Viento**	**Fuego**	**Tierra**
Con síntomas de:	Ansiedad, insomnio, apetito débil, estreñimiento	Cólera, irritabilidad, rubores, diarrea, inflamaciones	Aumento de peso, retención de líquidos, congestión de senos, letargo
Use:	Vainilla, rosa, canela, jengibre, albahaca, sándalo, naranja	Menta, lavanda, manzanilla, rosa, sándalo, jazmín, hinojo, ylang-ylang	Clavo, jengibre, albahaca, lima, tomillo, alcanfor, eucalipto

pecias, como junípero, naranja, jengibre, canela, eucalipto y albahaca.

Hay varias formas de utilizar terapéuticamente los aromas. Si la fragancia está en una base volátil, se pueden verter unas pocas gotas en un difusor para que se difundan por el aire. Hay varios tipos diferentes de difusores, incluidos los que aplican calor al aceite esencial, y los que utilizan un abanico para difundir el aroma en una corriente de aire. Si tiene problemas para dormir por la noche, difundir un aroma pacificador del «viento» en su dormitorio cuando se prepare para acostarse le ayudará a calmar su agitada mente. Si sufre de ardor, difundir una fragancia pacificadora del «fuego» en el comedor le ayudará a enfriar el excesivo fuego digestivo.

Los aceites aromáticos también se pueden aplicar a su piel, pero tienen que mezclarse con un aceite base destinado al contacto directo con el cuerpo, ya que, de otro modo, el aceite esencial puede ser bastante irritante si se aplica directamente sobre la piel. Vierta unas pocas gotas sobre las sienes y el labio superior, por debajo de la nariz y sobre el cuello. A partir de ese momento llevará consigo la fragancia, vaya adonde vaya.

Condicionamiento neuroasociativo

Registramos cada una de nuestras experiencias por medio de las impresiones sensoriales que las forman. Los restos de sonidos, sensaciones, vistas, olores y sabores quedan grabados en nuestra conciencia por medio de las redes neurales de nuestro cerebro. Al recordar el día de nuestra boda, el nacimiento de un hijo o la muerte de un progenitor, sintetizamos las impresiones grabadas y reconstruimos la experiencia en nuestra conciencia. Cualquiera de los cinco sentidos puede ser el predominante en nuestra memoria. En los ejemplos antes indicados puede ser la música interpretada durante el baile de bodas, ver al bebé saliendo del canal uterino, o la gélida sensación experimentada cuando tocamos por última vez la mano de nuestra madre. Años más tarde, quizá escuchemos la canción con la que iniciamos el baile nupcial y nos sintamos inundados por imágenes y emociones tan potentes como lo fueron las originales.

Podemos utilizar esta comprensión para asociar poderosas sensaciones con experiencias deseables. El sentido del olfato resulta particularmente útil en este proceso, ya que es fácil acoplar un aroma con una experiencia cómoda y nutritiva. Elija una fragancia característica que sea atractiva y difúndala mientras medita, escucha una música suave que le anime o recibe un masaje. Procure crear esta asociación en diversas ocasiones, de tal modo que el aroma quede íntimamente vinculado en su conciencia con un estado agradable y cómodo. Luego, utilice el aroma cuando necesite invocar la serenidad que ha relacionado con la fragancia. He descubierto que esto resulta particularmente útil cuando las personas se someten a tratamientos oncológicos. Al asociar una música suave y un aroma agradable con la tranquilidad de la meditación, puede utilizar la música y el aroma mientras se le aplica la quimioterapia, para mantenerse abierto y centrado. La ansiedad y el recelo que suelen asociarse con los procedimientos médicos se pueden disminuir, a menudo sustancialmente, por medio de asociaciones sensoriales positivas y curativas.

Nutrición sensorial

No somos sólo lo que comemos, sino también lo que ingerimos, digerimos y absorbemos a través de cada uno de los cinco sentidos. Cuando nos enfrentamos a una enfermedad grave, es esencial que utilicemos nuestros sentidos para aportar a nuestra fisiología únicamente impulsos nutritivos. Los sonidos animosos e inspiradores, el contacto amoroso y cálido, las vistas hermosas y naturales, y los olores agradables y deliciosos son los sustratos que, combinados con una comida sabrosa, crean la esencia de nuestras mentes y nuestros cuerpos. El desafío del cáncer exige que tomemos cada decisión del modo más consciente posible, haciéndonos una sola pregunta: ¿aumentará o disminuirá esto mi nivel de alegría y bienestar? Le animo a respetar su cuerpo, mente y espíritu permitiendo que entren en su vida únicamente aquellas experiencias que más apoyen la vida.

Compromiso con la integridad completa

Nuestros cuerpos son el producto final de nuestras experiencias e interpretaciones. Para cambiar nuestros cuerpos tenemos que cambiar nuestras experiencias. Comprométase a cambiar su vida en el sentido de un mayor amor y atención hacia usted mismo y hacia quienes estén más cerca de usted.

1. Me comprometo a crear un ambiente positivo, al elegir rodearme de sonidos, sensaciones, vistas, sabores y olores positivos.
2. Asociaré los sonidos y olores agradables con un estado de seguridad y comodidad, utilizando esas experiencias sensoriales para anclar mi conciencia cuando me enfrente a una situación desafiante.
3. Prestaré atención a los sutiles sentimientos de comodidad e incomodidad que haya en mi mente y en mi cuerpo y veré si reflejan absorciones tóxicas del ambiente que me rodea. Si son sonidos, sensaciones, vistas u olores que pueda mejorar, así lo haré.

9
Un momento para cada propósito

Armonizarse con los ritmos de la naturaleza

> Y será como un árbol plantado junto a corrientes de agua, que da a su tiempo el fruto, y jamás se marchita su follaje; todo lo que emprende sale bien.
>
> SALMOS, 1,3

> El ritmo es uno de los principales traductores entre el sueño y la realidad.
>
> DAME EDITH SITWELL

Harold se esforzaba por recuperar su sentido del equilibrio. Se le estaban aplicando tratamientos de quimioterapia para su cáncer de colon y, aunque parecía tolerar bien los medicamentos, no lograba establecer una cómoda rutina diaria. A pesar de sentirse muy fatigado, era incapaz de quedarse dormido antes de la una de la madrugada, y solía despertarse a las seis, cansado y ansioso. Le disminuyó el apetito y no guardaba regularidad alguna en sus comidas. Sus estados de ánimo fluctuaban ampliamente durante el día, alternando entre una profunda tristeza y una intensa irritabilidad. Aunque el intestino grueso se le había reconectado después de la extirpación del cáncer, la función intestinal era irregular e impredecible.

> Cuando Harold acudió a verme, acordamos concentrarnos en crear una rutina diaria que le permitiera recuperar un cierto sentido del ritmo en su vida. Hizo todos los esfuerzos por acostarse más temprano, añadió una sesión de meditación por la mañana y otra por la noche a su programa, hizo su comida principal al mediodía, y empezó a dar un paseo de treinta minutos después de la cena. Su depresión desapareció en cuestión de un mes, mejoró su nivel de energía y hasta sus hábitos intestinales mostraron alguna estabilidad. Su familia informó que mostraba un comportamiento más bondadoso, y era más fácil relacionarse con él que incluso antes de su enfermedad.

La vida se mueve en ciclos eternos de descanso y actividad. Cuando los físicos describen el mundo subatómico y dicen que tiene propiedades ondulatorias, no hacen sino reconocer los ritmos fundamentales del universo. ¿Qué es una onda sino una expresión de energía que se alterna entre sus estados dinámico y tranquilo? Todo lo que ha sido, es y será tiene un principio, un término medio y un final que surge de un campo eterno de potencialidad pura, al que termina por regresar, en una interminable pulsión de creación y disolución.

Los seres humanos somos el producto más sofisticado de la inteligencia biológica de la naturaleza y, como expresiones de la naturaleza, nos hallamos gobernados por estaciones, ciclos y ritmos. Desde la vibración de partículas elementales hasta el baile de las galaxias, la palpitación del universo se puede percibir allí donde dirijamos nuestra atención. A lo largo de toda nuestra evolución, nos hemos movido al compás del tambor cósmico. Casi cada planta y animal de este planeta se ha desarrollado en sincronía con los ciclos de la Tierra: el ritmo circadiano de veinticuatro horas de la Tierra al girar sobre su eje, el ciclo lunar de casi un mes de duración que refleja la órbita de la Luna alrededor de nuestro acuoso planeta, los dobles ritmos diarios de las mareas que dominaron nuestra evolución cuando salimos del océano para establecernos en tierra firme, y el ciclo anual que es el resultado del viaje de poco más de 900 millones de kilómetros que efectúa la Tierra alrededor del Sol. Los ciclos de la naturaleza están grabados en nuestro sistema nervioso e influyen sobre nuestro bienestar mental, emocional y físico de formas tan sutiles como obvias.

He definido la salud como la integración armoniosa del ambiente, el cuerpo, la mente y el espíritu. ¿Y qué es el cuerpo sino el reciclado perpetuo de tierra, agua y aire, que intercambiamos con el universo que nos rodea? Desde la época en que fuimos organismos unicelulares hasta el desarrollo del billón de células que comprenden nuestros cuerpos humanos plenamente desarrollados, nuestras funciones biológicas se hallan sometidas al flujo y reflujo con las mareas de la naturaleza. Cada célula y cada tejido de nuestro cuerpo expresan un ritmo, con momentos de vigorosa actividad y otros momentos de quietud. Cuando nuestros ritmos internos están en sintonía con los ritmos de la naturaleza, experimentamos vitalidad y alegría. Cuando no estamos en sincronía con nuestro ambiente, notamos la enfermedad en el cuerpo y en la mente.

Durante los últimos cincuenta años ha surgido una rama de la ciencia conocida como cronobiología, dedicada a explorar los ritmos biológicos naturales de la vida. ¿Qué células, tejidos y sistemas de nuestro cuerpo demuestran ritmos y ciclos? La contestación es muy sencilla: todas y cada una de las expresiones biológicas, desde la réplica de ADN en el núcleo de una célula hasta la secreción de hormonas por parte de las glándulas endocrinas, desde la regulación de la temperatura corporal hasta el flujo de aire hacia nuestros pulmones, todas siguen ciclos predecibles de descanso y actividad. Si la vida tiene una característica, ésta es la de bailar al ritmo con la naturaleza.

Las células cancerosas, sin embargo, pierden buena parte de su capacidad rítmica natural.[1] A diferencia de las células normales, que se toman un tiempo para el descanso celular y el rejuvenecimiento, las células cancerosas siguen funcionando compulsivamente, ignorando los consejos de detenerse y disfrutar del olor de las rosas. En capítulos anteriores ha analizado cómo podemos imaginar la malignidad como la pérdida del recuerdo de la integridad completa. ¿Qué es lo que genera un sentido de la unidad entre las partes? Del mismo modo que los músicos se alinean con la orquesta mediante el ritmo, el concierto de la sinfonía mente-cuerpo depende de que cada célula interprete su papel a tiempo. El momento en que se desarrollan los procesos fisiológicos es la clave de la buena salud. Cuando una célula o tejido pierde el compás, no contribuye a la integridad completa. Por lo tanto, nuestro objetivo a la hora de enfrentarnos a la enfermedad debe ser el de vivir en armonía y ritmo en cada fase de nuestras vidas.

Los ritmos de la naturaleza

Mucho antes de que las formas primitivas de vida emergieran en nuestros océanos primordiales, la Tierra ya giraba sobre su eje, generando el día y la noche. Al empezar a desarrollarse los seres biológicos, este ritmo circadiano (de *circa* = alrededor de, en torno de, y día: que sucede en un periodo aproximado de 24 horas) estimuló la creación de pautas cíclicas de descanso y actividad en las células y organismos. Cientos de millones de años más tarde, aún podemos detectar esos ritmos diarios a través de nuestros cuerpos. Nuestra reproducción del material genético y nuestra fabricación de proteínas esenciales muestran altibajos dentro de cada ciclo de veinticuatro horas.[2] Nuestro ritmo cardiaco, presión sanguínea, ritmo respiratorio y temperatura corporal siguen un ciclo predecible durante todo el día. Los comportamientos básicos que damos por sentado, como dormir, comer y beber, se hallan controlados por los generadores del ritmo básico que hay en nuestro sistema nervioso. Casi toda hormona producida en nuestro sistema endocrino sigue una pauta diurna, con fases de actividad y quietud. La secreción ácida del estómago, las enzimas desintoxicadores del hígado, la absorción y liberación de sales en los riñones, y la agresividad de las células del sistema inmunitario siguen todas una ondulación diaria que tiene picos y valles de actividad.

¿Cómo podemos utilizar esta información para mejorar nuestra salud? Debemos reconocer que, hasta hace muy poco, los seres humanos permanecieron estrechamente sintonizados con los ritmos de la naturaleza. Desde que nos convertimos en bípedos, nos levantamos con el sol, comemos al mediodía y nos retiramos a descansar cuando la luz del sol desaparece y se hace de noche. Pero la vida para nuestra especie cambió espectacularmente cuando Thomas Edison controló el poder de la electricidad, a finales del siglo XIX, ya que, desde entonces, hemos disfrutado de la libertad para crear día y noche a voluntad. Si así lo decidimos, ahora podemos prepararnos una pizza congelada a medianoche, ver la televisión hasta las tres de la madrugada y salir a buscar pasta dentífrica al amanecer, acudiendo a una farmacia abierta las veinticuatro horas del día. Aunque todos saludamos las ventajas de la tecnología moderna, lo cierto es que ésta ha creado la impresión de que ya no necesitamos prestar atención a los ritmos de la naturaleza. Y, sin embargo, pagamos un precio por ignorar las estaciones de la naturaleza. Cuando perdemos la sincronización con nuestro ambiente, experimentamos fatiga, dificultad para dormir, indigestión y turbulencia emocional.

No es difícil restablecer el equilibrio en nuestras rutinas cotidianas. Simplemente se necesita prestar atención a las claves de nuestro ambiente interior y exterior. Recomiendo probar a seguir la rutina diaria descrita a continuación. Observe cómo influye sobre su calidad de vida.

Mañana

- Despertarse sin despertador a las 7.00.
- Cepillarse los dientes y limpiarse la lengua.
- Beber un vaso de agua tibia para estimular una eliminación regular.

- Vaciar los intestinos y la vejiga.
- Darse en el cuerpo un masaje con aceite.
- Tomar un baño.
- Realizar un poco de ejercicio ligero.
- Meditar.
- Desayunar.
- Dar un paseo a media mañana.

Mediodía

- Hacer la principal comida del día a mediodía.
- Permanecer tranquilamente sentado durante cinco minutos después de comer.
- Caminar de cinco a quince minutos para ayudar a hacer la digestión.
- Meditar a últimas horas de la tarde.

Tarde

- Tomar una cena de ligera a moderada entre las cinco y las siete de la tarde.
- Sentarse tranquilamente durante cinco minutos después de comer.
- Caminar de cinco a quince minutos para ayudar a hacer la digestión.

A la hora de acostarse

- Realizar una actividad ligera por la noche.

- Acostarse temprano, pero por lo menos tres horas después de cenar.
- No leer, comer o ver la televisión en la cama.

Es mejor levantarse sin necesidad de despertador hacia las seis de la mañana. Si no se imagina a sí mismo levantándose tan temprano, pruebe a dejar sin cubrir una ventana que dé al este o al sur [al este o al norte en el hemisferio sur], de modo que el sol lo despierte al salir. No recomiendo los despertadores porque todos suelen armar tanto jaleo que hacen que su primera experiencia de la mañana sea de estrés. Hay personas cuyo ritmo circadiano está tan poco sincronizado que les resulta muy difícil seguir esta pauta. Si tiene problemas para dormir por la noche o si nunca prestó demasiada atención a la regularidad en su estilo de vida, le recomiendo que utilice un despertador para despertarse muy temprano (antes de las cinco) y hacerlo así cada mañana durante varios días seguidos. Si evita el dormir la siesta durante el día, pronto empezará a quedarse dormido a las diez de la noche, y eso será suficiente para reinstalar todo el ciclo.

Cepíllese los dientes, limpiándose suavemente la lengua si está sucia. Cuando se somete a sesiones de quimioterapia es bastante habitual notar un sabor pútrido o agrio en la boca, sobre todo al levantarse por la mañana. Según el Ayurveda, eso refleja el nivel de toxicidad del cuerpo y es una señal de que hay que prestar una atención especial tomando sólo alimentos nutritivos y absorbiendo únicamente impresiones sensoriales nutritivas en su sistema. Le será útil beber una cantidad abundante de agua tibia durante el día, empezando inmediatamente después de lavarse la boca. Beber agua caliente o una infusión estimula el movimiento peristáltico de modo que podrá vaciar sin esfuerzo alguno sus intestinos y vejiga.

Aplíquese cada día un masaje de aceite antes de bañarse o ducharse, lo que beneficiará a su piel y estado general de salud. También le sugiero realizar un conjunto ligero de posturas de yoga o estiramientos, después de veinte a treinta minutos de meditación. Luego, tome el desayuno si tiene apetito y, si el tiempo lo permite, procure dar un corto paseo después del desayuno.

Aunque pocos de nosotros siguen este consejo, la mayoría de la gente se siente mejor si toma la comida principal hacia el mediodía. Esa fue la práctica natural en la mayoría de sociedades hasta la Revolución Industrial, cuando empezó a ser inconveniente para los empleados tomarse un tiempo para un gran almuerzo al mediodía durante el que tenían que dejar de trabajar. Una comida equilibrada y bien cocinada al mediodía puede tener un efecto beneficioso para toda su rutina diaria. Siéntese durante unos pocos minutos después de almorzar y, si fuera posible, dé un corto paseo.

Realice su segunda sesión de meditación a últimas horas de la tarde o a primeras horas de la noche, poco antes de cenar. Eso facilita la liberación del estrés acumulado durante el día y le prepara para las actividades de la noche. Tome una cena ligera hacia las seis de la tarde, y luego siéntese tranquilamente durante cinco minutos. Dar un paseo nocturno después de cenar ayuda a hacer la digestión y es un momento excelente para conectar con la familia.

Conseguir descanso

Aunque muchas personas consiguen dormir más cuando están estresadas, la mayoría de la gente que se enfrenta a una enfermedad grave ve perturbado su sueño. Por regla general, utilizamos la actividad para liberar las presiones internas. Al final de la jornada, cuando ha llegado el momento de desconectar, es posible que una mente agitada no esté tan dispuesta a desengancharse, aunque el cuerpo exija un muy necesitado descanso. La falta de sueño reparador complica el problema cuando a la persona le preocupa si será capaz de funcionar al día siguiente sin el descanso adecuado.

Se pueden poner en práctica algunas maniobras sencillas que han ayudado a la gente que sufre de insomnio ocasional. Lo mismo que sucede con un niño cuando se lo acuesta, seguir una rutina regular es una costumbre muy valiosa para acostumbrar a la gente a cambiar de marcha. Si tiene problemas para dormir, empiece por limitar su actividad después de la cena. Tenga la intención de aminorar las actividades como preparación para irse a la cama. Siempre que le sea posible, evite el ejercicio vigoroso, los programas violentos en la televisión y el trabajo mental intenso. Si ha estado intensamente concentrado y su mente está muy activa justo antes de acostarse, tardará más tiempo en quedarse dormido. Procure estar en la cama, con las luces apagadas, a las diez de la noche y, desde luego, no más tarde de las once. El siguiente ritual ha demostrado ser útil para dormir:

- Ponga algo de música serena y suave una hora antes de acostarse.
- Difunda en el dormitorio una fragancia relajante de aroma de aceite esencial como lavanda, vainilla, manzanilla o vetiver. Utilice ese aroma sólo para acostarse.
- Prepárese un baño caliente y vierta en él unas pocas gotas del mismo aroma de aceite esencial que difunda en el dormitorio.
- Aplíquese un masaje de diez minutos con aceite de almendras o de sésamo.
- Apague las luces y tome un baño relajado.
- Después del baño, tome una taza de leche caliente con nuez moscada y cardamomo, o una taza de manzanilla caliente, o una infusión de valeriana.
- Vaya directamente a la cama y concentre la atención en la respiración mientras se queda dormido.
- Si duerme en compañía de alguien, anímelo a seguir la misma rutina, para no verse perturbado precisamente cuando está a punto de quedarse dormido.

- Pruebe a aplicarse una almohadilla suavemente caliente o una bolsa de agua tibia sobre el abdomen cuando ya esté acostado en la cama. Compruebe que el calor sea tibio y no muy caliente, para no quemarse si se duerme.
- No lea, hable por teléfono, coma o vea la televisión en la cama.

Un sueño sano es un componente clave de la buena salud. Los estudios han demostrado que incluso privar a alguien de unas pocas horas de su sueño disminuye la función inmunitaria hasta que se ha recuperado el sueño perdido.[3] La calidad del descanso es mejor antes de la medianoche, de modo que ocho horas de sueño entre las diez de la noche y las seis de la mañana proporcionan una recuperación más profunda que ocho horas dormidas entre la una de la madrugada y las nueve de la mañana. Si se ha considerado siempre como un «noctámbulo», procure acostarse gradualmente cada vez más temprano hasta que adquiera el hábito de haberse dormido a las once de la noche. Hay personas que tienen una pauta de toda la vida de permanecer despiertas hasta muy tarde, y dormir luego hasta muy tarde por la mañana, pero los estudios han demostrado que quienes siguen esa rutina corren más probabilidades de experimentar períodos de tristeza, fatiga y ansiedad.[4] Aunque pueda parecerle un tema sin importancia cuando se tiene que enfrentar a una enfermedad grave, lo cierto es que establecer una rutina diaria saludable puede causar un impacto sustancial sobre su bienestar.

Ciclos estacionales

Todos hemos observado el efecto que tienen las estaciones sobre nuestra salud mental y física. Pocos dejamos de experimentar algún cambio en nuestro estado de ánimo a medida que los días se hacen más cortos cuando nos aproximamos al solsticio de invierno, o la animosa influencia de la primavera cuando la Tierra despierta de su frío sueño invernal. Durante millones de años de tiempo evolutivo, nos desarrollamos y adaptamos al cambio de las estaciones, interiorizando los ritmos de la naturaleza. Al hallarse la Tierra inclinada sobre su eje, la temperatura exterior y las horas de luz natural aumentan y disminuyen a lo largo del año. Estas perpetuas oscilaciones influyen sobre nuestras vidas a muchos niveles. La liberación de sustancias químicas que regulan nuestro estado de ánimo, la atracción que sentimos por el sexo opuesto y hasta las fiestas sociales giran al ritmo del percusionista estacional.

En los seres humanos, como sucede en la mayoría de los animales, la melatonina es el principal mensajero químico que sintoniza nuestro reloj interno con el de la naturaleza. Este proceso de armonización de nuestro ciclo mente-cuerpo con los ciclos del ambiente se conoce como sincronía. La melatonina se produce en la pineal, una pequeña glándula situada cerca del centro del cerebro, que transforma la energía lumínica en mensajeros bioquímicos. La glándula pineal vigila continuamente a hurtadillas el sistema visual y responde a la cantidad de luz disponible en el mundo, liberando más o menos melatonina. Los variados efectos de la melatonina son fascinantes. La fertilidad de las vacas, el pelaje invernal de los zorros y la hibernación en los osos se hallan influidos por esta sustancia química.

En los seres humanos, la melatonina tiene un gran efecto sobre nuestros ciclos de sueño/vigilia, secreción hormonal, estado de ánimo y función inmunitaria. El desfase horario (*jet lag*) en los viajes intercontinentales por avión es un problema habitual relacionado con la melatonina, experimentado por casi todos los que han viajado, y que se presenta con mayor frecuencia cuando cruzamos varios husos horarios. Ese desfase es el resultado de una falta de armonía entre nuestro reloj interno y los mensajes que recibe nuestro cerebro del ambiente en el que nos encontramos y en el que ha cambiado la hora. La forma más rápida de adaptarse a una nueva zona horaria consiste en seguir inmediatamente la rutina del ambiente al que se acaba de llegar. Tome su próxima comida a la hora señalada y acuéstese en el momento apropiado para el lugar en el que está de visita. Los estudios preliminares han sugerido que tomar una dosis de melatonina (de un miligramo por huso horario) varias horas antes de acostarse puede ayudar a restablecer el reloj biológico, pero aún están por definir sus usos y sus efectos secundarios potenciales.[5]

Un estado de malestar recientemente reconocido, el trastorno afectivo estacional (TAE), describe la depresión que experimentan muchas personas durante los cortos días del invierno. Además de los cambios en el estado de ánimo, las personas que padecen el TAE aumentan con frecuencia de peso, anhelan comer alimentos ricos en calorías y sienten sueño durante el día. Este estado de malestar se halla relacionado con alteraciones en la producción de melatonina, y se puede mejorar mediante una exposición a luces brillantes durante el día.[6] Abunda sobre todo en las regiones septentrionales, donde las horas de exposición a la luz solar invernal son limitadas. Muchas personas experimentan manifestaciones menores de tristeza invernal, lo que explica en parte la popularidad de los lugares de vacaciones situados en el sur durante los meses de invierno. Los antiguos, que disfrutaban tomando sol y a menudo adoraban al Sol como a un dios, observaron el efecto curativo que tenía éste sobre nuestros estados emocionales. En la actualidad, las personas que notan cómo su depresión invernal va desapareciendo a medida que se alargan los días, estarían probablemente de acuerdo con la visión que tenían nuestros ancestrales adoradores del Sol acerca de la estrella que nos da la vida.

¿Cómo podemos utilizar esta información sobre los efectos de las estaciones para mejorar nuestro bienestar durante el año? Aunque podemos tratar de ignorar o superar las señales de la naturaleza, lo mejor que podemos hacer consiste en escuchar y hacer caso de sus mensajes. A medida que los días se hacen más cortos, preste atención a las señales que reciba del ambiente, no de lo que le diga el reloj. Acuéstese antes, despiértese más temprano y adapte en consecuencia sus horarios de comidas y de meditación. Vista apropiadamente para el tiempo y elija alimentos equilibradores para las cualidades expresadas en el ambiente. Durante el otoño seco, frío y tempestuoso, elija alimentos que pacifiquen el «viento» y que sean algo más cálidos y pesados, como buenas sopas, cocidos y guisados. Durante el verano, cuando predomina el elemento «fuego», elija alimentos, ropas y actividades que lo mantengan frío. Durante la temporada húmeda y fresca de la primavera, prefiera alimentos y especias más ligeros y cálidos y procure vestir de acuerdo con el tiempo que haga para mantenerse caliente y seco. Utilice todos sus sentidos para equilibrar las influencias ambientales, prestando atención a los caprichos de la naturaleza, y recordando que la naturaleza de ésta es el cambio cíclico.

Estaciones, ciclos y cáncer

¿Qué se sabe sobre la relación entre el cáncer y nuestros ciclos biológicos normales? Existe una cantidad cada vez mayor de información que tiene potencial para cambiar espectacularmente la forma de administrar el tratamiento contra el cáncer. Una serie de indicaciones recientemente descubiertas apuntan a la posibilidad de que comprender los cambios de ritmo en el cáncer nos ayude a mejorar la salud. Hemos aprendido así que ciertos cánceres se dan más habitualmente durante unas estaciones que en otras. El cáncer de mama, por ejemplo, se diagnostica con mayor frecuencia en los meses de primavera, mientras que el cáncer de próstata se descubre más habitualmente en invierno. Eso sugiere que la glándula pineal puede hallarse en la fuente de alguna sustancia natural que combate el cáncer y cuya producción aumenta y disminuye a lo largo del año.[7] Tanto si esa sustancia funciona a través de nuestro sistema inmunitario como si tiene un efecto anticancerígeno directo, quizá podamos descubrir una clase de medicamentos basados en una actividad natural de nuestra farmacia interna.

Generalmente, los hombres y mujeres con cáncer pierden sus patrones hormonales cíclicos característicos, lo que refuerza el concepto de que una característica fundamental de la malignidad es la pérdida del ritmo fisiológico. Podemos aprovechar esa pérdida del ritmo natural producida por el cáncer para adaptar los horarios de aplicación de la quimioterapia y capitalizar así las diferencias entre las células malignas y las sanas. A la hora de desarrollar la cronoterapia para el cáncer (una terapia cuya administración se vincula con el horario), hay que considerar cuatro cuestiones importantes.

- ¿Cuándo son las células cancerosas más sensibles al medicamento de la quimioterapia?
- ¿Cuándo son menos sensibles al medicamento las células normales del órgano enfermo de cáncer?
- ¿Cuándo son menos vulnerables al medicamento las células del sistema inmunitario y las productoras de sangre?
- ¿Cuándo son más activos los órganos que descomponen y eliminan el medicamento (el hígado y el riñón)?

Si conociéramos las respuestas a estas preguntas, podríamos diseñar un protocolo de tratamiento oncológico que administrara los medicamentos cuando nuestras células normales descansan más, las células cancerosas se muestran más activas y nuestros órganos de eliminación estuvieran relativamente tranquilos. En tal caso, cualquier medicamento que se administrara tendría el efecto máximo contra las células cancerosas, causaría el mínimo daño a las células sanas, y se podría aplicar en su dosis más baja posible.

Empezamos a conocer las respuestas a las preguntas antes planteadas, aunque todavía nos queda camino por recorrer. La toxicidad de un medicamento contra el cáncer es muy diferente, dependiendo de cuándo se administra.[8] Los ratones tienen cinco veces más probabilidades de morir a consecuencia de una dosis nocturna de arabinosil citosina (AraC), un medicamento utilizado en quimioterapia, que si recibieran esa misma dosis durante el día. Las personas a las que se administra fluxuridina (FUDR) para el cáncer de colon a las seis de la tarde tendrán menos náuseas, diarrea e inflamación bucal que si se les administraba la misma dosis total uniformemente distribuida durante un período de veinticuatro horas.

La eficacia de un medicamento quimioterapéutico para tratar el cáncer puede ser mayor si se da a una hora del día en lugar de a otra.[9] Por ejemplo, los niños con leucemia obtienen mejores resultados si reciben su dosis de mantenimiento de quimioterapia por la noche, en lugar de por la mañana. Parte de la mejora es el resultado de su mayor tolerancia a dosis más altas de los medicamentos, que tienen menos toxicidad cuando se los administra a ciertas horas del día.

Aunque se producen avances en la aplicación de los crecientes conocimientos de los ritmos biológicos a la terapia contra el cáncer, estamos aprendiendo que no todas las personas ni todos los cánceres responden del mismo modo. Los científicos tratan de encontrar formas sencillas de determinar cuándo descansan las células normales de una persona y cuándo son más activas las células cancerosas. A estas banderolas químicas de la actividad celular se las llama a veces «cronomas», e incluyen sustancias como el antígeno carcinoembriónico (CEA) y la alfafetoproteína (AFP). Tenemos la esperanza de que pronto podremos utilizar pruebas sencillas para determinar cuál es el mejor momento para administrar los medicamentos contra el cáncer con objeto de obtener los máximos beneficios con los mínimos efectos secundarios.

Le recomiendo discutir el tema de la cronoterapia con su médico. Aunque este campo se encuentra prácticamente en sus inicios, existe un creciente cuerpo de información que puede ayudar a guiarle hacia el momento óptimo para aplicarle el tratamiento. Actualmente se dispone de instrumentos programables que liberan automáticamente el medicamento para poder administrarlos a las horas deseadas, lo que permitiría el desarrollo de programas especialmente concebidos para cada paciente.

El ritmo de la vida

A veces me dejo llevar por la fantasía de otros tiempos más sencillos, cuando el mundo se movía más lentamente. Se tardaba mucho más tiempo en ir de un lugar a otro, así que nos veíamos obligados a concentrarnos en el viaje tanto como en el destino. Estábamos más sintonizados con nuestro ambiente porque teníamos que prestar una mayor atención a nuestra supervivencia y bienestar. Se veneraba y respetaba a la naturaleza por su poder. Si queríamos participar en el baile cósmico, estaba claro que era la naturaleza la que marcaba el paso y nosotros la seguíamos. Aprendimos que cuanto más caso hiciésemos de los ritmos del mundo, tanto mejor nos sentíamos y más probablemente satisfacíamos nuestras necesidades físicas, emocionales y espirituales.

La naturaleza, sin embargo, no siempre es tan suave. Como seres humanos, nos vemos obligados a desarrollar tecnologías cada vez más sofisticadas, que nos aíslan de los impetuosos caprichos de la naturaleza. Empezamos con el fuego, los cobijos y las pieles de los animales, y con el transcurso del tiempo llegamos a la calefacción en las viviendas, los grandes bloques de pisos y los aparcamientos subterráneos. En nuestra desesperada necesidad de contar con un flujo ininterrumpido de información, desarrollamos máquinas de fax, televisión por cable y el correo de voz. Confiábamos en ahorrar tiempo, pero descubrimos que teníamos que afrontar muchos más *bits* de datos que antes. ¡Sólo tiene que pensar en cómo se sentiría si todavía tuviera que utilizar un teléfono de disco para efectuar sus llamadas!

Ha llegado el momento de que, como individuos y como comunidades, volvamos a conectar con los ritmos de la vida que laten a través de cada estrella del cosmos y de cada célula de nuestro cuerpo. Una enfermedad grave es una llamada al alma para que reordenemos nuestras prioridades y busquemos el equilibrio que es nuestra verdadera naturaleza. Armonícese con las canciones de la naturaleza, sincronícese con sus ritmos... porque le están llamando hacia la integridad completa.

Compromiso con la integridad completa

Nuestros cuerpos son el producto final de nuestras experiencias e interpretaciones. Para cambiar nuestros cuerpos tenemos que cambiar nuestras experiencias. Comprométase a cambiar su vida en el sentido de un mayor amor y atención hacia usted mismo y hacia quienes estén más cerca de usted.

1. Me comprometo a establecer una rutina diaria en sintonía con los ritmos de la naturaleza.
2. Concentraré mi atención en las variaciones estacionales, eligiendo comportamientos equilibradores de los cambios cíclicos que se produzcan en mi ambiente.
3. Si tengo dificultades para dormir, trabajaré para establecer una rutina regular de sueño que sea pacificadora para los cinco sentidos.

10

Curación emocional

Cabalgando sobre la turbulenta ola
de los sentimientos

> La emoción es la principal fuente de todo aquello que se hace consciente. Sin emoción no puede haber transformación de la oscuridad para convertirse en luz, ni de la apatía en movimiento.
>
> CARL JUNG

> A un estudiante cuyo corazón esté lleno de amor, que haya visto más allá de sus sentidos y pasiones, el maestro le revelará al Señor del Amor.
>
> MUNDAKA UPANISHAD

Laura era la que atendía a su familia. No sólo proporcionaba apoyo emocional fundamental para su esposo y sus tres hijos, sino también era la espina dorsal de su familia de nacimiento, y sus dos hermanas más jóvenes dependían mucho de ella. Tras la muerte de su padre, asumió la responsabilidad añadida de preocuparse por el bienestar de su madre, y siempre estuvo dispuesta a echar una mano cada vez que se la necesitaba.

Al saber que el bulto que tenía en el pecho era canceroso, Laura se sintió abrumada por poderosas emociones. Acostumbrada a dar a los demás, se sintió extremadamente incómoda al pedir ayuda para sí misma. Y su familia, que tanto dependía de ella para satisfacer sus necesidades, tuvo dificultades para ofrecerle el apoyo que ahora necesitaba. Así, de ella se apoderó un sentido sin precedentes de desesperación.

Después de haber recibido medicamentos antidepresivos que le beneficiaron poco, Laura ingresó en un grupo de apoyo contra el cáncer. Allí aprendió que era aceptable expresar sus necesidades y sentimientos, y encontró a personas capaces de aceptarla y acogerla. Obtuvo comprensión sobre su poco saludable costumbre de dar a los demás a expensas de agotarse a sí misma. A medida que consiguió ir abriéndose paso por entre los tratamientos contra el cáncer, también descubrió aspectos de sí misma que habían permanecido dormidos desde la infancia. Su depresión fue desapareciendo gradualmente y pudo establecer relaciones más equilibradas con su querida familia.

Nuestras emociones son un océano insondable de pensamientos y sentimientos. En cualquier día dado, nuestro mar emocional puede estar en calma, con visibilidad clara, o intensamente turbulento, generando el temor a ahogarse bajo arrolladoras olas. Las emociones se expresan por sí mismas a través de nuestra carne y nuestros huesos, exigiendo nuestra atención y negándose a ser racionales. Las llamamos sentimientos porque las sentimos en nuestro cuerpo, como nudos en la boca del estómago, presión en el corazón, o como una sensación de ahogo en la garganta. Puedo leer una noticia sobre un acontecimiento político en Irak y sentir relativamente poco, y luego pasar a la página deportiva, donde puedo sentirme emocionalmente sobrecargado al enterarme de que mi equipo favorito perdió la final en el último segundo. Un pensamiento, con su correspondiente sensación física, no es más que una idea, pero cuando me afecta a un nivel visceral, se convierte en una emoción. La sabiduría del cuerpo se expresa a través de nuestra experiencia de comodidad o angustia, y nuestros sentimientos son la esencia destilada de nuestros estados mentales y físicos. Vemos a un amigo y le preguntamos: «¿Cómo estás?», intentando tomarle el pulso emocional. El otro responde con su habitual estereotipo emocional («estupendo», «fabuloso» o «muy mal»), lo que nos ofrece un ligero atisbo de su actual estado de bienestar. Aunque asumimos que nuestros sentimientos son la medida de la realidad, a un nivel más profundo sabemos que la realidad no podría cambiar, seguramente, con la rapidez con que cambian nuestros estados emocionales.

Puede parecer paradójico, pero cuando se padece una enfermedad grave como el cáncer, la angustia psicológica inicial es saludable. La ansiedad y la tristeza que se sienten son una respuesta natural a la percepción de pérdida. Las sensaciones físicas que surgen sirven para llamar la atención y movilizar los recursos curativos internos. La incomodidad es la alarma de incendios que nos alerta sobre la necesidad de una intervención urgente. El desafío al que nos enfrentamos cuando nos encontramos ante una amenaza grave consiste en utilizar nuestros sentimientos para crecer, aprender y expandir nuestro repertorio de respuestas.

Las emociones del cáncer

No cabe la menor duda que tener cáncer genera una verdadera tormenta de emociones. No seríamos humanos si no tuviéramos unos sentimientos tan fuertes como consecuencia de saber que tenemos una enfermedad grave. Pero la cuestión que se ha planteado desde hace cientos de años es si ciertos estilos emocionales pueden crear el cáncer. A lo largo de los años, los psicólogos han sugerido que las personas que tienen dificultades para expresar los sentimientos fuertes y que abrigan la sensación de tener poco control sobre sus vidas corren un mayor riesgo de desarrollar cáncer que aquellas otras que se sienten cómodas expresando sus sentimientos y que abrigan la sensación de estar capacitadas para dirigir sus vidas.[1] Durante los últimos treinta años se ha venido sugiriendo que hay características de personalidad «proclives al cáncer», pero sigue habiendo una gran controversia acerca de hasta qué punto son significativos estos rasgos. ¿Acaso las personas que se guardan los sentimientos envían mensajes menos saludables a las células de su sistema inmunitario? ¿O es que el hecho de afrontar el cáncer hace que la gente sea más retraída y exprese menos sus emociones? A pesar de los numerosos estudios que se han concentrado en este tema, todavía no se ha llegado a una conclusión.[2] Como hemos visto en capítulos anteriores, sabemos que nuestro estado mental influye directa y rápidamente sobre nuestra capacidad para identificar y responder a influencias potencialmente nocivas. Pero ¿son éstas maneras mejores o peores de manejar el estrés? Y, lo que es más importante, ¿podemos cambiar nuestras respuestas emocionales a los desafíos de la vida?

Si se enfrenta actualmente a un cáncer, quizá se esté preguntando: «¿De qué me sirve saber ahora cuáles son los posibles rasgos de personalidad que pueden haber contribuido a elevar mi riesgo?». Ciertamente, de nada sirve acusarse por las cualidades que haya adquirido durante la infancia, como tampoco sirve de nada reprocharse por las decisiones que haya podido tomar en el pasado. La utilidad de examinar estas características consiste en considerar si es posible desarrollar ahora un estilo emocional más sano. ¿De qué sirve cambiar ahora si ya tiene cáncer?, puede preguntarse. La respuesta que le ofrezco es que una vida emocional más sana trae consigo sus propias recompensas.

Ya he sugerido antes que el cáncer ofrece una oportunidad de recrear su vida de una forma globalmente más sana. Un componente crítico de la salud incluye asumir la responsabilidad sobre los propios sentimientos. Responsabilidad significa la capacidad para encontrar una respuesta creativa. Eso es algo completamente diferente a la culpa. En este capítulo sugiero que el cáncer nos obliga a plantearnos preguntas fundamentales. Hay dos que son importantes aquí: «¿Cuál es el significado más profundo de esta enfermedad?», y «¿Qué me está diciendo el cáncer acerca de la forma en que he vivido mi vida?». Si estamos dispuestos a abordar honradamente estas preguntas, puede producirse una transformación profunda y la curación.

Si está usted dispuesto a seguir explorando este tema, examine algunos de los rasgos de personalidad que pueden prevalecer más en las personas con riesgos de desarrollar cáncer, y vea cuántos se le podrían aplicar.[3] ¿Es usted…

- abiertamente cooperativo?
- apaciguador?
- dubitativo?
- abiertamente paciente?
- condescendiente?
- ¿Siente aversión por los conflictos?
- ¿Se siente incómodo expresando cólera o emociones fuertes?

Ninguno de esos rasgos es de suyo indeseable o inapropiado. De hecho, si examinamos a las personas con riesgo de sufrir una enfermedad cardiaca, nos encontraríamos con unos rasgos de personalidad casi diametralmente opuestos: poco cooperativos, exigentes, impacientes, orientados hacia los conflictos y dispuestos a expresar cólera sin preocupación por el impacto que eso pueda causar sobre los demás. La cuestión, por tanto, no es que esté bien o mal, sino que se trata de equilibrio.

Ya hemos visto que la respuesta de luchar o huir fue nuestra forma más primitiva de afrontar un ambiente amenazador. Cuando la vida corre peligro, se está neurológicamente condicionado para reaccionar vigorosamente, echando a correr o lanzándose de lleno al conflicto. Puesto que en la vida moderna ninguna de estas dos opciones es aceptable o adaptativa, hemos desarrollado métodos ligeramente más sofisticados, conocidos como mecanismos de defensa psicológica. Se trata de diversos mecanismos que utilizamos para afrontar las situaciones y que nos aportan un cierto sentido de control sobre nuestras vidas. Como la mayoría de nosotros experimentamos angustia cuando nos descontrolamos, podemos concebir esas estrategias de afrontamiento como estrategias de control o, cuando son menos adaptativas, como dramas de control diseñados para disminuir la angustia psicológica. En lugar de luchar físicamente cuando nos sentimos amenazados o desafiados, podemos volvernos sarcásticos, intimidatorios o verbalmente insultantes. En lugar de echar a correr, podemos elegir recluirnos en nosotros mismos, cortar la comunicación y aislarnos emocionalmente. Desarrollamos nuestro repertorio de estrategias de control en la infancia, cuando aprendimos y nos adaptamos a los estilos emocionales de los miembros principales de nuestra familia y de quienes nos atendían. Es posible que aprendiéramos en una fase muy precoz de nuestro desarrollo que es necesario un estilo agresivo para satisfacer nuestras necesidades. Alternativamente, podemos haber recibido el mensaje de que nunca se considera aceptable expresar emociones fuertes.

Si es usted una persona que tiene dificultades para expresar sus sentimientos, hágase las preguntas que se incluyen a continuación. He descubierto que resulta más útil contestar a estas preguntas en voz alta, o bien escribir las respuestas en un diario. Al decir en voz alta me refiero a hablar con uno mismo en un lugar donde nadie pueda molestarlo, o comunicarse con un amigo o asesor que esté dispuesto y sea capaz de aceptar la expresión de toda la gama de sus emociones. Aunque al principio se sienta incómodo al expresarse en voz alta cuando esté a solas, es un método más útil que simplemente el pensar sus respuestas. Probablemente, se encontrará manteniendo una conversación con una persona imaginaria, que es la amalgama de las voces de resistencia o juicio que lleva usted en su corazón y en su mente.

1. ¿Es cierto que he sido reacio o incapaz de expresar abiertamente mis sentimientos?
2. ¿Creo que merezco expresar mis sentimientos ante mi familia y mis amigos?
3. ¿Cuáles creo que son las consecuencias de expresar mis sentimientos?
4. ¿Qué temo que ocurra si empiezo a expresar mis sentimientos ahora?

Si cree que es deseable expresar más abiertamente sus emociones, permita que los cambios se desplieguen con naturalidad. Practique el expresarse a sí mismo de una manera que no engendre resistencia. La autolimitación más habitual que se encuentran las personas en su vida emocional es la tendencia a acusar a los demás de lo que ellos mismos sienten. La percepción más positiva que engendra verdadera libertad emocional es tomar conciencia de que cada uno de nosotros es responsable de sus propios sentimientos. Una persona, situación o circunstancia puede desencadenar una respuesta emocional en nosotros, pero nadie ni nada puede hacernos sentir de una forma determinada sin nuestro permiso implícito. Alguien puede ser intimidatorio o actuar de un modo desmoralizante, pero somos nosotros los que decidimos sentirnos intimidados o desmoralizados. La mayoría de nosotros estamos tan acostumbrados a decir cosas como «Has herido mis sentimientos», o «¡Me has enojado tanto!», que el concepto de que tenemos realmente una alternativa acerca de cómo reaccionar puede parecernos incluso ridículo. Y, sin embargo, todos hemos pasado por la experiencia de poder reírnos en un momento cáustico de alguien por quien sentimos una limitada consideración, aun sintiéndonos profundamente heridos por una sutil sugerencia de decepción expresada por alguien cuya aprobación anhelamos. Está claro que nuestra interpretación de la experiencia es la que determina nuestra respuesta emocional a la misma.

Todo aquel que se enfrenta con el cáncer experimenta angustia porque la enfermedad grave siempre desencadena nuestros más profundos temores de pérdida. La pérdida de energía, comodidad, tiempo, independencia y control van naturalmente acompañadas de tristeza, pero no necesariamente de desesperación o falta de toda esperanza. A menudo son las pequeñas desilusiones las que complican nuestra angustia, como sucede con un comentario insensible por parte de alguien que atiende a nuestra salud, una falta de apoyo comprensivo por parte del cónyuge, o un comentario poco amable por parte de un amigo. Es en el contexto de esos desafíos menores cuando tenemos a menudo la oportunidad de percibirnos a nosotros mismos, de adquirir sabiduría y conciencia en el proceso.

Procesar las alteraciones emocionales

Para procesar las emociones hay que prestar atención tanto a la mente como al cuerpo. Eso significa escuchar el mensaje que nos transmite el sentimiento y reconocer las sensaciones en nuestro cuerpo. Aprender a comunicarnos directamente con las personas que amamos reduce el estrés y libera nuestra energía vital. Las emociones que aceptamos sin juicio nos ofrecen la oportunidad para un crecimiento personal y una autorreflexión que son positivas para nuestra familia y para nosotros mismos. Al enfrentarnos a una circunstancia desafiante, el proceso que se describe a continuación puede sernos útil para avanzar por entre las alteraciones emocionales que crean un estrés adicional innecesario.

1. *Identifique* la emoción que siente. «Siento...» Puede ser cólera, tristeza, dolor, traición, abandono, rechazo, frustración o desesperanza. Defina y describa con la mayor claridad posible lo que está sintiendo. Ponerle una etiqueta a sus sentimientos ayuda a concentrar la atención y a establecer algunos límites para las emociones que, en un principio, puedan parecer abrumadoras.

Ese es el primer paso para canalizar la poderosa energía del sentimiento hacia una dirección evolutiva.

2. *Observe* los sentimientos en su cuerpo. Una emoción es un pensamiento asociado con sensaciones físicas. Nuestros pensamientos desencadenan reacciones físicas, que tienen una química propia. Las expresiones fisiológicas del estrés no se pueden desconectar instantáneamente. La energía superficial de la emoción se tiene que disipar antes de que se pueda procesar ésta. Una vez que haya identificado lo que siente, permítase a sí mismo sentir esas emociones. Dirija conscientemente el aliento hacia el lugar de su cuerpo en el que note la presión y deje que con cada exhalación se libere un poco de la tensión. Rodee la sensación de su cuerpo con su atención y tenga la intención de liberar la carga emocional, reconociendo que se trata de sus sentimientos, pero no de usted. Al permitirse a sí mismo experimentar las sensaciones físicas, se disipará parte de la energía emocional y podrá escuchar el mensaje de emoción que ésta le transmite.

3. *Exprese* la emoción, en privado, para sí mismo. Puede anotar sus sentimientos o expresarlos en voz alta. He descubierto lo valioso que es llevar un diario sólo con este propósito. Escriba en él libremente y sin juicios sobre los pensamientos que crucen por su cabeza. Resístase al impulso de filtrar y no se preocupe si escribe cosas que no diría cómodamente en voz alta. A menudo, cuando se escribe un diario, surgen recuerdos distantes de situaciones similares. Aproveche el acceso que su alteración actual le permite a traumas emocionales del pasado y escriba también sobre ellos. Utilice un lenguaje que transmita franca y honradamente lo que está sintiendo. Permítase a sí mismo expresar todo aquello que necesita expresar acerca de la situación.

Estoy convencido del beneficio terapéutico de llevar un diario. El mismo proceso de expresar los sentimientos por escrito nos ayuda a obtener una cierta perspectiva con respecto a ellos. Cuando escribo en mi diario, a menudo me río de mí mismo al documentar mi indignación autojusticiera ante lo que he percibido como una injusticia. Los beneficios de llevar un diario han sido estudiados incluso científicamente. Los estudiantes universitarios que escriben sobre acontecimientos que los han alterado, demuestran una mejoría en su función inmunitaria y efectúan menos visitas a la clínica del campus.[4] Un reciente estudio de la Escuela Médica de la Universidad de Auckland, en Nueva Zelanda, demostró que los estudiantes de medicina que habían escrito acerca de los acontecimientos traumáticos ocurridos en sus vidas, generaron más anticuerpos en respuesta a una vacuna.[5] Se ha demostrado de un modo firme que cuanto más dispuesta está una persona a expresar por escrito sus fuertes sentimientos negativos, tanto más mejora su condición inmunitaria y su estado de salud general. Escribir sobre los acontecimientos estresantes de nuestras vidas puede ser una de las formas más sanas con las que contamos para procesar y descargar nuestros sentimientos más fuertes.

4. *Libere* las emociones a través de algún ritual. Si ha expresado sus sentimientos, se calmará la turbulencia de su mente, pero su cuerpo seguirá necesitando liberar la presión que se ha elevado. Habitualmente, lo mejor para ello es practicar alguna forma de actividad física. Salga a dar un paseo, vaya a bailar, a nadar, practique yoga o haga ejercicios de respiración, cualquier cosa que le ayude a descargar la emoción de su fisiología. Si se siente colérico, golpee una almohada, arroje piedras al mar o grítele a Dios. Haga algo que proporcione a su cuerpo una sensación de alivio, sin causar ningún daño a su ambiente. Permita que su cuerpo se desintoxique y reconozca la liberación de sus sentimientos mientras realiza la actividad.

5. Procure *compartir* la emoción con alguien capaz de escucharle con atención sin tratar de solucionarle su problema. Escuchar de una forma consciente es una habilidad que requiere práctica. Un valioso procedimiento de comunicación que nos ha indicado nuestro amigo Robert Gass, utiliza un objeto al que se habla. Los nativos norteamericanos han venido utilizando esta clase de objetos desde hace miles de años, para ritualizar comunicaciones importantes. Identifique como su objeto una piedra hermosa o un pequeño trozo de madera pulida, que luego debe utilizar exclusivamente para las sesiones de comunicación signi-

ficativa. Sostenga el objeto entre las manos, exprese sus sentimientos honrada y abiertamente, sin culpabilización. La persona con la que se comunique desempeña el papel de escuchar atentamente, sin interrupción, con la seguridad de que tendrá la oportunidad de responder y ser escuchada. Hable desde el corazón, hasta que se sienta completo, y recuerde asumir la responsabilidad sobre sus propios sentimientos. Luego, transfiera el objeto al que ha hablado a su pareja/acompañante y préstele la misma atención que recibió mientras hablaba usted. Este procedimiento aumenta la comunicación y reduce la posibilidad de que la discusión degenere en un lanzamiento mutuo de acusaciones.

Mientras habla, intente evitar expresiones como «¡Has herido mis sentimientos!» o «Siempre haces que me sienta de esa manera». Utilice más bien un lenguaje que no evoque ninguna actitud defensiva, ninguna resistencia, como «Sentí heridos mis sentimientos cuando me dijiste...». Cuando le toque el turno de escuchar, procure no interrumpir al otro en un intento por defenderse. Limítese a escuchar con atención, a recibir los mensajes que sean útiles y dejar pasar aquellos que no tengan valor alguno.

6. *¡Rejuvenézcase!* Si ha pasado por las cinco fases antes indicadas, al mismo tiempo que es consciente de su responsabilidad por sus propios sentimientos, habrá logrado algo realmente magnífico. Se necesita ser muy consciente y estar comprometido con el crecimiento personal para pasar por el proceso antes descrito, así que ha llegado el momento de gratificarse a sí mismo por el buen trabajo realizado. Si las dos personas de la relación se han comprometido a profundizar su nivel de intimidad por medio de una comunicación consciente, no hay tema que no se pueda tratar de una manera amorosa y respetuosa. Si tiene la suerte de hallarse en una relación así, celebren juntos cada éxito del proceso. Haga algo agradable por su pareja y por sí mismo. Aplíquense un masaje el uno al otro, vayan a ver una película, disfruten de una comida deliciosa y procuren estar abiertos a recibir nutrición.

Exploremos una situación que ilustra la posibilidad de transformar una relación potencialmente angustiosa en una experiencia positiva y afirmadora de la vida. Acude usted al oncólogo para someterse a un examen de control tres meses después de haber terminado la aplicación de la quimioterapia. Durante el examen, el médico comenta con naturalidad que un reciente estudio ha demostrado que las personas que se han sometido al tratamiento por el que usted ha pasado han sobrevivido una media de tres años, en comparación con menos de dieciocho meses para las que se sometieron a un protocolo de tratamiento más antiguo. Aunque el médico ha pretendido tranquilizarle con la información, usted se siente inmediatamente embargado por el pánico. Puesto que ya han transcurrido dos años desde que le diagnosticaron el cáncer, empieza a preocuparse porque quizá le quede menos de un año de vida. Al llegar a casa, empieza el proceso de clarificación emocional:

1. Identificación: identifica las emociones a las que se enfrenta, como temor y cólera. Su temor a la incomodidad física y a la pérdida de tiempo de calidad con su familia. Le encoleriza que el médico le diera la información de un modo que a usted le pareció insensible.

2. Observación: practica la meditación durante unos minutos, dirigiendo la atención hacia su cuerpo. Es consciente de la existencia de un nudo en el estómago y nota una sensación de opresión en el pecho. Permite que la presión de su cuerpo se libere con cada nuevo aliento. Al hacerlo así, empiezan a remitir algunas de las sensaciones de pánico.

3. Expresión: empieza a escribir en su diario, describiendo los temores y sensación de injusticia por el hecho de que una buena persona como usted tenga que pasar por este proceso, mientras que otras muchas personas están sanas. Mientras expresa estos pensamientos, empiezan a fluir las lágrimas y experimenta cierto alivio emocional. Entonces, se le empiezan a ocurrir nuevos pensamientos en los que se da cuenta de que el médico sólo estaba tratando de animarlo, y no comunicándole

una sentencia de muerte. Decide discutir ese mismo día la situación directamente con él.

4. Liberación: sale a dar un enérgico paseo, planificando lo que piensa decirle al médico, de una forma tal que exprese sus preocupaciones sin crear resistencia en el otro. Se sentirá capaz y seguro de poder expresar directamente sus necesidades.

5. Compartir: esa misma tarde llama al médico y le pregunta si dispone de unos pocos minutos para hablar con usted. Está disponible y le escucha expresar honrada y responsablemente sus preocupaciones. Inmediatamente, se disculpa por haberse mostrado insensible al efecto que le han causado sus palabras y le explica que le dio esa información con la intención de tranquilizarlo en el sentido de que las recomendaciones del tratamiento eran apropiadas. También le dice que las personas del estudio que se mantuvieron libres del cáncer durante dos años mostraron una excelente oportunidad de conservar la salud.

6. Rejuvenecimiento: se siente usted mucho mejor y dispone las cosas para que esa misma noche se le aplique un masaje. Llama a su hermana, explicándole lo ocurrido y hacen planes para salir juntos a cenar a su restaurante favorito.

Es mejor afrontar de este modo algunas alteraciones emocionales, aunque otras no se liberan tan fácilmente. Cuando experimentamos dolor físico o una pérdida inminente, expresar la angustia no hará que el dolor desaparezca mágicamente. A veces, cuando simplemente hay demasiado estrés para afrontarlo de una vez, pueden ser más útiles los mecanismos psicológicos que utilizan la negación o la supresión de los sentimientos.[6] Eso es particularmente cierto cuando la persona se entera de que tiene un cáncer y tiene que considerar toda una serie de decisiones inmediatas relativas al diagnóstico y al tratamiento. En un momento así, entrar a analizar el significado psicológico más profundo de la enfermedad puede ser inapropiado y poco útil. Otras formas efectivas de afrontar una situación amenazadora pueden ser utilizar como diversión la actividad orientada hacia un objetivo (limpiar la casa, organizar los archivos), alejar conscientemente la atención de los pensamientos que produzcan ansiedad (utilizando afirmaciones positivas) o enfrascarse en el proceso de afrontar el problema (navegar por la red para aprender todo lo que pueda sobre el cáncer). Eso es algo que usted sabrá cuando llegue el momento adecuado de profundizar en el significado de su enfermedad y en sus reacciones emocionales. Es esencial que, para cada aspecto de su salud, utilice la mejor herramienta de que disponga para la tarea, y eso también se aplica, ciertamente, a nuestras estrategias psicológicas.

Capear las tormentas emocionales

Animo a mis pacientes a utilizar tantas estrategias curativas como sea posible, reconociendo que cada uno de nosotros tiene necesidades singulares y responde de diferentes maneras a las muchas ofertas que nos presenta la vida. Cuando una persona se ve obligada a afrontar los temores que engendra el cáncer, el primer objetivo consiste en reducir la angustia hasta un nivel manejable, al mismo tiempo que se esfuerza por restablecer el equilibrio emocional. Una vez que se ha alcanzado una apariencia de equilibrio, se presenta por sí misma la oportunidad de ahondar más en el significado emocional y espiritual de la enfermedad. En cada una de las fases hay cinco componentes que, en mi opinión, son valiosos aliados en el proceso curativo:

1. Meditación, oración y técnicas de visualización
2. Expresión emocional
3. Apoyo de la familia
4. Información exacta sobre la enfermedad
5. Intervenciones médicas

Cada uno de estos enfoques aborda una faceta diferente pero importante de las necesidades emocionales de las personas que afrontan un cáncer.

Meditación, oración y técnicas de visualización

A estas alturas ya conoce mi convicción de que tomarse un tiempo diario para experimentar quietud y niveles expandidos de conciencia en la meditación es un aspecto clave de toda curación, ya que representa nuestra oportunidad directa para ir más allá de nuestra individualidad vinculada con el tiempo y probar nuestra naturaleza esencial inmortal. Desde esa plataforma de silencio, podemos activar nuestras intenciones curativas por medio del poder de la oración, el ritual o la imagen. Dejamos que las fuerzas cósmicas conozcan en términos inequívocos qué es lo que nos gustaría que sucediera, y luego liberamos la intención y permitimos que la sabiduría de la naturaleza se ocupe de los detalles.

Expresión emocional

Hay que tener la voluntad, la confianza y la capacidad para expresar sus sentimientos a personas que estén dispuestas a compartir su experiencia profundamente humana de afrontar una enfermedad amenazadora para la vida. Eso derribará los muros de la alienación y el aislamiento y le permitirá acceder a la fuerza curativa más profunda del universo: el poder del amor. El viaje curativo implica reconocer la naturaleza universal de uno. Compartir con otros sus esperanzas y desilusiones, alegrías y penas, es esencial para la recuperación de la integridad completa. El apoyo de los demás es una herramienta curativa poderosa, tal como ha documentado el trabajo de David Spiegel en Stanford, quien demostró que la gente que participaba en los grupos de apoyo en la lucha contra el cáncer no sólo se sentía mejor, sino que vivía más tiempo.[7] Conéctese con la gente que pueda sentir empatía por su situación e inspirarle con historias de ánimo y perseverancia. Procure rodearse de gente capaz de llorar y reír con usted, sin olvidar nunca el precioso don de la vida.

Apoyo familiar

Cuando una persona tiene cáncer en una familia, toda la familia tiene cáncer. Al margen de que la dinámica de la familia antes del diagnóstico fuese saludable o disfuncional, una enfermedad grave hace cambiar toda la red de relaciones dentro del hogar. Tal como sucede con el individuo, afrontar el cáncer ofrece a una familia la oportunidad de alcanzar una profunda percepción, sabiduría y curación. Algunas familias se ponen naturalmente del lado de la persona amada que sufre de un cáncer, mezclando espontáneamente la mezcla adecuada de tristeza y esperanza, de seriedad y ligereza, de angustia y alegría, de valor y rendición. Para otros, el temor y la incertidumbre que rodean el cáncer intensifican la tensión y las inseguridades subyacentes que ya han tensionado los lazos familiares. Sea cual fuere el estilo de comunicación que predomine, el cáncer ofrece la oportunidad de curar viejas heridas y establecer nuevos niveles de intimidad. Y, sin embargo, se necesita un esfuerzo concertado y unificado para aprovechar esa oportunidad para la transformación.

Las dinámicas familiares suponen un auténtico desafío cuando el familiar enfermo de cáncer ha sido, tradicionalmente, el que se ha ocupado de atender a las necesidades familiares. Si mamá, que siempre atendió a los demás, necesita ahora del apoyo, los otros miembros de la familia tienen que estar a la altura de las circunstancias, *y* mamá debe permitir que sean los otros quienes la cuiden. Una comunicación abierta y sincera es la clave esencial, lo que permite a las personas queridas efectuar la transición a desempeñar nuevos papeles.

Recomiendo que la familia se reúna de forma regular y que cada miembro se turne para practicar la comunicación consciente. Dedique tiempo para que cada persona exprese sus temores y esperanzas, reconociendo que no hay sentimientos correctos o equivocados. Si un familiar que se siente abrumado por la enfermedad no es capaz de asumir todas sus responsabilidades, procure negociar un papel que le permita efectuar algunas contribuciones sin sentirse culpable por no hacer más.

Cada uno de nosotros procesa sus pérdidas a su propio ritmo. Si permitimos que la gente dé lo que pueda, a menudo podrá acceder a recursos internos más grandes, a medida que aumente su confianza. El simple hecho de permitir a la gente expresar sus temores y preocupaciones, disipará a menudo la presión que se intensifica hasta una respuesta de lucha o huida. Un guión ideal para una discusión familiar sana podría ser el siguiente:

Mamá: Sé que mi cáncer de mama os asusta a todos. Tenemos ante nosotros un desafío, pero sé que si estamos ahí los unos para los otros, podremos pasar juntos por esto.

Papá: Todos hemos dependido de mamá para que nos cuidara, y la idea de que ahora es ella la que realmente nos necesita puede ser abrumadora. Voy a asumir el compromiso de regresar a casa un poco antes del trabajo, para poder echar una mano con la limpieza. Aunque me aterra, también estoy convencido de que podremos capear juntos esta tormenta y ser una familia más fuerte como consecuencia de todo lo que está sucediendo.

Jessica, de 14 años: ¡No me parece justo! Todo iba tan bien en nuestras vidas y ahora, de pronto, sucede esto. ¿Qué ocurriría si murieras? Lo único que quiero es escapar.

Mamá: Sé que no parece justo, pero la vida no siempre sale tal como la planeamos. De todos modos, no tengo la menor intención de morirme pronto, y ahora necesito que estés a mi lado. Puedo entender tu tristeza y tu frustración, pero, por favor, no te alejes de mí.

Michael, de 17 años: Quizá no debiera ir a la universidad el año que viene, para poder quedarme cerca de ti. Puedo seguir estudiando en la Facultad local y efectuar el traslado cuando te sientas mejor.

Mamá: Te agradezco mucho la oferta, pero creo que aún es demasiado pronto para que empieces a cambiar tus planes de vida. Sigamos adelante bajo la suposición de que conseguiré salir adelante en medio de este desafío, y de que continuar con vuestros estudios es lo mejor que podéis hacer vosotros.

Papá: ¿Tenéis todos la sensación de que habéis tenido la oportunidad de decir lo que pensáis?

Jessica: Siento haber parecido egoísta. Lo que sucede es que me preocupa muchísimo la posibilidad de perder a mamá.

Mamá: Nunca me perderás realmente, y aprecio mucho que estés dispuesta a compartir conmigo tus verdaderos sentimientos.

Durante los primeros meses después de conocer su diagnóstico, le recomiendo encarecidamente que mantenga reuniones familiares semanales para permitir que todos los miembros de la familia se expresen con sinceridad y abiertamente. Las aptitudes desarrolladas en unas discusiones tan amorosas les servirán durante toda la vida. Tener un encuentro formalmente programado ofrece a la familia un mecanismo saludable para procesar los fuertes sentimientos que, invariablemente, surgirán cuando aparece una enfermedad grave. A medida que se estabilice la situación médica, convoque una reunión familiar cada vez que surja una cuestión que sea mejor abordar en un foro abierto. Capacite a los miembros de su familia para convocar una reunión cada vez que sientan la fuerte necesidad de expresarse. Procure crear algún tipo de ritual, como rezar una oración o leer un poema al principio y al final de la reunión para definir la experiencia como importante y especial.

Si es usted la persona enferma de cáncer, dígale a sus personas queridas cómo le gustaría que la trataran, reconociendo que sus necesidades pueden cambiar de un día para otro y durante el transcurso de su enfermedad. La única forma segura de que su familia sepa lo que usted quiere es que se lo comunique. No es justo alterarse con sus seres queridos por no ser capaces de leerle los pensamientos. Como ya se ha dicho antes en este mismo capítulo, algunas personas con cáncer pueden tener dificultades para expresar sus necesidades, pero este es, definitivamente, el momento para cambiar la pauta. Si su familia nunca ha tenido la facilidad para comunicarse de este modo, piense en solicitar la ayuda de un profesional, desde un asesor familiar hasta un pastor, un sacerdote o un rabino. El cáncer nos ofrece la oportunidad de contemplar la vida cara a cara, de experimentar el precioso don que supone, y de expresar nuestro aprecio por el breve tiempo fugaz del que disponemos para pasarlo juntos. Aproveche la oportunidad para profundizar en su intimidad con su familia y sus amigos, que son sus verdaderos compañeros de viaje.

A medida que progresa en su recuperación del cáncer, puede disminuir la intensidad de sus sentimientos y volverán a cambiar entonces las relaciones con las personas que están más cerca de usted. Los miembros de la familia que se sienten con ánimos de dar de sí más de lo que se creían capaces, tendrán que retirarse gradualmente un poco para que usted no se sienta ahogado. Por otro lado, tras haber superado con éxito el desafío del cáncer, siempre guardará el recuerdo y las heridas de la enfermedad, y quizá no querrá que nadie olvide por completo la batalla que ha librado una vez que cada uno sigue con su vida normal. Como sucede con cada uno de los aspectos de la vida, el desafío al que se enfrentan usted y su familia con respecto al cáncer consiste en alcanzar el equilibrio correcto, y darse cuenta de que siempre será un equilibrio dinámico.

Información exacta e intervenciones médicas apropiadas

Aprender sobre el cáncer al que se enfrenta puede ser muy provechoso. Utilice en beneficio propio el mundo de la medicina científica. Es usted el miembro fundamental del equipo de atención a su salud, cada uno de cuyos miembros es capaz de comprender todo lo que se sabe sobre su enfermedad. Pregunte, desafíe y debata con el médico sobre aspectos importantes de su cuidado. Evite la tentación de utilizar la negativa para evadir los tratamientos efectivos, y sea consciente del uso que hace del pensamiento mágico, como «Puedo evitar el someterme a la cirugía de mama si me tomo estas hierbas chinas durante unas pocas semanas». Por otro lado, no acepte tampoco su papel como receptor pasivo de los productos farmacéuticos modernos.

En esta era de la información, resulta fácil convertirse en un experto en su enfermedad. Pase un día en la biblioteca médica local, o acceda a la información vía Internet. Uno de los beneficios de los grupos de apoyo que se citan con mayor frecuencia es la información de que disponen otros participantes que han invertido tiempo y esfuerzo en aprender todo lo que han podido sobre la enfermedad. Procure mantener una perspectiva equilibrada, sopesando cada nuevo método tanto con el corazón como con la mente. Si encontrara un tratamiento nuevo, pida hablar directamente con otras personas que lo hayan experimentado antes de volar al otro lado del mundo en busca de una terapia legendaria.

Si la angustia del cáncer fuese demasiado formidable y sintiera desesperación, discuta con su médico el papel que tienen los medicamentos antidepresivos. Los medicamentos, utilizados apropiadamente, pueden ser herramientas muy poderosas para aliviar los sentimientos de desesperanza e impotencia que interfieren en su capacidad para obtener una respuesta curativa óptima. Observo el desarrollo de medicamentos quimioterapéuticos efectivos, de potentes analgésicos y de medicamentos que estimulan el estado de ánimo con el mismo respeto que concedo a las hierbas medicinales, la meditación y el contacto curativo. Elija conscientemente a sus aliados, recordando que el verdadero hechicero no es ningún agente externo, sino la fuerza poderosa que hay dentro de usted.

Ahondar más profundamente

Para la mayoría de las personas con cáncer habrá en su viaje curativo una fase en la que parte de la intensa turbulencia ha remitido y se presenta la oportunidad para una reflexión más profunda sobre el significado de la enfermedad y el de la vida. Ese es el momento en que se hace posible la transformación personal si somos capaces de mirar honrada y abiertamente las decisiones que hemos tomado en el pasado y considerar si estamos preparados para tomar decisiones diferentes para crear un futuro diferente. Somos la suma total de decisiones que tomamos y la enfermedad grave nos permite la oportunidad de recrearnos en una nueva imagen si así lo deseamos y estamos dispuestos a realizar el trabajo. El «trabajo» significa mirar en nuestros corazones, ver lo que todavía queda en ellos por resolver, y dar los pasos necesarios para liberar sentimientos y convicciones que limitan la plena expresión de nuestro Yo superior.

Estoy convencido de que hay tres grandes componentes en este proceso que catalizan una comprensión y una transformación personal más profundas: el *perdón*, el *significado* y la *visión*. El perdón es la reclamación de nuestra inocencia, nuestro estado natural del ser antes de que aprendiéramos que el mundo era un lugar peligroso y que el amor incondicional es un bien muy escaso. A lo largo del camino de la vida, todos hemos sido heridos, nos hemos sentido desilusionados y traicionados. La mayoría de nosotros, en uno u otro momento de nuestras vidas, también hemos herido, desilusionado y traicionado a otros. Rara es la persona que no lleva en su corazón alguna herida sin curar. Y a menudo es la persona a la que hemos rechazado conscientemente aquella por la que sentimos el más profundo deseo no expresado de su amor y su perdón.

> Sharon no había visto a su padre desde que éste abandonó a la familia cuando ella tenía siete años de edad. La cólera experimentada por su madre ante el abandono fue contagiosa, de modo que cuando Sharon alcanzó la adolescencia, el simple hecho de pensar en su padre le producía cólera y resentimiento. Cuando se enteró de que se había vuelto a casar e iniciado una nueva familia, Sharon se hizo el propósito de que nunca lo perdonaría.
>
> En consecuencia, no estaba preparada cuando, varios años más tarde, recién ingresada en la universidad, recibió una carta suya preguntándole si querría visitarlo. Recientemente se le había diagnosticado un cáncer

de páncreas y quería verla antes de morir. Aunque su reacción inicial fue de rechazarlo, tal como él la había rechazado a ella, una suave pero persistente voz interior la impulsó a ir a verlo. Varias semanas más tarde, cuando se encontró con el hombre frágil que era su padre en una cama de hospital, una oleada de emociones se apoderó de ella cuando él le expresó su arrepentimiento y el amor que sentía por ella. Sharon se sintió abrumada por una mezcla de tristeza y alegría cuando él le dijo que le había estado escribiendo durante años, pero que su madre le había devuelto todas sus cartas, convencida de que no tenía ningún derecho a ser un intruso en su vida. Ese día, cuando se separaron, Sharon se dio cuenta de que su cólera no era sino el dolor contenido que no había encontrado una forma sana de expresarse.

La enfermedad grave nos recuerda que estamos en esta Tierra sólo durante un corto espacio de tiempo y que abrigar resentimientos, heridas y agravios no es sino un trágico despilfarro de tiempo y energía vital. Si está de acuerdo en que desprenderse del dolor emocional es deseable en esta fase de su vida, dedique un tiempo en el que nadie le interrumpa y proceda a realizar el siguiente ejercicio.

1. Medite en silencio durante unos diez minutos, utilizando la conciencia respiratoria o la técnica de meditación del mantra.
2. Visualice mentalmente un ambiente hermoso, seguro y sereno. Elija algún lugar natural que asocie con un momento de comodidad y alegría.
3. Imagínese a sí mismo en su forma más divina. Quizá sea como un ser angélico, un hombre o una mujer clarividentes, o un niño inocente y sabio.
4. Ahora, en ese espacio sagrado, pregúntese qué resentimientos, viejas heridas, cólera o lamentaciones lleva en su corazón.

5. Con la intención de ser completamente honrado y abierto consigo mismo, permita que su recuerdo le lleve hacia atrás, rememorando su vida, recordando episodios en los que su corazón se cerró como consecuencia de alguna insensibilidad o traición por parte de otra persona.
6. Recuerde los momentos en los que fue insensible o duro con otra persona que quiso o necesitó de su atención o cuidado, en un momento en que usted fue incapaz de proporcionárselo.

Dedique algún tiempo a escribir acerca de lo que haya aprendido durante este proceso. Recuerde las circunstancias y sentimientos que le acudan a la mente y escríbalos libremente, sin tratar de filtrar los recuerdos o emociones que surjan a la superficie de su conciencia. Cuando sienta que ha terminado con esta parte del proceso de «recuerdo», vuelva a la meditación durante cinco a diez minutos y visualice de nuevo su espacio sagrado. Esta vez, hágase las siguientes preguntas:

1. ¿Qué es necesario para que perdone a los demás por el dolor que me han causado?
2. ¿Qué es necesario para que me perdone a mí mismo por el dolor que haya causado a otros?
3. ¿Qué es necesario para que me perdone a mí mismo por el dolor que me he causado a mí mismo?

Una vez más, dedique algún tiempo a escribir lo que haya descubierto en este proceso. Concédase tiempo para digerir la información y los sentimientos que puedan brotar a la superficie. Deje transcurrir varios días para procesar sus emociones antes de actuar en consonancia con lo que haya podido descubrir. Si siente la urgencia de escribir una carta o llamar a alguien de su pasado hacia el que ha experimentado resentimiento, espere a que haya remitido la carga emocional, antes de actuar dejándose llevar por un impulso. Recuerde que aun cuando usted esté preparado para perdonar y olvidar, es posible que la otra persona no lo esté. La curación más poderosa es aquella que tiene lugar dentro de su corazón, independientemente de cómo responde la otra persona.

No es raro descubrir que alguien ha venido abrigando un dolor emocional causado por otra persona que ya ha muerto. Puede tratarse de un progenitor que se marchó o de un ex cónyuge que le traicionó. Si se siente preparado para liberar sentimientos tóxicos por alguien fallecido, la práctica de un ritual puede ser beneficiosa para permitirle completar su liberación. Después de identificar los sentimientos, de ser testigo de las sensaciones, expresarlas por escrito y liberarlas con un proceso físico, diseñe una ceremonia que tenga sentido para usted. Escriba una carta y quémela, al mismo tiempo que ofrece su perdón al espíritu de la persona. Visite su tumba y vierta allí su dolor, dejando en recuerdo algo que conmemore su visita. Si quedan miembros supervivientes de la familia con los que le gustaría establecer la curación, como los hijos de un hermano con el que se cortaron todas las relaciones, escríbales expresando su deseo de hacer las paces. Sea creativo, sabiendo que si usted procede de un lugar de paz, únicamente podrá ganar en el proceso.

A muchas personas les resulta más difícil perdonarse a sí mismas por las indiscreciones del pasado que perdonar a los otros. He descubierto tres componentes importantes para facilitar una verdadera liberación de culpabilidad y remordimiento. En primer lugar, recuerde que, en cualquier momento dado, todo el mundo hace las cosas lo mejor que puede. Desde una perspectiva retrospectiva, quizá le maraville cómo pudo haber dicho o hecho algo que causó dolor a alguien o a sí mismo, pero en el momento en que sucedió todo estaba usted actuando con todo el nivel de conciencia que podía tener entonces. En segundo lugar, realice alguna acción correctora, como escribir una carta, hacer una donación u ofrecer sus servicios gratuitamente. En el proceso de dar abiertamente desde el corazón, éste le proporcionará el perdón que busca. Finalmente, asuma el compromiso de no repetir las mismas acciones que causaron el dolor. Hágase el propósito, según su mejor capacidad, de ser más fiel, atento, sensible, honesto, generoso, leal y franco. Si promete cambiar, el perdón aparecerá.

Encontrar significado en la enfermedad

Cuando se encuentra con la adversidad, uno de los primeros impulsos es el de preguntarse: «¿Por qué me está sucediendo esto a mí?». La idea de que el universo es aleatorio y caprichoso resulta inaceptable para mi psique y, sin embargo, con mucha frecuencia soy incapaz de contestar plenamente a las preguntas del «por qué». En la tradición védica, la expresión «Insondable es el campo del karma» reconoce que la persona no tiene plena capacidad para comprender la multitud de experiencias del pasado que conspiraron para crear su circunstancia actual. Puede parecer fácil explicar el cáncer de pulmón de una persona que ha fumado durante cuarenta años, pero incluso esa idea simplista de causa y efecto plantea más preguntas que respuestas. ¿Por qué empezó a fumar esa persona? ¿Qué necesidad satisfacía el hábito? ¿Por qué apareció el cáncer cinco años después de que la persona dejara de fumar? Todavía es menor nuestra capacidad para explicar el cáncer entre la población infantil, cuando vemos a niños inocentes que desarrollan una leucemia o un neuroblastoma como consecuencia de ninguna decisión aparente que ellos tomaran. El libro de Job, en el Antiguo Testamento, nos recuerda que a la gente buena también les ocurren cosas malas.

Aunque no logremos comprender por qué ha surgido algo doloroso, aún podemos encontrar significado en la situación. Crear significado es una necesidad humana característica que se tiene que satisfacer para que podamos continuar nuestro camino. No podemos cambiar el pasado que nos planteó el desafío al que nos enfrentamos, pero sí podemos reinterpretar la experiencia desde la perspectiva de la vida como un viaje de aprendizaje. Tal como dijo una vez el gran escritor y filósofo Aldous Huxley: «La experiencia no es lo que le sucede a uno, sino lo que uno hace con lo que le sucede».

Hacerse las preguntas correctas puede ayudarnos a desvelar el significado más profundo de la enfermedad. Los siguientes ejercicios, como los descritos antes en este mismo capítulo, tienen un gran valor cuando se designa un tiempo para concentrarse en las preguntas, asegurándose de no ser interrumpido o perturbado. Inicie el proceso con diez minutos de meditación, permitiendo que se aplaque la turbulencia mental. Luego, visualice su espacio interior sagrado e invoque el aspecto más elevado de su ser para facilitar su exploración de estos temas tan sensibles. Cuando esté preparado para escuchar su voz más interior, hágase las siguientes preguntas:

1. Si supiera que sólo me queda un año más de vida, ¿qué cambios haría ahora en mi vida?
2. Si pudiera hablarle directamente a mi cáncer, ¿qué mensaje positivo recibiría de mí?
3. Si imagino que han transcurrido cinco años y que he dejado atrás el cáncer, ¿qué le diría acerca del significado de mi enfermedad a otra persona que se encontrara en mi misma situación?
4. Si pudiera hablar directamente con mi Dios, ¿qué me diría Él acerca del significado de mi enfermedad?

Inicie la conversación con su Yo interior y escuche los mensajes que surjan. Muchas de las personas a las que veo en el Centro Chopra descubren que su cáncer les ofrece una oportunidad de tomar decisiones que les aportan amor, intimidad y espiritualidad y que ya no toleran circunstancias que no sean elevadas para el espíritu humano. La innegable realidad de la vida es que la muerte nos acecha a cada uno de nosotros, aunque la mayoría elegimos vivir como si dispusiéramos de todo el tiempo del mundo. Si realmente comprendiéramos lo breve y preciosa que es la experiencia humana, no desperdiciaríamos ni un solo momento en acciones mundanas, resentimientos o lamentaciones. Afrontar el cáncer es una oportunidad para mirar nuestra mortalidad cara a cara y elegir el eterno momento presente.

Imaginar el futuro

En los círculos de la Nueva Era es habitual oír hablar de que podemos crear nuestra propia realidad. Eso es cierto, en la medida en que nuestras decisiones definen un cierto conjunto de probabilidades. Si yo no hubiera decidido hace años ingresar en la Facultad de Medicina, probablemente no estaría escribiendo ahora este libro. Si hubiera decidido instalarme en Tejas, en lugar de hacerlo en California, probablemente no ocuparía el puesto que ocupo actualmente como director médico del Centro Chopra. Por otro lado, cuando se trata de la enfermedad, estoy convencido de que es extremadamente rara la persona que decide conscientemente ponerse enferma. Puede usted haber tomado en el pasado decisiones que aumentaron su probabilidad de contraer la enfermedad, pero no decidió tener un encuentro con el cáncer.

Lo que sí puede hacer es decidir lo que quiere hacer a continuación. Crear una visión persuasiva del futuro puede causar un efecto poderoso sobre su calidad de vida. Aclare cuáles son sus intenciones para los próximos seis meses, doce meses, cinco años. ¿Cómo quiere que sea su vida? Examine los diversos aspectos de su vida y procure crear un futuro convincente para sí mismo. Utilice para ello el proceso que ya le resulta familiar: dedique diez minutos a meditar, visite su lugar sagrado e imagínese a sí mismo en el futuro. ¿Cuál será su vida física, emocional, material y profesional? ¿Cómo se sentirán las personas con las que se relacione? ¿Qué aspecto tendrá su vida espiritual?

Sólo usted puede contestar a esas preguntas. Piense y escriba sobre la vida que le gustaría crear y concentre la atención en sus deseos al principio de sus meditaciones diarias y antes de acostarse por la noche. En general, es mejor mantener sus intenciones en la quietud de su conciencia, pues las delicadas semillas de los deseos brotan mejor en el silencio.

Si anticipara la posibilidad de fallecer en un futuro más o menos previsible, reflexione sobre cómo le gustaría pasar sus últimos días. ¿Dónde le gustaría estar? ¿A quién le gustaría tener a su alrededor? ¿Qué le querría decir en sus momentos finales a las personas a las que ama? No es ésta la clase de preguntas que la mayoría de nosotros estamos acostumbrados a hacernos. Quizá tema crearse una expectativa para su futuro en un momento en el que su salud parece tan precaria. Quizá no pueda pensar más que en el próximo día. O es posible que tenga miedo de reconocer los deseos insatisfechos cuando no sabe si tendrá la oportunidad de realizarlos. Todas esas preocupaciones son legítimas y yo diría que no difieren mucho de las preocupaciones que tiene la gente cuando se enfrenta a una enfermedad grave. No obstante, mi experiencia ha sido que la mayoría de la gente que se enfrente a la posibilidad de la muerte tiene un profundo sentido intuitivo del curso de su enfermedad. Una y otra vez he atendido a personas que sabían que iban a sobrevivir a las expectativas que el cuerpo médico había determinado para ellas. En otras ocasiones, las personas estaban dispuestas a aceptar la muerte y, aun cuando no tuvieran ninguna razón inminente para morir, deseaban fallecer rápida y tranquilamente.

El valor de nuestra experiencia terrenal no se sopesa por la cantidad, sino por la calidad. Le animo a examinar dentro de su corazón y escuchar la voz serena que le conduce hacia la integridad completa. Despeje las emociones tóxicas que nublan la visión de su divinidad esencial. Tanto si vive cincuenta años como si fallece pronto en la siguiente fase de su viaje, libérese de resentimientos y juicios para que su corazón se pueda llenar de amor y perdón.

Compromiso con la integridad completa

Nuestros cuerpos son el producto final de nuestras experiencias e interpretaciones. Para cambiar nuestros cuerpos tenemos que cambiar nuestras experiencias. Comprométase a cambiar su vida en el sentido de un mayor amor y atención hacia usted mismo y hacia quienes estén más cerca de usted.

1. Me comprometo a asumir la responsabilidad por mis sentimientos, a considerar los desafíos emocionales como oportunidades para la percepción y el crecimiento personal.
2. Me comprometo a liberar las emociones tóxicas de mi corazón, de modo que pueda amar libremente y apreciar a las personas que hay en mi vida y a mí mismo.
3. Me comprometo a una comunicación abierta y sincera con las personas que hay en mi vida, a utilizar el desafío del cáncer para profundizar mis conexiones con las personas a las que amo.

11
Curación a través de la expresión

Profundizar la percepción a través del dibujo y el movimiento

> El arte es el cómplice del amor. Si se quita el amor, ya no hay arte.
>
> REMY DE GOURMONT

> Oh, cuerpo que se mueve al compás de la música, oh, mirada iluminada, ¿cómo conocer al bailarín a partir del baile?
>
> WILLIAM BUTLER YEATS

Jennifer había aprendido a utilizar su atractivo físico desde que era adolescente. Aunque dotada de un caprichoso sentido del humor, en privado atribuía su éxito como vendedora a su habilidad para atraer a clientes potenciales con su belleza natural. Cuando perdió el pecho derecho debido al cáncer, su autoestima y seguridad en sí misma se erosionaron, a pesar de que la cirugía reconstructora tuvo éxito.

Después de varias sesiones de asesoramiento, su terapeuta le sugirió que intentara explorar el arte como una forma de obtener percepción sobre sus sentimientos más profundos. Como quiera que desde pequeña siempre había disfrutado dibujando, Jennifer se mostró abierta a este nuevo método. En el transcurso de varias sesiones, se le pidió que realizara dibujos. Su primer cometido consistió en dibujarse a sí misma antes y después de la operación quirúrgica. La imagen del «antes» ilustraba a una mujer extravertida, situada en el centro de muchos hombres que la admiraban. En la imagen del «después» mostraba un cuerpo desfigurado y estaba sola.

En la siguiente sesión, la terapeuta le pidió a Jennifer que se mirara la cara en el espejo, prestando una atención particular a sus ojos. A continuación, le pidió que trazara un retrato suyo centrándose en su belleza interior. Esta vez, Jennifer dibujó el rostro de una mujer hermosa, con unos ojos resplandecientes y luminosos.

Finalmente, se le pidió que se mirase en un espejo de cuerpo entero y que dibujara exactamente lo que veía. Jennifer trazó el dibujo de una mujer atractiva y radiante, cómoda con su belleza natural, y que ya no necesitaba de la aprobación de los demás para reforzar su sentido de la atracción o de la importancia. Durante el proceso de terapia del arte pudo ver con creciente claridad su verdadera gracia, encanto y valor. Se desprendió así de su necesidad, mantenida durante tanto tiempo, de recibir aprobación por su aspecto, y empezó a apreciar más su belleza natural interior.

Tenemos una necesidad fundamental de expresarnos. De niños, gorjeamos y sonreímos, gritamos y nos revolcamos para llamar la atención de los padres y cuidadores. A medida que somos capaces de una expresión cada vez más independiente, encontramos poder y alegría en los simples actos creativos de hablar, cantar, correr, bailar, golpear los tambores, garabatear y colorear. En las reuniones familiares he visto a niños persiguiéndose unos a otros, precipitándose de una habitación a otra. Si detengo la carrera de mi sobrina de tres años y le pregunto:

«¿Por qué te mueves tan rápidamente?», ella me mira con una expresión burlona. La pregunta no tiene ningún significado para ella, puesto que se mueve así por el puro placer de hacerlo. Para ella, la pregunta es el equivalente de preguntar: «¿Y tú, por qué respiras?», o «¿Por qué te late el corazón?». La respuesta sólo puede ser: está en la naturaleza de los pulmones el respirar, de nuestros corazones el latir, de nuestros cuerpos el moverse. Forma parte de nuestra naturaleza el expresarnos en el mundo.

La esencia de la medicina mente-cuerpo es el reconocimiento de que cada experiencia de nuestra vida ocurre tanto en la mente como en el cuerpo. Ya se trate del gozoso nacimiento de un bebé, de ganar la final del campeonato deportivo, de la angustiosa pérdida de un ser querido o de enfrentarse a una enfermedad grave, todos llevamos las impresiones de esas experiencias tanto en nuestras envolturas mentales como físicas. El dolor, el temor, la ansiedad, la depresión y el resentimiento no resueltos se almacenan en nuestras mentes y cuerpos, produciendo una toxicidad que inhibe nuestra capacidad para estar plenamente presentes en el momento. En el capítulo anterior analicé formas de acceder a esos sentimientos por medio de exploraciones verbales e interrogantes directos. Esos métodos utilizan el intelecto como una puerta de acceso a las emociones, invocando los sentimientos que llevamos en el cuerpo a medida que se revelan los temas fundamentales.

También podemos utilizar nuestros sentidos para acceder a las impresiones almacenadas, soslayando con ello nuestro impulso por analizar e intelectualizar. Tocar la batería, canturrear, cantar, bailar, dibujar y esculpir pueden ser poderosas herramientas para explorar sentimientos profundos que necesitan expresarse para curar. Todas estas terapias artísticas expresivas utilizan uno o más de los cinco sentidos para acceder a las impresiones emocionales almacenadas en el cuerpo, a las que quizá no podamos acceder fácilmente a través del lenguaje. Exploremos dos de esos métodos con mayor detalle: la terapia del arte y la terapia del movimiento.

Terapia del arte

Mucho antes de que los seres humanos crearan el lenguaje escrito para transmitir sus pensamientos a través del tiempo y la distancia, nos expresamos por medio de dibujos e imágenes. Los pueblos prehistóricos de todo el mundo trazaron imágenes en los techos y paredes del interior de las cuevas, representando acontecimientos actuales o esperados. Nuestros antepasados paleolíticos pasaron probablemente mucho tiempo encerrados en sus cuevas durante la era glacial, lo que les proporcionó una amplia oportunidad de practicar su arte. Las antiguas representaciones de escenas naturales encontradas en las cuevas de España y Francia demuestran el rico sentido estético de nuestros más antiguos artistas. Muchos antropólogos creen que, además de su indiscutible belleza, estos dibujos de animales salvajes estaban dotados probablemente de propiedades mágicas, que daban a los cazadores poderes especiales sobre sus fuentes potenciales de alimentos. Al trazar las imágenes de estos animales con tintes y pinturas, los primeros artistas sintieron que eran capaces de ejercer alguna apariencia de control sobre fuerzas que, a menudo, tuvieron que haberles parecido indomables.

De un modo similar, Carl Jung estaba convencido de que trazar imágenes nos permite acceder a fuerzas emocionales más profundas e indomadas de nuestras mentes subconscientes.[1] A menudo no tenemos las palabras para captar la intensidad o el poder de nuestros sentimientos, pero una representación visual puede aportarnos alguna claridad y un sentido de influencia sobre emociones tormentosas. Los mandales o los diseños visuales circulares nos conectan con aspectos más profundos de nuestra naturaleza, y se encuentran en culturas de todo el mundo, desde los antiguos mayas a los tántricos tibetanos o las cúpulas de las iglesias bizantinas. El mandala es un símbolo universal que puede verse por toda la naturaleza. La simetría circular de un copo de nieve, el dibujo radial de un erizo de mar, los equilibrados pétalos de una margarita y los brazos en espiral de la Vía Láctea ilustran la expresión universal del centro expandiéndose hacia

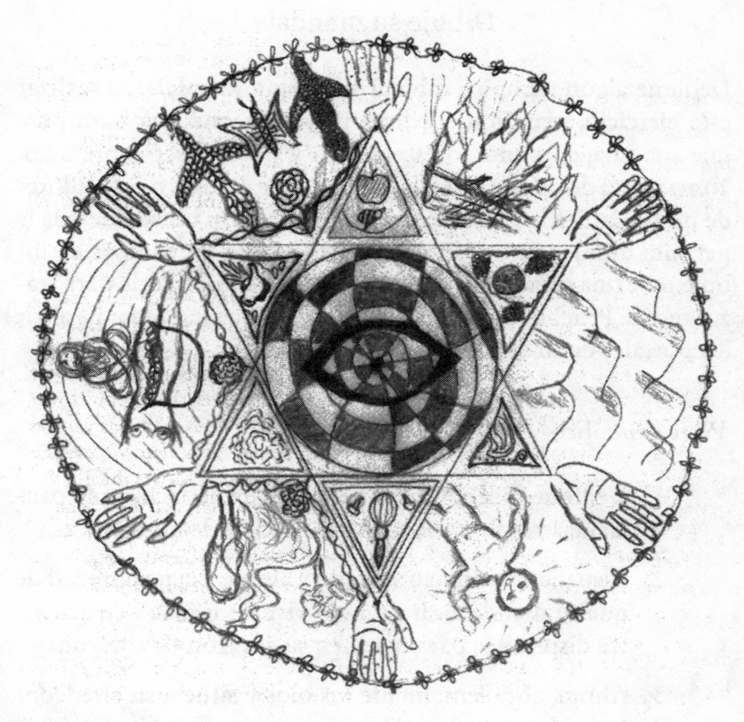

*Figura 3. **Mandala***

fuera, al mismo tiempo que aquello que está fuera trata de regresar simultáneamente al centro. El Sol, que sostiene la vida sobre la Tierra, es un mandala que irradia energía a través de todo el sistema solar. Parte de esa energía queda captada por dos hermosos mandalas anatómicos, nuestros ojos. Si se examinan atentamente las pupilas en un espejo, se quedará fascinado ante estos mandalas vivos que parecen bailar con la luz del mundo.

Dibuje su mandala

Dedique algún tiempo a dibujar su propio mandala. Al realizar este ejercicio, planifique dedicar por lo menos una hora para que sus imágenes interiores emerjan y puedan ser expresadas. Tome papel de dibujo, junto con lápices de colores o rotuladores de punta de fieltro, y encuentre un espacio con buena luz que le permita dibujar cómodamente. Disponga de un compás de dibujo o de una cuerda para trazar círculos y de una regla para trazar rectas. Pruebe con el siguiente proceso que le ayudará a abrir los portales de su visión interior.

Viaje simbólico

1. Dedique diez minutos a practicar una técnica de conciencia respiratoria o de meditación de un mantra.
2. Visualice su espacio sagrado y ábrase a la posibilidad de que su mandala, su símbolo visual sagrado, se encuentre disponible para usted en su corazón de corazones.
3. Ahora, abra lentamente los ojos y sitúe a su alrededor todo el material de dibujo que vaya a necesitar.
4. Empiece por identificar el centro de su página. Ese es el núcleo de su ser, alrededor del cual se envolverán las diferentes capas de su vida.
5. Elija cualquier color o colores que le atraigan. Identifique un espacio que rodee el centro en el que trazará las imágenes e impresiones que expresen sus esperanzas y deseos más internos. A menudo ayuda trazar un círculo de luz alrededor del centro, para definir su ámbito. Dibuje con una actitud de curiosidad y apertura, sin resistirse o sin anticiparse a las formas que puedan surgir.

6. Moviéndose hacia el exterior, desde el círculo, dibuje las imágenes y figuras que expresen sus emociones, sentimientos y creencias sobre sus circunstancias vitales actuales.

7. Continúe la expansión de su mandala, representando las imágenes que expresen su estado físico actual, permitiendo que el dibujo registre visualmente los mensajes que le envía su cuerpo.

8. En la circunferencia de su mandala, represente su ambiente por medio de símbolos y formas que surjan de su fuente de creatividad.

9. Continúe añadiendo los detalles que se sienta impulsado a reflejar, hasta que crea haber terminado el dibujo.

10. Revise ahora las imágenes que ha producido y vea qué percepciones puede obtener de ellas. Escriba unos pocos párrafos que puedan expresar verbalmente los sentimientos y las sensaciones que ha evocado su mandala.

El mandala es un símbolo de unidad e integración. Permite que se produzca una conversación entre nuestros impulsos más internos y nuestras percepciones e interpretaciones conscientes. La paradoja de la vida es cómo podemos existir simultáneamente en las profundidades eternas, desvinculadas e inmutables del ser, al mismo tiempo que en nuestras vidas diarias nos vemos moviéndonos a través de constantes estados de transición. Los mandalas nos permiten participar en una meditación visual activa que integre los aspectos silenciosos y dinámicos de nuestra vida. En el proceso de trazar estos diagramas, se nos recuerda que somos algo más que formas materiales con conciencia y que somos, más bien, conciencia que se manifiesta como extraordinarias expresiones individuales. Los mandalas nos recuerdan que nuestra naturaleza esencial se encuentra más allá del espacio y el tiempo, más allá de la salud y la enfermedad, de la vida y de la muerte.

Le animo encarecidamente a realizar este ejercicio. Hablar o pensar en dibujar un mandala no ofrecerá la misma experiencia. Si no ha explorado antes este proceso, le aseguro que el tiempo que se tome para dibujar sus símbolos sagrados estará bien empleado. Asistir al proceso de cómo surgen las imágenes desde los niveles más profundos de la conciencia inspira verdadero respeto. Le sugiero que se comprometa a dibujar un mandala una vez al mes, como una representación dinámica de su proceso curativo. Su cuerpo, mente y alma se lo agradecerán.

Ilustración de una historia

El dibujo de mandalas es una poderosa tecnología para acceder al significado más profundo del desafío al que se enfrenta. Se trata de un proceso abstracto y de forma libre. Para algunas personas resulta más fácil adoptar un método de representación de la forma. Trazar dibujos de su actual y deseada situación vital puede ser revelador y clarificador. Si ha transcurrido mucho tiempo desde la última vez que intentara dibujar, se verá agradablemente recompensado por su voluntad de explorar. Si es usted artista comercial o arquitecto de profesión, quizá le ayude al principio utilizar la mano que menos usa. Eso le permitirá soslayar su mente racional y crítica, para acceder a imágenes más profundas. Pruebe a realizar el siguiente ejercicio, diseñado para ilustrar la percepción de su situación por parte de su mente interior.

Escenario 1

1. Prepare algunos lápices de colores y papel de dibujo. Las acuarelas suelen ser muy útiles para liberar las energías creativas.
2. Pase unos diez minutos en una meditación silenciosa.
3. Visualice su espacio sagrado y su Yo superior. Convo-

que a su imaginación a las personas que sean más importantes en su vida en este momento, como miembros de la familia, amigos íntimos, alguien que cuida de su salud.

4. Ahora, lentamente, abra los ojos y empiece a dibujar la escena que se le haya revelado. Asegúrese de situarse en la imagen, junto con otros miembros de su círculo interno.
5. Continúe dibujando o pintando, hasta que tenga la sensación de haber terminado la escena.
6. Observe ahora qué mensajes emergieron de su mente. ¿Cuáles son sus relaciones con las personas que hay en su vida? ¿Qué más necesita de ellas que quizá no esté recibiendo actualmente?
7. Dedique algún tiempo a describir y explicar su escena vital y los sentimientos acerca de lo que ha ilustrado.

Escenario 2

1. Deje de lado la primera imagen y dedique otros diez minutos a una meditación silenciosa.
2. Una vez más, imagine que entra en su espacio sagrado y que invoca su Yo superior. Invite a las personas importantes de su vida a unirse a usted en su espacio sagrado.
3. Imagine esta vez que mantiene una conversación con cada una de esas personas importantes, en la que exprese ante ellas sus propias necesidades. Imagine que le responden de la manera que le aporte la nutrición, el amor y el apoyo que necesita y se merece.
4. Cuando esté preparado, abra los ojos y dibuje con todo el detalle posible la escena que acaba de imaginar.

5. Una vez más, tómese tiempo para escribir sobre su visión interna, tal como la ha representado sobre el papel. ¿Qué le es necesario para crear la escena que desea? ¿Qué limita su voluntad para pedir el amor y el apoyo que necesita?
6. Establezca un compromiso consigo mismo para dar los pasos necesarios que le permitan crear la escena vital que le aporte la mayor cantidad de paz, amor, comodidad e integridad completa.

Puede concebir estos procesos visuales como instantáneas de su actual paisaje interior. Le animo a reservar un período de tiempo semanal para documentar su viaje curativo. Afrontar una enfermedad amenazadora para la vida es un viaje mítico que todo ser humano tiene que afrontar. Expresarse a través del arte le permite conectarse con las fuerzas más profundas que trascienden su individualidad. Dar lugar a esas imágenes en el mundo de la realidad puede aportar percepción, comprensión y capacitación.

Movimiento curativo

¿De qué está hecho el cuerpo? Está hecho de vacío y ritmo. En el núcleo último del cuerpo, en el corazón del mundo, no hay solidez. Una vez más, sólo hay danza.

GEORGE LEONARD

Nuestra psique y nuestro cuerpo físico se hallan inextricablemente entretejidos. Según el Ayurveda, el aliento es el vínculo entre la mente y el cuerpo. Nuestra primera inhalación señala el punto de partida formal para nuestra individualidad terrenal, que se mantiene hasta que la última exhalación nos libera de nuestra localización en el espacio y en el tiempo. Todos nuestros alientos intermedios reflejan la alquimia de la conciencia que se transmuta en materia. El movimiento de la respiración refleja la inspiración colectiva, la contención y la liberación de cada célula y tejido de nuestro cuerpo. Cuando llevamos en nosotros temor, ansiedad, hostilidad o frustración, el lenguaje de nuestro cuerpo comunica estas emociones con cada aliento. Escuchar los mensajes que nos envía el cuerpo y aprender a liberar el dolor no procesado es la clave para curar tanto la mente como el cuerpo.

Ejercicio liberador de la tensión

«Tengo la sensación de no obtener el oxígeno suficiente, sin que importe las muchas veces que respire profundamente», se me quejó el hombre de 42 años al que recientemente se le había diagnosticado un melanoma maligno. «La radiografía del pecho, los escáneres de los pulmones y las pruebas de función pulmonar son totalmente normales, pero tengo la sensación de soportar un peso constante sobre el pecho. Sé que está relacionado con mi ansiedad por este cáncer de piel, pero no sé qué más puedo hacer al respecto. No quiero tomar tranquilizantes.»

En momentos de estrés intenso, la mayoría de las personas proyectan en sus cuerpos la tensión que experimentan. Para este hombre, la pesadez que notaba en su mente le estaba causando una sensación de restricción en su respiración. Tranquilizado por los estudios normales, en el sentido de que no había problemas estructurales en su corazón o pulmones, le di instrucciones para que realizara un ejercicio liberador de la tensión. Después de utilizar conscientemente su respiración para disipar las zonas de presión de su cuerpo, descubrió que la respiración volvía a ser regular y sin esfuerzo. Le animé a vocalizar las sensaciones que experimentaba por medio de gemidos y gruñidos. Después de respirar varias veces, empezó a sollozar, en cuanto le dio permiso a sus temores y a su dolor contenido para que fluyeran libremente. Después de una sesión de treinta minutos, informó que notaba que «se le había quitado el peso de encima». Con un mayor entrenamiento en relajación y un asesoramiento en percepción, los síntomas de su respiración se solucionaron por completo.

Una forma sencilla pero poderosa de liberar las obstrucciones emocionales y físicas almacenadas consiste en practicar el siguiente ejercicio curativo derivado de la tradición del yoga. Encuentre un tiempo y un espacio en el que nadie le interrumpa durante por lo menos treinta minutos.

1. Túmbese en un suelo alfombrado, acolchando su cuerpo con una colchoneta delgada o una manta suave.
2. Sitúese de modo que se sienta muy cómodo. Coloque una pequeña almohada o toalla enrollada bajo la nuca y almohadillas bajo las rodillas. Extienda los brazos a cada lado, con las palmas relajadas y abiertas.
3. Ahora, dirija la atención hacia la respiración y, con cada exhalación, tenga la intención de liberar cualquier tensión que haya en su cuerpo.
4. Después de varios minutos, cambie la conciencia del cuerpo en la que permita que la atención se dirija hacia todo el cuerpo, observando zonas específicas de tensión o incomodidad.
5. Con la atención concentrada en la zona que le causa angustia, empiece por gemir con cada exhalación, imaginando que la parte de su cuerpo que siente incómoda está liberando el sonido junto con el dolor.
6. Permita que los sonidos resuenen a través de su cuerpo,

del vientre, el pecho, la garganta y la cabeza. Tenga la intención de liberar las sensaciones que surjan.

7. No se resista a ninguna emoción que salga a la superficie. Permita que se exprese cualquier sollozo, llanto, gemido o grito, con la conciencia de que su mente y su cuerpo emiten sentimientos de incomodidad que habían estado guardados hasta ahora.
8. Cuando sienta que la liberación es completa, dedique unos pocos minutos más a dirigir la atención hacia la respiración, antes de abrir los ojos.
9. Anote su experiencia en el diario y cualquier percepción que pueda haber salido a la superficie con este proceso.

Danza terapéutica

Tal como le dirá cualquier madre embarazada, bailamos incluso en la matriz. En nuestro primer día de vida ya empezamos a participar de una coreografía que se despliega con la madre, moviéndonos en respuesta a sus palabras y gestos, en una sutil sincronía.[2] Nuestro lenguaje físico expresa nuestro tono emocional, demostrando restricción y tensión cuando nos esforzamos, y libertad, elegancia y fluidez cuando nos sentimos cómodos. No podemos atisbar directamente en el estado mental de otro, pero todos anunciamos nuestro estado emocional al mundo por la forma de mover nuestros cuerpos. La postura, el porte y el movimiento expresan los recuerdos que guardamos en nuestros músculos, cuyas primeras pautas se pusieron hace mucho tiempo. Llevamos con nosotros los modelos genético, familiar y cultural acerca de cómo colocarnos y movernos. Luego, superponemos nuestras experiencias a nuestra estructura física. Del mismo modo que cambiar nuestro estado de ánimo puede cambiar nuestro lenguaje del cuerpo, cambiar la forma de utilizar el cuerpo puede tener efectos muy profundos sobre nuestro estado emocional.

Todo el mundo puede bailar. Quizá se sienta tan ridículo o torpe como un niño, pero si está vivo, tiene la habilidad para mover su cuerpo con libertad y ritmo. Le animo a probar ese proceso, sobre todo si se siente emocional o físicamente limitado. Aunque se encuentre confinado a una silla o cama, este ejercicio mejorará su bienestar.

1. Elija una música que tenga poder emocional para usted. Podría ser una hermosa pieza clásica, un viaje musical de la Nueva Era o un animoso rock and roll. Idealmente, debería durar por lo menos cinco minutos y expresar diferentes estados de ánimo. Vea la sección de referencias, donde encontrará unas pocas sugerencias.
2. Si fuera posible, procure que alguien de quien se sienta cerca le sirva como testigo. Su pareja, un familiar, un amigo o terapeuta estará presente para observar su proceso y escucharle mientras usted describe su experiencia. Si pertenece a un grupo de apoyo contra el cáncer, emparejarse con otro de los miembros del grupo puede ser una forma poderosa de obtener percepción, de compartir, establecer vínculo y expresar apoyo.
3. Reduzca la intensidad de las luces, asegurándose de que el espacio está despejado de obstáculos.
4. Inicie el proceso en silencio, estando de pie con los ojos cerrados. Permita que su conciencia profundice en su cuerpo, percibiendo las sensaciones que pueda haber allí.
5. Si hay incomodidad o dolor, deje que su atención lo reconozca así, sin resistencia. Si no hubiera sensaciones evidentes, sienta el nivel de la tensión en su pecho, estómago o nuca, y limítese a permitir que su atención envuelva los sentimientos que pueda haber presentes. Si no hubiese ningún ámbito que capte su conciencia, vea si puede notar cómo late su cuerpo junto con su corazón.

6. Empiece a hacer sonar ahora la música, con la intención de permitir que el movimiento surja desde la zona de su cuerpo que pide ser expresada.
7. Imagine su respiración que fluye hacia la zona y, al exhalar, permita que surja cualquier sonido, utilizándolo como un punto de partida para el movimiento.
8. Amplíe cualquier movimiento que esté surgiendo. Siga balanceándose, bailando el rock, el swing o el twist mientras mantiene la conciencia dirigida hacia su interior. Permita que la zona del dolor o del trauma se afirme a sí misma. Si surge la aflicción, déjela expresarse. Si se despierta la cólera, permita que su cuerpo la emita y la libere. Si surgen explosivamente la alegría y el éxtasis, exáltese en su declaración de independencia. Está bien tener estas emociones. Utilice el movimiento y el sonido para despertar y liberar sus sentimientos inexpresados.
9. Cuando note que su cuerpo se expande, encuentre una posición, sentado o tumbado, y quédese completamente quieto. Mantenga la conciencia dirigida hacia el interior de su cuerpo, con los ojos cerrados durante varios minutos, mientras observa las sensaciones en su cuerpo y las imágenes en su mente.
10. Ahora, anote en un diario sus experiencias y percepciones y compártalos con su pareja. Pregunte por sus observaciones y espere su reacción.

Nota sobre el diario

En muchos de los ejercicios de este libro le he estado animando a llevar un diario porque he descubierto que es una forma muy valiosa de ayuda en la transformación personal. Los estudios han demostrado que escribir en los momentos difíciles mejora el bienestar mental y físico.[3] Durante los momentos desafiantes de la vida, nuestras mentes y cuerpos se esfuerzan por integrar el cambio en nuestra red de sensaciones físicas, emociones, ideas y deseos. La mayor parte del tiempo identificamos quiénes somos con nuestros cuerpos, sentimientos y convicciones. Si de repente nos vemos enfrentados a una enfermedad grave como el cáncer, se ve desafiada cada una de esas capas y nos vemos obligados a afrontar nuevas percepciones, sensaciones e ideas acerca de quiénes somos. Al principio, podemos movilizar nuestras defensas para evitar el cambio, pero nuestra salud depende de nuestra habilidad para metabolizar e integrar nuevas experiencias, por muy incómodas que puedan parecernos en ese momento. Llevar un diario es una forma muy importante de ayuda en este proceso.

El acto mismo de escribir me recuerda que no soy las experiencias que estoy teniendo, sino que más bien soy como el testigo silencioso del que está teniendo la experiencia. En un momento u otro, la misma alteración supuso subir a un autobús escolar para acudir a mi primer día de jardín de infancia, que el entusiasmo por haberme graduado de la escuela superior, que la pérdida de mi hermana, la celebración del nacimiento de mis hijos..., etcétera, etcétera. Escribir sobre mis experiencias destaca la continuidad del experimentador, de modo que cualquier acontecimiento concreto que suponga un desafío puede verse dentro del contexto de una vida mucho más amplia.

Llevar un diario ofrece forma y sustancia a las emociones e ideas. Cuando los temores y ansiedades giran desbocados en nuestro interior, son capaces de crear todo un tornado de sensaciones que pueden ser abrumadoras. Escribir sobre los sentimientos les da expresión y establece sus límites. A menudo descubrirá que la percepción surge en su interior cuando intenta definir su experiencia dentro de los parámetros del lenguaje. Estar plenamente presente con sus emociones y sensaciones y luego escribir sobre ellas es una potente combinación. Luego, sus sentimientos podrán servir a su propósito como motivadores de cambios en su vida, lo que puede ofrecerle en último término una mayor sabiduría y libertad.

Avanzar hacia la integridad completa

¿De qué sirve explorar las terapias de las artes expresivas si se enfrenta a una enfermedad que amenaza su vida como lo es el cáncer? Creo que de mucho. El valor más inmediato que tiene consiste en situarlo en la conciencia del momento presente. Al escuchar a su cuerpo y permitirle hablar, su mente se puede desvincular de las habituales reflexiones basadas en el temor. Abrir sus canales creativos y permitir que salgan a la superficie las emociones y sentimientos más profundos, trae consigo sus propias recompensas. Con el movimiento artístico y curativo, aprovechamos las imágenes y sensaciones que trascienden nuestro complejo actual de preocupaciones y ansiedades, lo que nos recuerda nuestra conexión con una fuente profundamente sabia y expansiva.

Al identificar y liberar la tensión y las restricciones de nuestro cuerpo, liberamos una energía vital que tenemos a nuestra disposición para la curación y la creatividad. Cuando nuestros cuerpos se mueven con una mayor libertad, apertura y facilidad, nuestro proceso de pensamiento también gana en flexibilidad y espontaneidad. Adquirimos una perspectiva más amplia y accedemos a nuevas opciones creativas. Una mente que no se ve agobiada por pensamientos descorazonadores es mucho más capaz de transmitir mensajes curativos a las células y tejidos del cuerpo.

En las culturas tradicionales de todo el mundo, el chamán o hechicero utiliza la música, el tamborileo y la danza para crear un ritual curativo. Sobre un fondo de golpeteo rítmico, el médico del espíritu utiliza cánticos y coreografías primigenias para representar mitos antiguos. Toda la tribu participa en los ritos del ceremonial en la medida en que paciente y comunidad se unen en un trance curativo. El hechicero utiliza los cinco sentidos para invocar imágenes de un lugar sagrado al que se transportan él mismo y el paciente. Allí se imparte la sabiduría curativa de los antiguos espíritus. Tras su regreso al tiempo y al espacio normales, la mente y el cuerpo del alma afligida han experimentado una poderosa transformación.

Si nos sentimos incómodos con la idea de efectuar un viaje curativo al mundo del espíritu, podemos utilizar la terminología moderna. Cuando los enfermos utilizan las terapias artísticas expresivas, obtienen acceso a aspectos de su mente inconsciente, donde encuentran energías arquetípicas. Mediante la identificación y liberación del dolor emocional profundamente enraizado, se transmite una información fisiológica y bioquímica más sana dirigida a su sistema curativo. Al margen de la visión del mundo que predomine en la conciencia de una persona o de una sociedad, experimentar el poder de estos métodos no verbales tiene capacidad para la transformación.

La vida es para aprender y, para mucha gente, aprender a través del cuerpo es una experiencia nueva que induce un gran entusiasmo. La mayoría de nosotros hemos sido entrenados para obtener el conocimiento a través de las vías intelectuales, utilizando el lenguaje como nuestro principal medio de registrar y obtener información. Las terapias expresivas reconocen, sin embargo, otra forma primordial de aprendizaje en la que se acepta que la inteligencia impregna todo el cuerpo y no está simplemente localizada en el cerebro. La animación de la vitalidad que se deriva de dar al cuerpo la oportunidad de expresarse directamente inspira una curación profunda.

Compromiso con la integridad completa

Nuestros cuerpos son el producto final de nuestras experiencias e interpretaciones. Para cambiar nuestros cuerpos tenemos que cambiar nuestras experiencias. Comprométase a cambiar su vida en el sentido de un mayor amor y atención hacia usted mismo y hacia quienes estén más cerca de usted.

1. Llevaré regularmente mi conciencia hacia las sensaciones de mi cuerpo, prestando atención consciente a cada mensaje de angustia que me puedan estar comunicando.

2. Me daré a mí mismo las oportunidades para expresar mis sentimientos y emociones a través del arte, la música y la danza.

3. Empezaré a llevar un diario y lo utilizaré para conectarme con mis sentimientos, expresarlos y liberarlos sin causar daño a las personas que estén más cerca de mí.

12
La mejor medicina

La risa como terapia

> El humor es un preludio de la fe, y la risa es el inicio de la oración.
>
> REINHOLD NIEBUHR

> Si se detiene uno a pensarlo, resulta extraño que, de todas las incontables personas que han vivido antes de nuestro tiempo sobre este planeta, no se conozca a una sola, ni en la historia ni en la leyenda, que haya muerto de risa.
>
> SIR MAX BEERBOHM

> Una risa incontrolable brotó entre los benditos dioses.
>
> Homero

La risa es la experiencia de la paradoja de la vida. Nuestras mentes y nuestros sentidos experimentan el mundo a través de la coexistencia de los opuestos. El calor no podría existir sin frío, lo grande no se puede concebir sin lo pequeño, arriba no tiene significado alguno en ausencia de abajo. No podemos conocer el valor sin temor, la luz sin oscuridad, la ganancia sin pérdida. En ocasiones, podemos tomarnos y nos tomamos muy seriamente estas contradicciones, pues las polaridades de la vida son la base de la tensión y el conflicto. Por otro lado, a veces examinamos una situación enojosa, llena de contradicciones, y nos echamos a reír ante lo absurdo que nos parece. La experiencia de una situación depende mucho más de nuestra interpretación, de nuestra actitud, que de la circunstancia misma. Los temas de una relación sentimental fracasada, una lucha financiera, los secretos de familia guardados en los armarios constituyen la sustancia de los culebrones televisivos y las comedias de situación. En una, nos enfrascamos en el drama, cabalgando sobre cada ola de traición y reconciliación con el corazón y las entrañas. En la otra, nos apartamos repetidamente de una excesiva intensidad gracias a una expresión facial imprevista o a una ingeniosa réplica verbal. Un sencillo cambio de perspectiva es la diferencia entre los sentimientos de ansiedad y aflicción o de diversión e hilaridad.

Al enfrentarnos a una enfermedad grave, la idea de reírnos ante la situación puede parecernos en sí misma risible. La vida no parece ni remotamente divertida cuando uno se siente incómodo a causa del cáncer o de su tratamiento. Y, sin embargo, al concentrarnos en el dolor, sin la intención de crear un cambio en la perspectiva, no hacemos sino intensificar la angustia física y emocional. Sea cual fuere el desafío al que nos enfrentemos, podemos ampliar creativamente nuestra perspectiva y desarrollar una relación diferente con ella.

> La pareja de ancianos fue acompañada a realizar una visita al cielo después de haber muerto instantáneamente en un accidente de automóvil. El ángel les informó que, como habían vivido una buena vida, se los iba a recompensar con un hermoso hogar celestial, un nuevo coche que no tenía necesidad de combustible, y una cuenta de gastos ilimitada.
>
> A pesar de todos estos premios, el señor Newman pareció sentirse angustiado. «¿Qué problema tienes? —le preguntó su esposa—. ¿No te sientes feliz por el hecho de estar aquí?»

> «Lo soy —contestó él—, pero no dejo de pensar que si no me hubieras obligado a hacer ejercicio, evitar los alimentos pesados y dejar de fumar mis puros, podría estar aquí desde hace muchos años.»

Todos nos hemos tenido que enfrentar con situaciones difíciles que no tienen soluciones fáciles cuando, de pronto, hemos recibido la visita de un amigo. En apenas un minuto, el amigo nos ha hecho reírnos de nosotros mismos, recordándonos que hay más de una forma de ver la situación. La misma experiencia de la risa crea un cambio en la conciencia y en nuestra condición física.

Creamos una realidad para cada escenario en nuestra vida. Nuestras sensaciones y percepciones activan una red de circuitos neurológicos que establecen los límites de la experiencia. Estamos convencidos de que nuestra situación y sensaciones actuales son la única interpretación posible y de que nuestra visión del mundo es la única correcta. Entonces, sin advertencia, la risa nos proporciona un breve impulso hacia una realidad diferente y más amplia. Nos permite ver la imagen más grande, recordarnos que la realidad es una interpretación. No se halla congelada en el espacio y en el tiempo, sino que es perpetuamente mutable, sujeta al contexto de nuestros recuerdos personales y culturales. La risa nos permite salir temporalmente de nuestro espacio y estado, vinculado con el tiempo, y tocar el campo de la conciencia, que no tiene límites y es eterno.

¿Qué ocurre cuando reímos ante una escena de una comedia? Asistimos a una situación que habitualmente hace que nos sintamos un tanto incómodos porque podemos identificarnos con las vulnerabilidades de los personajes. Entonces, alguien hace o dice algo que desvela la conversación oculta que ha estado produciéndose y, de pronto, cambiamos nuestro punto de vista y experimentamos un cosquilleo interno. Se establece una conexión entre la forma predecible de examinar la situación y la forma poco habitual. Como seres humanos, la experiencia de esa conexión nos sienta bien y nos hace reír.

> El presidente de una gran empresa de magnífico éxito financiero no ha tenido nietos de sus tres hijos casados, a pesar de las indirectas no tan sutiles lanzadas durante varios años. Al inicio de la cena familiar con sus hijos y sus nueras, el padre cierra los ojos y empieza a rezar en voz alta.
>
> «Querido Padre Celestial, me has honrado con muchas bendiciones, pero sigo sin tener nietos. Deseo tanto ver cómo mi apellido pasa a la siguiente generación que hace varios años que decidí crear un fondo para mi primer nieto, un fondo que ahora tiene un valor de varios millones de dólares. Confío en que, con tu gracia, y antes de morir, podré tener la alegría de entregarle ese regalo.» Cuando el padre abrió de nuevo los ojos, comprobó que su esposa era la única persona que quedaba en la mesa.

El humor nos ofrece la oportunidad de examinar los desafíos de la vida mientras mantenemos una cierta desvinculación con respecto a ellos. Cuando los personajes de una comedia de situación pierden el trabajo o se encuentran enmarañados en complicados triángulos amorosos, nos reímos de sus esfuerzos por resolver sus conflictos porque no son nuestros conflictos. Eso no quiere decir que nos complazca el hecho de que estos personajes tengan problemas. Nos alegramos por otros motivos, como en las historias de aventura o drama, en la que nos sentimos contentos cuando el malo recibe su merecido. Pero en las comedias nos reímos porque los problemas del personaje no son nuestros problemas. De hecho, si fuéramos a ver una película cómica cuyo tema nos «afectara demasiado de cerca», no nos parecería tan divertida, aunque a otros que se identifican con los temas les pareciese muy poco divertida.

La libertad definitiva aparece cuando somos capaces de reírnos de nosotros mismos. El ego se consume con temas de control y aprobación y, como tal, se toma muy seriamente a sí mismo. El ego vive sumido en el temor de la pérdida. El espíritu está eternamente libre de esos temores, pues se sabe infinito e intemporal. El espíritu es el territorio de la existencia, que adopta eternamente disfraces de individualidad. Se regocija con la ilimitada variedad de expresiones y con la unidad subyacente. Cuando tenemos el espíritu establecido como nuestro punto de referencia interno, podemos reírnos de nuestra vinculación a la confinada imagen que tenemos de nosotros mismos.

Al darme cuenta de que el verdadero yo no son esas cosas con las que me identifico en mi existencia cotidiana (mis posesiones, mis posiciones, mi apellido e incluso mi cuerpo), sino el campo de conciencia que subyace bajo todas esas cosas, la risa burbujea dentro de mí. Si consigo establecer la misma desvinculación con mi propia situación como la que he mantenido mientras veía a Charlie Chaplin o a Robin Williams enfrentarse a unas vidas azarosas, puedo elegir mi propia perspectiva. Un día prefiero considerar mis desafíos como un drama, al día siguiente los veo como una aventura, y otro día como una comedia. Sea cual fuere mi decisión, en el proceso no habré renunciado por ello a mi libertad.

Nuestro estado natural

Según algunas tradiciones religiosas, los seres humanos nacen en un estado de pecado. Sin embargo, al ver sonreír y reír espontáneamente a mi bebé de tres meses, tengo verdaderos problemas para creer que Dios no tuviera la intención de que disfrutáramos de las bondades de la vida. Mi pequeña Sara parece sonreír sin ninguna razón aparente. Cuando yo le devuelvo la sonrisa, ella pasa al siguiente nivel y empieza a reír y a mover las extremidades como si todo el universo estuviera loco por ella. He leído informes en los que se dice que los bebés sonríen con una frecuencia 35 veces mayor que los adultos, y ríen en voz alta varias veces por hora. ¿De qué sonríen y se ríen tanto? Nunca lo sabremos con total seguridad, ya que la mayoría de nosotros lo hemos olvidado, pero sospecho que se ríen porque simplemente se sienten muy bien por el hecho de estar vivos. Además, uno se siente bien cuando ríe, lo que no hace sino completar un círculo de resonancia perfecta.

Al margen de lo seriamente que pueda estar preocupado por algo, cuando veo reír a mi hija de ese modo, me siento impulsado a unirme a sus risas. El tema críticamente importante que me preocupaba tanto no ha cambiado en absoluto, sino que he sido yo el que ha cambiado de perspectiva. Y casualmente resulta que, desde mi punto de vista, a menudo surgen entonces a la luz soluciones que previamente habían pasado inadvertidas. La risa puede ser curativa e iluminadora. Uno de los muchos dones que nos ofrecen nuestros hijos es el de recordarnos que no nos tomemos tan en serio a nosotros mismos.

La ciencia del humor

> Dos hombres eran socios en un negocio desde hacía más de treinta años cuando uno de ellos contrajo una enfermedad que desafiaba todo intento de diagnóstico y tratamiento. Cuando ya estaba en su lecho de muerte, su conciencia pudo con él y llamó a su socio.
>
> —Antes de morir —se lamentó el moribundo—, tengo que admitir algo. No quiero llevarme esto a la tumba, pero lo cierto es que he estado sacando dinero a hurtadillas de la empresa durante los últimos veinte años y, probablemente, te he robado más de un millón de dólares. Estoy seguro de que me perdonarás antes de que muera.
>
> —No seas demasiado duro contigo mismo —se apresuró a responder el socio sano—. Yo también he sido egoísta. Si quieres que te diga la verdad, he sido yo el que te ha estado envenenando desde hace seis meses.

Desde una perspectiva científica, la risa es un elegante y complejo fenómeno mente-cuerpo. Los gorjeos de su hija cuando se le hacen cosquillas expresan una respuesta que tiene muchos componentes psicológicos y neurológicos. La sensación del cosquilleo bajo los brazos es transportada por las fibras nerviosas a niveles diferentes del cerebro, desencadenando una multitud de reacciones. Los mensajes que se le envían a brazos y piernas la hacen retorcerse. Las informaciones neurológicas que reciben sus músculos respiratorios y la caja de resonancia de su voz estimulan los sonidos y exhalaciones de la risa. Si el cosquilleo continúa, los impulsos pueden llegar a sus glándulas lacrimales, provocando lágrimas de alegría. Mientras tanto, su interpretación de la experiencia es la clave de todo. Si no percibe el cosquilleo como seguro, puede evocar un conjunto completamente diferente de respuestas. Si ella está enfadada porque se la ha obligado a abandonar la fiesta de su amiga antes de lo que quería, puede hacer un esfuerzo consciente por reprimir las risas, a pesar de los esfuerzos que se hagan por provocarla.

Aunque mi perro spaniel parece sonreír cuando le rasco el vientre, únicamente los seres humanos reímos. (Las hienas no ríen en realidad, sino que producen un insólito ladrido para definir su espacio personal.) Los bebés son capaces de sonreír ya durante el primer mes de vida, pero no pueden reír hasta el tercero o cuarto. Los estudios realizados en la primera mitad del siglo XX documentaron la historia del desarrollo de la sonrisa y la risa en los niños. A los dieciocho meses, sonreímos aproximadamente cada seis minutos, pero a la edad de cuatro años efectuamos casi una mueca por minuto. De modo similar, la proporción de risas con respecto a las sonrisas aumenta desde una de cada diez a los 18 meses a una de cada tres sonrisas a los cuatro años.[1] Otros estudios establecen una correlación entre la inteligencia y la frecuencia de las risas.[2]

A veces reímos porque escuchamos algo inteligente, y otras veces porque vemos algo incongruente, como cuando una figura investida de autoridad queda encerrada en un armario o un policía resbala al pisar inadvertidamente una piel de plátano. Mis mejores risas se despiertan cuando no sé realmente qué hay de tan divertido en una situación. Habitualmente, lo observo así más tarde, cuando le intento explicar a alguien la razón de mi regocijo e invariablemente no consigo causarle el mismo efecto. La risa puede ser contagiosa, como habremos experimentado todos en una u otra ocasión. Empezamos a reír simplemente porque alguien se ha puesto a reír, y nos encontramos atrapados en un circuito que se autoperpetúa y en el que seguimos riendo sólo de pensar en lo mucho que nos hemos reído.

A pesar de la experiencia ubicua de la risa, todavía es bastante escasa la investigación científica sobre este aspecto con tanto valor medicinal. Hace casi quinientos años, el médico y humorista francés François Rabelais se dio cuenta de que la risa era terapéutica: «Es mejor escribir sobre risas que sobre lágrimas, pues la risa es propiedad del hombre».[3]

Norman Cousins, autor y editor de la *Saturday Review*, situó la risa en un primer plano con su libro *Anatomía de una enfermedad*, publicado en 1979. En él cuenta cómo pudo recuperarse de una enfermedad artrítica rara y habitualmente progresiva, movilizando sus energías curativas mediante la risa y la vitamina C. Veía antiguas películas mudas de humor y de los hermanos Marx, y descubrió así que una «dosis» de risotadas le proporcionaban dos horas de alivio del dolor.[4, 5] Aparte de molestar a otros pacientes con sus risas, éstas sólo producían efectos secundarios positivos. Al cabo de pocos días dormía mejor, y sus análisis de laboratorio confirmaron que la inflamación de su cuerpo remitía. Su movilidad fue mejorando durante un período de varios meses y, al cabo de varios años, había logrado una recuperación casi completa.

Durante los últimos años, la investigación ha confirmado que reír produce cambios fisiológicos beneficiosos. La risa reduce la producción de hormonas del estrés y aumenta la vitalidad de las células supresoras naturales.[6] Ver un vídeo humorístico de una hora de duración puede aumentar durante casi un día entero el nivel del gammainterferón en la sangre, la sustancia química intensificadora del sistema inmunitario.[7] En Japón, las personas con artritis reumatoidea que vieron «rakugo», o historietas cómicas tradicionales, mostraron una reducción significativa en su dolor y niveles hormonales de estrés, junto con aumentos en las sustancias químicas intensificadoras del sistema inmunitarop.[8] El humor puede reducir la ansiedad, suavizar la cólera, aligerar la depresión y aumentar nuestra tolerancia al dolor.[9-11] Dicho con toda seriedad, la risa es buena para nuestro cuerpo, nuestra mente y nuestra alma.

Invocar la risa

> Un hombre notablemente agitado entró en la consulta del psiquiatra.
>
> —Creo que me estoy volviendo loco —espetó—. Tengo sueños recurrentes y pensamientos obsesivos sobre la cultura de los nativos norteamericanos.
>
> —Hábleme de eso —le animó el psiquiatra.
>
> —Bueno, sé que le puede parecer extraño —respondió el paciente, un tanto vacilante—, pero a veces imagino que soy una tienda india cónica, y en otras ocasiones fantaseo con la idea de ser una tienda india ovalada.
>
> —No se preocupe —le tranquilizó el psiquiatra—. No se está volviendo loco. Simplemente, está demasiado tenso.

Hablar sobre el valor de la risa es casi tan gratificante como hablar de un delicioso y nutritivo festín o sobre el gozo de hacer el amor. En último término, el beneficio no está en la descripción, sino en la experiencia. Como seres humanos, nos enfrentamos continuamente a los desafíos que nos presenta la vida, que a menudo nos parecen abrumadores. ¿Qué podemos hacer, como seres humanos, para poner algo más de regocijo en nuestras vidas, de modo que podamos afrontar esos desafíos con elegancia y sabiduría?

La risa es una experiencia en común, así como personal. Habitualmente, reímos más cuando otros se ríen con nosotros.

Por eso escuchamos risas pregrabadas y enlatadas en cada comedia de situación de la televisión. Le animo a ir al cine, obras de teatro y espectáculos de comedia donde se puede dejar arrastrar por el regocijo colectivo. Busque humor en su vida y concédase permiso a sí mismo para reírse en voz alta cuando alguien le provoque la risa. Expóngase a situaciones que despierten su sentido del humor. A continuación, se incluyen unas pocas sugerencias:

- Hacer muecas a su familia y amigos.
- Visitar un parque y observar el juego de niños y perros.
- Ver viejas películas de humor.
- Mantener un desafío de fijar la mirada con un amigo.
- Ver en la televisión comedias de la infancia.
- Iniciar una lucha de almohadas.
- Instigar una lucha de comida (los bombones de malvavisco, o «esponjas», son muy divertidos y no ensucian tanto).
- Leer libros de chistes.
- Dar saltos en medio de los charcos.
- Soplar burbujas de jabón.
- Hacer girar un hula hoop.
- Llamar a un viejo amigo de la escuela.
- Exponerse a las olas del mar y evitarlas.
- Ir a un parque de atracciones.

Sea creativo. Piense en aquellos momentos de su vida en los que fue despreocupado y alegre y procure recrear aquellas experiencias. Recuerde que no hay necesidad de estar continuamente de buen humor. Sólo necesita reír a gusto una vez al día.

Meditación con risa

El gran sabio tántrico Osho estaba convencido de que convertir en meditación todo en la vida, la respiración, el hablar, el comer, el caminar, con la conciencia de cada experiencia, podía ser un medio para acceder a una conciencia superior. Una de sus muchas meditaciones utilizaba la risa para limpiar el corazón y acceder al alma.[12] He utilizado personalmente esta técnica y puedo atestiguar el efecto de transformación que tiene. Este ejercicio es particularmente poderoso cuando se realiza en grupos, aunque también es muy efectivo si se hace a solas. Para iniciar el proceso, encuentre un lugar cómodo y, simplemente, empiece a reír en voz alta. Al principio, se sentirá cohibido, pero al cabo de unos pocos minutos el cuerpo se hará cargo de la situación y la risa burbujeará sin otra razón que el simple y puro gozo de reír. Utilice palabras de cualquier galimatías sin sentido para empezar, o la expresión sugerida por Osho: «¡Yaa-Huu!». Al cabo de veinte minutos de risa histérica, quédese tumbado, absolutamente quieto, y libere cualquier emoción que pueda surgir. Quizá se sienta invadido entonces por una oleada de tristeza, libre ya de la risa. Deje fluir sus sentimientos y renuncie a la necesidad de analizarlos o juzgarlos.

La risa

> Pero los mares ríen y se muestran blancos
> cuando hay rocas cerca.
>
> John Webster

Reír ante la adversidad es un magnífico desafío. Exige un esfuerzo heroico, pero estoy convencido de que todos tenemos el potencial para ser héroes y heroínas en el drama de la vida. Enfrentarse a una enfermedad amenazadora para la vida exige que examinemos seriamente nuestras alternativas y luego, de la manera más ligera posible, que renunciemos a la vinculación que mantenemos con nuestra autoimagen, permitiendo la expresión de nuestro verdadero Yo.

En mi novela favorita, *Jitterbug Perfume*, Tom Robbins describe nuestra última escena como individuos. Nos encontramos ante un ser etéreo que vigila una balanza de latón, en uno de cuyos platillos hay una pluma de halcón. El ser se adelanta hacia nuestro pecho y nos saca el corazón, que luego coloca en el otro platillo de la balanza. El diálogo que se entabla, dice:

> —Pesamos sus corazones. Si una persona poseyera un corazón tan ligero como una pluma, a esa persona se le concede la inmortalidad.
>
> —¿De veras? ¿Y hay muchas?
>
> —Lamento decir que pocas, muy pocas. Ojalá pudieran coger el truco. Los que pasan la prueba suelen ser personas bastante extrañas... Las personas corrientes raras veces vencen en la prueba de la balanza.[13]

Quizás el mayor don que podamos ofrecer a las personas que amamos sea un recordatorio regular de que no se tomen demasiado en serio a sí mismas. El objetivo de la vida puede ser el de elevarnos, a pesar de la gravedad omnipresente en este plano de la existencia.

Compromiso con la integridad completa

Nuestros cuerpos son el producto final de nuestras experiencias e interpretaciones. Para cambiar nuestros cuerpos tenemos que cambiar nuestras experiencias. Comprométase a cambiar su vida en el sentido de un mayor amor y atención hacia usted mismo y hacia quienes estén más cerca de usted.

1. Buscaré el humor en la vida y me permitiré a mí mismo reír libremente y de corazón a cada oportunidad que se me presente.
2. Tomaré decisiones responsables para aportar influencias curativas a mi vida, pero no intentaré tomarme demasiado seriamente a mí mismo.
3. Me daré permiso a mí mismo para cometer tonterías, irresponsabilidades y ligerezas cada día. Renunciaré a la convicción de que ser una persona madura significa estar siempre hoscamente serio.

13
Sopesar las opciones

Valorar y utilizar la medicina alternativa

> Recetaré un régimen para el bien de mis pacientes, según mi capacidad y buen juicio, y nunca para dañar a nadie.
>
> JURAMENTO HIPOCRÁTICO

La peor experiencia médica que recuerdo es la de una señora de edad mediana que acudió al servicio de urgencias tras haber sufrido su primer ataque epiléptico. Cuando llegó, había recuperado plenamente la conciencia y quería regresar a casa, pero el neurólogo residente insistió en someterla a un escáner tomográfico computarizado (TC) del cerebro antes de darle el alta. La mujer discutió con él, insistiendo en que no creía en los médicos y que deseaba hablar con su quiropráctico antes de que se le hiciera prueba alguna. El joven médico, que reconocía el valor de los médicos alternativos, expresó su firme opinión de que un quiropráctico no sabía nada sobre epilepsia y le advirtió que al negarse a someterse al escáner del cerebro ponía en riesgo su bienestar. Tras la fuerte advertencia del médico a la paciente y a su familia, la mujer consintió de mala gana en que le hicieran el escáner.

Pocos minutos más tarde, el radiólogo llamó al neurólogo interno diciéndole que las imágenes obteni-

> das planteaban la posibilidad de que existiera un pequeño tumor cerebral y recomendaba la aplicación del colorante de contraste por vía intravenosa para clarificar mejor la lesión. El interno dio su aprobación al procedimiento y se dirigió a la sala de radiología para revisar las placas. Justo cuando entraba en el departamento escuchó por los altavoces del sistema de comunicación interna del hospital: «¡Equipo código azul a la sala de TC! ¡Equipo código azul a la sala de TC!». Al entrar precipitadamente donde estaba el escáner, vio a su paciente en plena parada cardíaca, sometida a técnicas de reanimación. A pesar de una hora de intensos esfuerzos por reanimarla, se tuvo que certificar finalmente la defunción de la mujer, debida a una grave reacción alérgica sufrida como consecuencia de la aplicación del colorante.

La experiencia que acabo de contar está grabada en mi memoria porque fui yo mismo el neurólogo interno que insistió en aplicar el escáner. Recuerdo esa escena porque creo que fue entonces cuando mi presuntuoso ego médico recibió su herida mortal. Como la mayoría de los egresados de la Facultad de Medicina, me educaron según el dogma de que los médicos son los únicos doctores *reales*, mientras que todos los demás son unos impostores. Hablamos de la medicina occidental llamándola «tradicional», a pesar de que es uno de los sistemas más recientes en el ámbito de la atención de la salud. Despreciamos a los demás sistemas curativos calificándolos de alternativos, no convencionales, no demostrados, a pesar de la información de que de un tercio al cincuenta por ciento de los estadounidenses buscan rutinariamente la atención de profesionales de la medicina alternativa,[1,2] y de que más de la mitad de las personas con cáncer se someten a tratamientos «no ortodoxos».[3] Nos enorgullecemos de nuestra guerra científica contra el cáncer, destacando las recientes y ligeras disminuciones en la incidencia y en los índices de mortalidad para ciertos cánceres.[4] Y, sin embargo, es importante reconocer que la mayor parte del aumento en el éxito se debe principalmente a la prevención y a la detección precoz. Sigue sin estar claro si nuestros tratamientos avanzados contra el cáncer están teniendo un impacto sustancial sobre la salud, a pesar de los veinticinco años de investigación y de los 25.000 millones de dólares dedicados a la investigación.[5]

Muchas personas que se enfrentan a un cáncer se sienten atraídas por terapias metabólicas, dietas estrictas, megavitaminas y cartílago de tiburón, porque están convencidas de que esos tratamientos son útiles y satisfacen una necesidad no satisfecha por los tratamientos convencionales contra el cáncer. Las intervenciones alternativas no suelen producir graves efectos secundarios y ofrecen esperanza cuando han fracasado los tratamientos convencionales. Como paciente de cáncer, habrá sido animado casi con toda seguridad por un amigo o familiar a buscar algún tipo de atención alternativa. Por un lado, no quiere ignorar la oportunidad de añadir calidad o cantidad a su vida. Por el otro, no elegiría conscientemente perder el tiempo y el dinero con un tratamiento que, con toda probabilidad, no le supondrá ningún beneficio. Este importante tema de las terapias no probadas crea a menudo una angustia adicional en las personas que se enfrentan a un cáncer, debido en parte a la extremada polarización que rodea los métodos alternativos. En este capítulo comparto mi perspectiva, espero que equilibrada, acerca de cómo valoro la vasta disposición de intervenciones alternativas. En último término, la decisión de explorar un tratamiento alternativo es personal, pero estoy convencido de que hay algunos principios básicos que pueden facilitar la decisión.

¿Qué es alternativa?

> Una mujer de veintiocho años, con linfoma de Hodgkin, me dijo: «Quiero hacer todo lo posible por derrotar a esta enfermedad. Mi herborista me ha dicho que debería tomar Essiac, mi quiropráctico quiere que haga

una terapia de ozono, y mi nutricionista me anima a seguir una dieta macrobiótica. Al preguntar a uno de mis asesores acerca del consejo que me da otro, me dicen que tengo que decidir por mí misma si creo que sus recomendaciones son útiles. Ni siquiera me atrevería a mencionar todos esos otros métodos a mi oncólogo, a quien le parecen un despilfarro de tiempo y dinero».

Al preguntarle cómo se sentía con todas aquellas intervenciones holísticas, me contestó: «Confusa. Realmente, no sé si hay algo que me esté ayudando, pero lo cierto es que temo dejar cualquiera de ellas, por si acaso».

Lamentablemente, esta historia es muy común. Se dispone de tantos métodos diferentes que a la mayoría de la gente le resulta casi imposible saber qué es valioso y qué es un rumor. Incluso como director médico del Centro Chopra, donde me estoy informando constantemente de nuevos tratamientos, tengo dificultades para mantenerme al día con los progresos de la ciencia, y mucho más con las curas místicas, de las que resulta tan difícil obtener una imagen clara. En esta sección espero proporcionarle un método que le permita valorar racionalmente las intervenciones alternativas. Estoy convencido de que es esencial mantener la responsabilidad por las decisiones que tome y no rendir su autoridad a ningún «experto», sólo porque le prometa los espectaculares resultados que usted ha estado esperando.

Desde mi punto de vista, un tratamiento no es «alternativo» sólo porque hunda sus raíces en otra cultura o tradición médica. Se ha demostrado científicamente, por ejemplo, que el jengibre reduce los síntomas del mareo causado por el movimiento; en consecuencia, este tradicional remedio de la herboristería no es ni mejor ni peor alternativa que un medicamento como la meclizina.[6] También se ha demostrado que los masajes mejoran los resultados en los bebés prematuros, por lo que tampoco hay razones para considerarlos como alternativos.[7] Se tarda mucho más tiempo en comprender cómo o por qué funciona una intervención terapéutica que en reconocer que el tratamiento ha sido beneficioso. Los médicos sabían que la aspirina era efectiva para reducir la fiebre, el dolor y la inflamación, mucho antes de que descubriéramos las prostaglandinas. Resulta tranquilizador disponer de una explicación racional acerca de la eficacia de un tratamiento, pero la ausencia de la misma no invalida su beneficio potencial. Como médico, me siento mucho más cómodo recetando una crema de chiles para el dolor nervioso diabético, sabiendo que ese picante contiene capsaicina, una sustancia química que reduce la peptida, inductoras de dolor, de las diminutas terminaciones nerviosas. No obstante, no estoy justificado para rechazar un tratamiento sólo porque no comprenda los mecanismos de su acción.

Como persona racional, necesito escuchar algún argumento potencialmente racional acerca del por qué algo puede ser útil. En el caso de algunos métodos alternativos, hay importantes suposiciones básicas que, si se aceptan, conducen a explicaciones lógicas sobre su eficacia. En la medicina tradicional china, por ejemplo, se cree que la energía (chi) circula a través de canales conocidos como meridianos. La enfermedad es el resultado del bloqueo de esos canales; en consecuencia, introducir las agujas de la acupuntura en lugares específicos puede liberar el bloqueo y restaurar la salud. La ciencia occidental puede desarrollar otras explicaciones para la eficacia de la acupuntura en forma de teorías de puertas o de liberación de endorfinas. En cualquier caso, hay una coherencia intrínseca, incluso cuando tratamos de tender un puente entre los dos paradigmas tan diferentes.

En el caso de otras terapias alternativas, las explicaciones pueden parecer a veces lógicas, aunque se basen en una teoría que utiliza mala ciencia. Por ejemplo, los defensores del programa Gerson y sus derivados promueven los enemas de café como un componente importante de su proceso de desintoxicación. Proponen que el café estimula las enzimas del hígado que neutralizan a los radicales libres, y que estas toxinas neutralizadas se convierten en sales biliares que entonces pueden ser expulsadas de la vesícula biliar. La dificultad de esta explicación es que nunca se ha demostrado que el café cause este efecto.[8] Es una teoría fascinante, pero sin base científica. Eso no niega el valor de los componentes del programa, como por ejemplo eliminar el tabaco y los cigarrillos y seguir una dieta vegetariana, pero dificulta a un científico confiar en la integridad del programa.

El principal problema con la mayoría de tratamientos alternativos contra el cáncer es la casi total ausencia de ensayos clínicos controlados para apoyar su valor. ¿Cuál es la diferencia entre las afirmaciones sobre el extracto del tejo del Pacífico (taxol) y las que se derivan de los huesos del albaricoque (laetril)? Las pruebas realizadas al azar documentaron los beneficios del taxol, algo que no se pudo demostrar en el caso del laetril.[9,10] Aunque algunos defensores de tratamientos alternativos para el cáncer hablan de conspiración por parte de la industria oncológica para suprimir tratamientos efectivos, eso no se puede aceptar así tan fácilmente. Como la mayoría de médicos que conozco, reconozco las limitaciones de los modernos tratamientos del cáncer. Y aunque me gustaría creer que algún método natural muy simple pudiera eliminar por completo el cáncer, sin provocar ninguno de sus efectos secundarios, todavía no conozco ningún programa así.

Como residente de medicina interna en el Centro Médico de la Universidad de California en San Diego, vi a muchos pacientes, trasladados por urgencias a nuestra unidad médica, que habían recorrido largas distancias para recibir tratamiento en las clínicas en las que se les aplicaba laetril en Tijuana, México, o en centro alternativos de lucha contra el cáncer en el condado de San Diego. Compartí de primera mano la angustia de estas personas, tratadas sin éxito mediante la medicina estándar y la alternativa. Aunque comprendo por completo la intensa necesidad de hacer algo cuando la medicina moderna sólo ofrece una eficacia limitada, estoy convencido de que es esencial que las personas con cáncer y sus abnegadas familias dispongan de una estructura para evaluar las afirmaciones que se hacen sobre terapias cuyo valor no se ha demostrado.

Hacer las preguntas

Puesto que no es probable que ningún tratamiento alternativo satisfaga las rigurosas guías de la eficacia científica (si las satisficiera, ya no sería alternativo), ¿cómo podemos determinar el valor de estas terapias? Hay muchas preguntas que me resultan útiles cuando trato de aprender algo sobre un nuevo tratamiento contra el cáncer:

- ¿Cuáles son las afirmaciones que se hacen sobre el tratamiento?
- ¿Cuál es la justificación racional del tratamiento?
- ¿Hasta qué punto están bien documentados los casos que se utilizan para apoyar la eficacia del tratamiento?
- ¿Durante cuánto tiempo se ha seguido a los pacientes desde que se sometieron a una terapia alternativa?
- ¿Cuánto cuesta el tratamiento?
- ¿Cuáles son los efectos secundarios del tratamiento?

No es probable que todas estas cuestiones se puedan contestar en la mayoría de los tratamientos alternativos contra el cáncer, pero habitualmente se puede obtener un buen sentido acerca de la integridad del programa y de la gente que lo promueve. Veamos cada pregunta con mayor detalle.

¿Cuáles son las afirmaciones que se hacen sobre el tratamiento?

El refrán de que si algo parece lo bastante bueno como para ser cierto, probablemente lo es, se aplica muy bien a los tratamientos contra el cáncer. ¿Promete el programa en cuestión una cura para la enfermedad, o simplemente sugiere mejoras en su calidad de vida? ¿Afirma el programa haber alcanzado éxito en experiencias con miles de pacientes, o reconoce que algunas personas mejoran y otras no? Al margen de las expectativas que se estén creando, pida comunicarse directamente con varios antiguos clientes, preferiblemente aquellos que hayan pasado por el tratamiento hace más de un año. Dedique tiempo a investigar si las afirmaciones optimistas se pueden confirmar.

¿Cuál es la justificación racional del tratamiento?

¿Tiene sentido para usted la explicación que se expone sobre la eficacia del tratamiento? Si se basara en una teoría científica, pida ver la literatura que la apoya. Si el programa parece basarse en investigación básica de laboratorio que sea creíble, póngase en contacto directamente con los investigadores principales y pregúnteles si creen que las aplicaciones clínicas de su trabajo son razonables y apropiadas.

Quizá sea cierto que los tiburones no enferman de cáncer y que un componente del cartílago inhibe el crecimiento de los vasos sanguíneos.[11] No obstante, ¿le parece razonable tomar la investigación que demuestra que una proteína del cartílago de tiburón hace más lento el crecimiento de los vasos sanguíneos en el ojo de un conejo, y llegar precipitadamente a la conclusión de que curará el cáncer? Otra pregunta sin contestar es si la sustancia activa se puede absorber cuando se toma por la boca. Es posible que, finalmente, se demuestre que el cartílago de tiburón tiene un componente beneficioso que ayuda en el tratamiento del cáncer, pero a partir de ahí hay que recorrer una considerable distancia antes de poderlo recomendar con cierta confianza. Por otro lado y aparte del precio, parece causar pocos efectos secundarios, aunque sospecho que los tiburones no estarían de acuerdo con eso.

¿Hasta qué punto están bien documentados los casos que se utilizan para apoyar la eficacia del tratamiento?

¿Sería razonable achacar la mejora en la salud al tratamiento alternativo antes que al tratamiento médico aplicado al mismo tiempo? Idealmente, el cambio positivo en el estado de una persona, como consecuencia de la aplicación de una terapia, se puede documentar cuando no se está aplicando ningún otro tratamiento que pueda confundir los resultados. Estoy convencido de que la expectativa sobre el éxito de una terapia puede mejorar sustancialmente su eficacia, al movilizar la respuesta curativa intrínseca de la persona; la cuestión relativa a los métodos alternativos es si existe algún beneficio específico en esa intervención en particular.

Sugiero que mis pacientes valoren un enfoque alternativo haciendo otra pregunta importante: ¿está bien documentado que los pacientes tratados con éxitos tenían cáncer? Quizá esa pregunta le parezca absurda, pero he visto a muchos pacientes que creían tener cáncer, se negaron a someterse a una evaluación de diagnóstico, siguieron un programa alternativo y luego se declararon curados a sí mismos.

Recientemente vi a una encantadora y muy angustiada mujer convencida de que el bulto que tenía bajo el brazo era un cáncer de mama metastásico. Se había sentido aterrorizada ante la perspectiva de ver a un médico, así que inició por su cuenta un programa alternativo contra el cáncer. Primero se la animó a quitarse de la dentadura todos los empastes de mercurio. A continuación siguió un programa terapéutico quelatinoso diseñado para eliminar las toxinas metabólicas. Cuando acudió a verme, tomaba por lo menos quince suplementos diferentes de hierbas, vitaminas y preparados glandulares. La examiné y quedé asombrado al comprobar que su «cáncer» era un vello infectado, que crecía hacia dentro y que se pudo tratar fácilmente con drenaje y antibióticos.

Otro paciente se puso hace poco en contacto conmigo antes de someterse a un programa de cinco semanas contra el cáncer porque un laboratorio equipado con microscopio de campo oscuro había diagnosticado un «probable cáncer». Un médico alternativo había ordenado que se hiciese tal estudio porque el hombre había observado manchas de sangre después de una deposición. Admitió que se le practicara una colonoscopia antes del tratamiento, que afortunadamente demostró que su hemorragia se debía simplemente a hemorroides y no a un cáncer de colon.

Antes de que empiece a parecer cínico, quisiera afirmar categóricamente que estoy convencido de que las personas con cáncer responden de manera excepcional a los tratamientos que la comprensión científica actual no puede explicar fácilmente. El Instituto de Ciencias Noéticas ha recopilado más de 3.500 historias de casos de remisiones espontáneas durante los últimos 150 años, muchas de ellas logradas tras seguir tratamientos difíciles de explicar, que van desde el krebiozeno hasta la inmersión en las aguas de Lourdes.[12] Para mí no cabe la menor duda de que las personas se pueden curar de cáncer a través de medios excepcionales; la cuestión fundamental para alguien que valorase un método alternativo sería: ¿cuál es la probabilidad de que un tratamiento en concreto tenga éxito? Para encontrar respuestas que sean satisfactorias para usted, tendrá que plantear las preguntas adecuadas.

¿Durante cuánto tiempo se ha seguido a los pacientes desde que se sometieron a una terapia alternativa?

Esto es importante porque hay que evaluar nuestras alternativas en los aspectos de coste y beneficio. Eso es cierto para cualquier tratamiento médico, tanto si es de la medicina oficial como de la alternativa. Antes de aceptar un programa experimental de quimioterapia, tiene que preguntar qué beneficios se espera alcanzar con ello y cuánto tiempo durará. Si un tratamiento poderoso causa un ligero cambio en el tamaño de un tumor, pero no influye sustancialmente en su expectativa de vida, puede sopesar los beneficios potenciales en comparación con el riesgo y los efectos secundarios. Esta misma ecuación se puede aplicar para los tratamientos alternativos, aunque los principales riesgos suelen ser únicamente el empleo de tiempo y dinero. Pida hablar con otros pacientes que tengan el mismo tipo de cáncer que usted y descubra si la terapia les ofreció beneficios mantenidos en el tiempo. La mayoría de las personas que están convencidas de que un determinado método las ayudó, se sentirán felices de hablar de sus experiencias con otras que afronten un desafío similar. Una buena pregunta que plantear es: si tuviera que pasar de nuevo por todo eso, ¿aceptaría el tratamiento?

¿Cuánto cuesta el tratamiento?

Las personas que padecen cáncer suelen encontrarse bajo una tremenda presión financiera, que no hace sino aumentar la ansiedad que ya hay en sus vidas. El elevado coste de la atención médica, unido a la reducida productividad mientras se somete a los tratamientos, puede ser una verdadera carga para los pacientes y sus familias. En consecuencia, al considerar un método alternativo, es apropiado preguntar directamente: «¿Cuánto me va a costar el tratamiento?». Naturalmente, si yo pudiera garantizar que un método concreto ofrece un beneficio sustancial, no querría desperdiciar la oportunidad debido a unos recursos insuficientes. Lamentablemente, la mayoría de tratamientos contra el cáncer no pueden ofrecer honradamente tal garantía, por lo que hay que realizar un análisis para determinar la relación entre coste y beneficio. ¿Tendrá que viajar hasta muy lejos? ¿Durante cuánto tiempo tendrá que estar ausente de su trabajo? ¿Cuánto cuesta en realidad el verdadero tratamiento? ¿Se le pedirá que compre productos para tomar después de los procedimientos del tratamiento formal? ¿Con qué frecuencia habrá necesidad de regresar para un nuevo tratamiento? Le animo a plantear todas estas preguntas, de modo que pueda integrar su esperanza para un resultado con éxito dentro de las realidades de su vida cotidiana.

¿Cuáles son los efectos secundarios del tratamiento?

La mayoría de las terapias alternativas «no hacen daño al principio». El trabajo físico corporal, los cambios dietéticos, las hierbas medicinales y los suaves tratamientos de desintoxicación que configuran la mayoría de los sistemas alternativos, suelen ser beneficiosos y no suponen un riesgo sustancial. Los programas que emplean agentes intravenosos plantean preocupación sobre posibles infecciones y reacciones alérgicas. Si tiene la tentación de explorar uno de esos métodos, procure estar bien seguro del nivel de higiene de la instalación y asegúrese de que habrá a su disposición enfermeras y médicos titulados.

El riesgo de evitar o retrasar un tratamiento médico que potencialmente pueda salvarle la vida es lo primero en la lista de las preocupaciones de la mayoría de los médicos a la hora de considerar los métodos alternativos en la lucha contra el cáncer. En ocasiones, eso puede ser un problema que se autoperpetúa, pues la actitud antagonista que expresan algunos médicos hacia aquellos pacientes que desean explorar otros métodos alternativos los impulsa a menudo a alejarse de un tratamiento médico ortodoxo potencialmente efectivo.

Un ejemplo de ello es una mujer con cáncer de mama a la que vi hace varios años. Durante una mamografía rutinaria, se le descubrió una pequeña calcificación, lo que indujo a que se le practicara una biopsia con aguja que dio resultado positivo de cáncer. Se la envió a un oncólogo cirujano, que la aterrorizó con estadísticas agoreras y su recomendación de una atención agresiva. Tras buscar la opinión de un profesional de la medicina alternativa, quedó conscientemente convencida de que se podía curar a sí misma sin cirugía, pero empezó a experimentar terribles sueños recurrentes llenos de imágenes de células cancerosas que invadían su sistema. Cuando acudió a verme, se encontraba en un estado de agitado conflicto acerca del camino que convenía seguir, porque en ningún momento había considerado la posibilidad de que los dos métodos fuesen compatibles. Desarrollamos un programa que incluyera lo mejor de la medicina occidental junto con métodos holísticos para infundir energía a su inmunidad natural. Tres años más tarde, sigue estando bien.

Recuerde que, en último término, es usted el único responsable de sus decisiones y de su salud. Entre esas decisiones se incluye el elegir a sus asesores, así como el de aceptar o rechazar las intervenciones terapéuticas que se propongan aplicarle. Tómese tiempo para preguntar, desafiar, investigar y procesar la información que reciba. Procure elegir a asesores que le consideren como un socio inteligente en la tarea de realizar el viaje curativo, reconociendo que ningún otro sistema médico o doctor tiene todas las respuestas.

Alternativas de la medicina oficial

Aunque he venido explorando los métodos alternativos durante los últimos veinticinco años, no me considero un experto en el tratamiento alternativo del cáncer. He atendido personalmente a cientos de pacientes que han participado en programas alternativos contra el cáncer, pero no puedo decir con certidumbre si hay un método específico que cause un impacto definitivo sobre el cáncer de una persona. Si alguien se somete simultáneamente a un tratamiento quimioterapéutico, cambia su dieta, elimina el tabaco, medita con regularidad, consume varios suplementos diarios de vitaminas y minerales, toma hierbas desintoxicadoras y acude a la consulta de un homeópata, ¿cómo podemos saber con seguridad qué papel tiene cada uno de esos componentes en la mejora de la calidad de vida de la persona? Los informes anecdóticos pueden ser fascinantes e prometedores pero, como ha dicho el gran neurólogo canadiense Henry Barnett: «El plural de anecdótico no son datos».

Estoy convencido, sin embargo, de que muchos de los sistemas médicos alternativos de los que habitualmente se dispone en la actualidad pueden añadir valor a las vidas de las personas con cáncer, aunque no causen un efecto específico sobre el propio cáncer. Los médicos alternativos más habitualmente buscados en Estados Unidos son los quiroprácticos y los acupunturistas. Los naturópatas aumentan su popularidad, pero en la actualidad sólo están colegiados en unos pocos estados. A los homeópatas no se los consulta tanto en Estados Unidos, pero constituyen la alternativa más popular en Europa. A pesar de que los profesionales cualificados en quiropráctica, acupuntura y naturopatía terminan muchos años de su formación en sus respectivas disciplinas, muchos de ellos amplían su repertorio terapéutico más allá de su campo original de estudio. En consecuencia, si les pide consejo sobre el tratamiento del cáncer, es importante analizar con ellos sus expectativas y ver qué papel están dispuesto a desempeñar. Debido a las exigentes normas legales, la mayoría de profesionales colegiados ofrecen apropiadas medidas de apoyo, en lugar de asumir la responsabilidad fundamental de lucha contra el cáncer.

Quiropráctica

Aunque los antiguos médicos chinos y griegos ya conocían la manipulación física terapéutica, la quiropráctica moderna nace con David Palmer, quien en 1895 manipuló la columna vertebral de un paciente con lo que, al parecer, lo curó de una sordera. Eso le indujo a exponer su teoría de que toda enfermedad es el resultado de un pinzamiento nervioso debido a vértebras espinales mal alineadas. Quiropráctica, que significa «hecho con las manos», afirma que el ajuste de la columna vertebral mediante manipulación física permite que los impulsos nerviosos fluyan con normalidad, restaurando así la salud de la región afligida del cuerpo. Debido a que las teorías subyacentes sobre salud y enfermedad son tan diferentes, los médicos y quiroprácticos han estado enfrentados durante la mayor parte del siglo pasado. Después de presentar y ganar una denuncia contra la Asociación Médica de Estados Unidos, en 1987, los quiroprácticos han logrado algo más de aceptación general por parte de los sistemas oficiales de salud.

Diversos estudios realizados durante la pasada década han sugerido que el quiropráctico puede ser útil en la gestión del dolor de espalda, tanto en la fase aguda como en la crónica después de una lesión.[13,14] La mayoría de quiroprácticos también reciben formación en nutrición y en el empleo de suplementos alimentarios, aunque hay diferentes escuelas de pensamiento acerca de si los quiroprácticos deberían seguir la tradición de la manipulación (directos), o ampliarse y entrar en otros ámbitos de la salud holística (mixtos). He visto a muchos pacientes de cáncer que informan de que los tratamientos quiroprácticos ayudan a aliviar su dolor. Naturalmente, es crítico que se descarte por completo la existencia de una lesión metastásica antes de aplicar la manipulación a una zona de supuesta tensión muscular. En ocasiones se han producido complicaciones debidas a manipulación cervical de la columna, incluidos casos de embolia y de lesión de médula espinal. No obstante, muchas de esas complicaciones se deben a que las personas fueron manipuladas por otros tipos de médicos, y no por quiroprácticos profesionales. Personalmente, sólo he visto un caso de apoplejía en una persona anciana cuya nuca fue manipulada por un fisioterapeuta. Incluso los que más se oponen a la quiropráctica admiten que los riesgos de la manipulación espinal son muy pequeños. Los quiroprácticos con los que me relaciono son médicos de alta integridad profesional, que imparten su práctica médica dentro del alcance de sus conocimientos expertos. Mi recomendación es que, si trabaja con un quiropráctico, debe asegurarse de que sea muy cuidadoso a la hora de manipular el cuerpo, y se muestre dispuesto a trabajar en cooperación con su médico.

Osteopatía

La osteopatía también tiene sus orígenes modernos en la última parte del siglo XVIII, cuando el doctor Andrew Taylor resaltó la importancia de la prevención de la enfermedad y la intensificación de la salud natural. Los osteópatas modernos tienen el privilegio de ser médicos oficiales, incluida la capacidad para recetar medicamentos y practicar operaciones quirúrgicas. En Estados Unidos hay actualmente unos 40.000 médicos osteópatas en ejercicio, la mayoría de los cuales actúan como los principales médicos que ofrecen atención de la salud a sus pacientes. Habitualmente, los osteópatas siguen una orientación holística en su enfoque ante la enfermedad y pueden ser valiosos guías de la salud de personas con cáncer, a las que ayudan a abrirse paso por entre el laberinto de opciones terapéuticas.

Acupuntura

La acupuntura es el rasgo más característico de la medicina tradicional china (MTC), que también incluye una vasta farmacopea a base de hierbas. La acupuntura se hizo familiar para los estadounidenses después de que el presidente Nixon estableciera relaciones diplomáticas con China en la década de los años setenta. Los primeros textos médicos chinos se remontan por lo

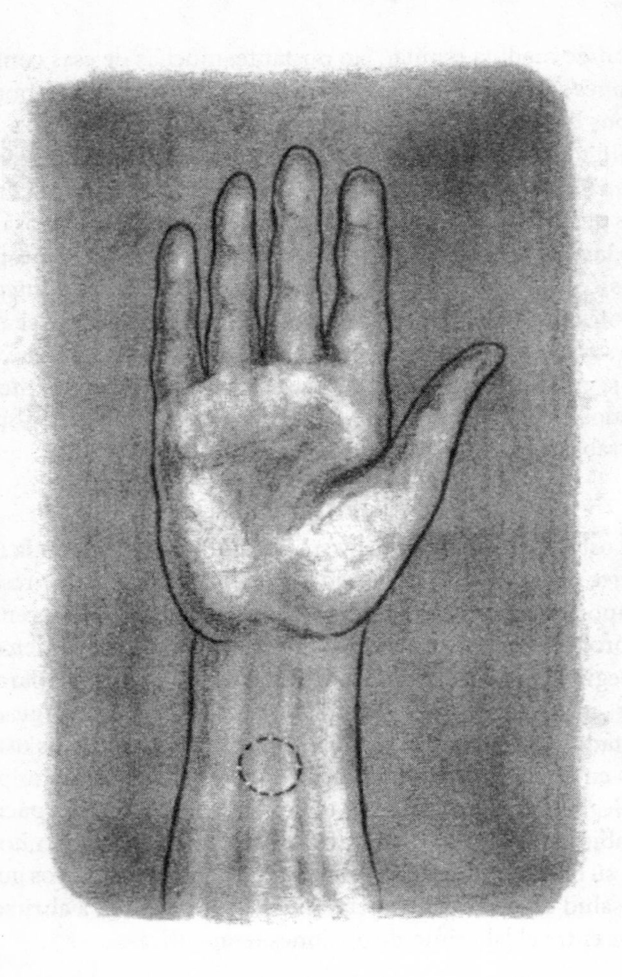

Figura 4. Acupresura para la náusea

menos a hace tres mil años. Ya en el siglo XVII, los misioneros jesuitas que visitaron China relataron historias de médicos que curaban a sus pacientes introduciéndoles agujas en la piel.

Como ya se ha mencionado antes, los médicos de la medicina china tradicional asumen la teoría de que la energía vital, llamada *chi*, circula por todo el cuerpo, siguiendo vías concretas o *meridianos*. La enfermedad se produce cuando esta fuerza vital queda bloqueada o cuando disminuye. A pesar de una cierta resistencia inicial, los profesionales de la medicina tradicional china han alcanzado una considerable credibilidad en Occidente, y en la actualidad forman parte de los equipos dedicados al tratamiento del dolor. Diversos estudios han demostrado el valor de la acupuntura en una serie de enfermedades dolorosas, incluido el dolor musculoesquelético, la migraña y el dolor posquirúrgico.[15-17] Un estudio realizado en pacientes de cáncer que recibieron quimioterapia informó que estimular el punto de acupuntura llamado «Pericardio-6» permite reducir con efectividad la náusea en más de un 75 por ciento de pacientes.[18] Este punto se halla situado en la muñeca, por el lado de la palma de la mano, a unos cinco centímetros por encima de la base del pulgar, en el inicio del antebrazo (véase ilustración). Se puede estimular con una aguja, con masaje, o con una venda elástica utilizada para tratar el mareo.

Aunque no comprendamos su mecanismo de acción desde el punto de vista científico, difícilmente podemos despreciar o dejar de lado un sistema que ha sobrevivido y progresado durante tres mil años. Para muchos enfermos de cáncer, la acupuntura puede ser un tratamiento complementario muy valioso para aliviar el dolor y la náusea. Puesto que la acupuntura raras veces aparece asociada con efectos secundarios, aparte de una muy ligera incomodidad en el lugar donde se inserta la aguja, estoy convencido de que vale la pena explorarla si encuentra usted un profesional cualificado de la medicina china.

Naturopatía

La naturopatía es un sistema de salud holista que, en Estados Unidos, cuenta actualmente con colegiados en Oregón, Washington y Arizona. Se basa en principios que resuenan fácilmente con el Ayurveda. La naturopatía describe fases de enfermedad, desde una salud óptima hasta una enfermedad grave, y sugiere que el tratamiento será efectivo con mayor probabilidad si la intervención se ofrece antes de la plena manifestación de la enfermedad. La dieta, las hierbas, los masajes y el control del estrés son herramientas importantes empleadas por los profesionales de la naturopatía, que presenta una estructura útil para integrar diversas modalidades curativas. Espero que esta especialidad aumente en cuanto a popularidad, a medida que aumenta el número de personas atraídas por los métodos naturales para promover la salud.

Homeopatía

Honradamente, no comprendo la homeopatía. Desarrollada por Samuel Hahnemann a principios del siglo XIX, la homeopatía se basa en el principio de que se puede utilizar la misma sustancia o producto químico que causa un síntoma, en dosis muy diluidas, para curar la enfermedad producida por el síntoma. En otras palabras, si el aceite de ricino provoca diarreas, tomar una dosis de aceite de ricino que haya sido diluido 10^{30} veces (es decir, una vez seguida por treinta ceros) puede curar la diarrea de la disentería. Los homeópatas modernos utilizan bases de datos computarizados para determinar la tintura homeopática correcta de casi dos mil posibilidades para tratar un complejo de síntomas que afectan a la persona. Según la homeopatía, cuanto más diluida esté la sustancia, más potente será el remedio. En muchas diluciones no quedará ni siquiera una sola molécula de la sustancia inicial, a pesar de lo cual se mantiene que, de alguna manera, la dilución conserva el recuerdo de la sustancia química original. Debido a que los dogmas básicos de la homeopatía son tan opuestos a la intuición, comprendo por qué los médicos oficiales han tenido históricamente problemas para aceptar este método terapéutico.

No obstante, y al margen de que podamos explicar científicamente los mecanismos de acción de la homeopatía, diversos estudios sugieren que sus beneficios se pueden verificar. En personas con dolores de cabeza, fibromialgia, artritis y alergias, los remedios homeopáticos han demostrado su capacidad para reducir los síntomas, incluso cuando se comparan con un placebo.[19-21] Un estudio publicado por la prestigiosa revista *Nature* planteó una gran controversia al informar que una dosis homeopática de un anticuerpo hizo que las células extraídas del cuerpo liberaran histamina, a pesar de que no se detectó ninguna cantidad medible de la proteína estimuladora, ni siquiera una sola molécula. Aunque se han hecho esfuerzos por repetir estos descubrimientos, sin lograr el éxito, este estudio produjo una grieta en nuestra sólida visión material de causa y efecto. La medicina ortodoxa reconoce que «menos» puede, en ocasiones, ser «más», como se ha demostrado en estudios que indican que dosis inferiores de aspirina pueden ser más eficientes que dosis elevadas en la prevención de la apoplejía, pero todavía no ha planteado una explicación racional de cómo es posible que «nada» pueda ser «algo».

Aunque tengo que admitir que no entiendo la homeopatía, hay varios aspectos de este sistema que me atraen. En primer lugar, es completamente seguro, pues incluso las sustancias potencialmente tóxicas se diluyen hasta alcanzar niveles indetectables. En segundo lugar, la homeopatía reconoce, como reconoció Jivaka en la tradición ayurvédica, que casi todo lo que existe en el mundo puede tener un valor terapéutico, incluidas las hierbas, los minerales, los insectos y los animales. Finalmente, me agrada el hecho de que en esta época no podamos comprender su mecanismo de acción desde una perspectiva científica. Eso me recuerda que nuestro concepto de la «verdad» se basa mucho en una perspectiva previamente acordada que cambia con el tiempo. Concibo perfectamente que en algún momento futuro podamos comprender que una sustancia pueda ejercer un efecto de campo que se extienda más allá de cualquier interacción molecular directa, de un modo análogo a como un pequeño planeta exterior no detectado puede alterar la órbita de Marte. El tiempo nos dirá si la homeopatía y las cuestiones que plantea quedarán relegadas a los pies de nota de la historia, o si se verá como una apertura que conduce a un nuevo modelo. Si se tiene cáncer y acceso a un homeópata cualificado, la homeopatía será muy probablemente uno de los métodos alternativos más seguros que pueda utilizarse para estimular su fuerza curativa interna.

Curación sensible y responsable

Estoy convencido de que las personas que se enfrentan a un cáncer pueden convertirse en verdaderas expertas en su enfermedad. Un experto sólo es alguien que conoce lo que se sabe y reconoce lo que no se sabe. Nadie puede estar más dedicado que usted a su propio bienestar. En consecuencia, en su viaje hacia la integridad completa, tiene que ser usted el capitán de su propio barco. Busque información que sea provechosa, reconozca que su situación individual es única. Mantenga una actitud de flexibilidad, con el corazón y la mente abiertos a todas las posibilidades.

Cualquier método terapéutico puede ser beneficioso como punto focal hacia el que movilizar su energía curativa. Ya se trate de un medicamento, hierba, vitamina, tintura homeopática o afirmación, la intervención será útil siempre que usted se mantenga abierto a su poder curativo. Cada médico ha visto a pacientes que no han logrado obtener el beneficio previsto de un tratamiento, y otros cuya respuesta ha superado con creces las expectativas. Por eso es importante que haga usted bien sus deberes antes de proceder con una terapia. Cuando más confianza tenga en la intervención del profesional de la salud con el que trabaja, tanto más podrá conjuntar a su médico interior con el exterior.

Por otro lado, resístase al impulso de rendir todo su poder ante una autoridad externa, ya sea un médico ortodoxo o uno alternativo. Cuando estamos enfermos, es natural desear una figura paterna benigna que lo sepa todo y que se haga cargo de nuestro cuidado, y los buenos médicos asumirán su papel correcto como guías que aportan nutrición. Tenemos que recordar que los médicos desempeñan un papel respetado por el tiempo, pero en esta era de la información está cambiando también ese papel. Además de atender a su salud con una actitud comprensiva, el médico debe ser alguien que eduque y entusiasme a sus pacientes. No tema plantearle preguntas duras, como por ejemplo: «Si usted o un familiar suyo se enfrentara a la misma situación a la que yo me enfrento, ¿seguiría adelante con esta intervención?». Pregunte durante cuánto tiempo va a tener que esperar para ver un efecto. Si decide explorar un método concreto, determine un período de tiempo razonable para valorar su efectividad. Eso se aplica tanto al tratamiento médico experimental como a una terapia alternativa. Dígales a sus asesores de salud que desea que sean honrados, sobre todo si no están convencidos de tener algo más que ofrecerle.

Procure establecer sus compromisos, pero no intente ser demasiado dogmático. Si se siente emocionalmente afectado por alguien que desafiara sus decisiones, recuerde las sabias palabras del novelista y filósofo alemán Thomas Mann, quien dijo: «Cuando nos oponemos a una idea, tenemos más probabilidades de encolerizarnos y entusiasmarnos cuando ni nosotros mismos estamos del todo seguros de nuestra oposición y nos sentimos interiormente tentados de aceptar el otro lado».

Recuerde que sanar es algo diferente a curarse. Aunque una hierba, enzima o remedio homeopático no produzca el deseado efecto específico, si aprende sobre sí mismo y descubre el significado más profundo de la vida, estará siguiendo el camino de la curación integral, o sanación. En último término, permanecerá despierto en el viaje que le permitirá regresar a su integridad completa.

Compromiso con la integridad completa

Nuestros cuerpos son el producto final de nuestras experiencias e interpretaciones. Para cambiar nuestros cuerpos tenemos que cambiar nuestras experiencias. Comprométase a cambiar su vida en el sentido de un mayor amor y atención hacia usted mismo y hacia quienes estén más cerca de usted.

1. Me comprometo a desempeñar mi papel como principal sanador en mi vida, utilizando a los médicos y profesionales de la salud como aliados y guías.

2. Me comprometo a valorar las modalidades médicas alternativas con el corazón y con la mente, explorando aquellos métodos que tengan resonancia con mi naturaleza y me parezcan razonables.

3. Me comprometo a asumir la responsabilidad sobre mi cuerpo y mis decisiones. Si alguna de las recomendaciones que se me ofrecen me parecen apropiadas para mi estado, la seguiré. Si la sugerencia no me pareciese adecuada para mí, antes de actuar según el consejo del asesor sanitario, le haré preguntas que me permitan dilucidar la situación, hasta que hayan quedado satisfechas mis preocupaciones.

14
Especificidades holísticas

Acercamiento a los cánceres corrientes desde una perspectiva mente-cuerpo

> No hay dificultad que no se pueda conquistar con suficiente amor, ni enfermedad que no se pueda curar con amor suficiente.
>
> EMMET FOX, *El sermón de la montaña*

Muchos de los enfoques holísticos que son útiles para personas enfermas de cáncer lo son independientemente del tipo de cáncer al que se enfrenten. En realidad, estos métodos, que en último término sirven para recordarnos nuestro estado de integridad completa, son valiosos tanto si afrontamos una enfermedad amenazadora para la vida como si no. Soy consciente de que, finalmente, mi vida en este cuerpo se acabará. A pesar de que nuestra cultura, enfocada hacia la juventud, procura alejar la mortalidad de nuestras conciencias, si nos identificamos con nuestro cuerpo físico todos tenemos que afrontar un proceso terminal y sus inevitables limitaciones en el tiempo. Por eso animo tanto a pasar con regularidad por la experiencia de alcanzar niveles más profundos de silencio dentro de nuestra conciencia, por medio de la meditación, porque eso nos permite atisbar un aspecto de nuestra naturaleza que se halla situado más allá del espacio y del tiempo, más allá de las fronteras. De las fronteras brota la separación, y en la posibilidad de la separación nace el temor. Creo que se puede decir con seguridad que todo sufrimiento procede de nuestro temor de separación. Puede ser el temor a separarnos de nuestras posesiones materiales, de nuestros seres queridos o de nuestros cuerpos. En cada caso, el temor es la antítesis de la integridad completa, de la totalidad y, en consecuencia, el remedio para el temor es la infusión de espíritu, cuya naturaleza esencial es la desvinculación y la incondicionalidad. Restablecer nuestra conexión con el océano desvinculado e indivisible que hay dentro de nosotros es la esencia de la verdadera curación.

Por otro lado, me doy cuenta de que cuando afrontamos un desafío urgente en la vida real, el simple hecho de escuchar que somos en último término seres espirituales más que seres físicos, puede no aportar suficiente salvación vital y tangible como para producir consuelo o alivio. En medio de la desesperación, que nos recuerden que hay un núcleo interior más sereno y estable puede sonarnos bien, pero si no podemos acceder directamente a ese núcleo, nos parecerá más un espejismo antes que un verdadero oasis en el desierto. Y es aquí cuando adquieren importancia las tecnologías de la medicina mente-cuerpo. La meditación diaria, una dieta rica en alimentos que fomenten la vida, una rutina diaria que nos permita armonizarnos con los ritmos naturales, una búsqueda consciente de la nutrición sensorial, una expresión abierta y sincera de nuestras emociones, unas relaciones amorosas que nos ofrezcan apoyo..., todo eso ayuda a crear un ambiente personal que nos permite instalarnos en un estado de mayor comodidad y conocimiento. En ese regreso a nuestra totalidad innata, a nuestra integridad completa, la ansiedad y el temor disminuyen y se ven estimuladas nuestras fuerzas curativas naturales.

Aunque estos enfoques mente-cuerpo que fomentan el buen estado general de la salud son muy poderosos, es inevitable que las personas que se enfrentan a un cáncer quieran saber qué tienen que hacer específicamente para afrontar su enfermedad. Además de las prácticas generales que promueven la buena salud, la gente busca intervenciones que afronten los aspectos individuales de sus preocupaciones, así como su universalidad subyacente. «¿Qué alimentos debo comer para mi cáncer de próstata?» «¿Existe alguna hierba específica que pueda tomar para mi tipo de linfoma?» «¿Qué visualización debo utilizar para mi cáncer de pulmón en fase de metástasis?» Estas son la clase de preguntas que suelo escuchar cada día de mis pacientes. Cuando veo a personas en las sesiones de seguimiento, ya no me sorprende con qué frecuencia tienen dificultades para encontrar tiempo para meditar, preparar una comida sana o salir a dar un paseo por el bosque, a pesar de lo cual toman con regularidad algas marinas y cartílago de tiburón varias veces al día. Creo que todos debemos tener una necesidad básica de encontrar algunas soluciones tangibles, antes de que podamos apreciar otros métodos más amplios, pero estoy convencido de que las intervenciones orientadas hacia los síntomas no pueden catalizar por sí solas la necesaria transformación de la conciencia que constituye el fundamento de toda verdadera curación.

La mayoría de protocolos occidentales para el tratamiento del cáncer son muy específicos. El tratamiento del cáncer de mama es diferente al del tratamiento para la leucemia. Las intervenciones para cáncer de mama localizado son distintas a las aplicadas a la enfermedad en fase de metástasis. Este nivel de especificidad no es posible y ni siquiera deseable cuando se exploran métodos derivados de una perspectiva médica mente-cuerpo. La base de la medicina mente-cuerpo consiste en concentrar la atención en la persona que tiene la enfermedad, antes que en la enfermedad que padece la persona. Y, no obstante, de entre todo el repertorio de métodos mente-cuerpo, podemos resaltar intervenciones específicas que pueden ser particularmente útiles para diferentes tipos de cánceres. Diferentes clases de malignidades parecen tener su propia constelación de temas y preocupaciones que, al ser abordadas, pueden mejorar la calidad de vida y ofrecer profundas oportunidades para la curación emocional y espiritual.

En este capítulo abordaré el papel de las intervenciones mente-cuerpo en tres de los cánceres más comunes que afectan a nuestra sociedad occidental: mama, próstata y colon. Se puede utilizar el método holístico para abordar estos tres cánceres como modelo para tratar otros tejidos malignos similares. Por ejemplo, las recomendaciones perfiladas para el cáncer de mama se pueden aplicar a otros tumores del sistema reproductor femenino, incluidos los cánceres de ovario, de útero y de cuello del útero. Los métodos para el cáncer de próstata también son importantes para el cáncer de testículo. El análisis de los métodos mente-cuerpo para el cáncer de colon también puede ser útil para otros estados malignos del aparato digestivo, incluidos los tumores de estómago, de páncreas y de hígado. Debe recordar, no obstante, que a continuación sólo se indican sugerencias específicas que en modo alguno deben considerarse como una sustitución de la atención médica adecuada. Intentan ofrecerle, más bien, una forma de ayudarle a concentrar todas sus energías curativas con la mayor efectividad posible.

Cáncer de mama: la sombra en la madre

> La esperanza hace surgir lo eterno en el pecho humano.
>
> ALEXANDER POPE

Elizabeth no se consideraba a sí misma como una mujer vanidosa. Con el apoyo de su familia, se fue abriendo paso por entre las pruebas y desafíos de su terapia para el cáncer de mama. Sus amigos se maravillaron ante la ecuanimidad que demostró al recibir la noticia inicial de su diagnóstico. Después de revisar racionalmente sus opciones de tratamiento con el cirujano, decidió que una mastectomía simple, con radiación postoperatoria, le proporcionaría la mejor oportunidad de conseguir un buen resultado.

No fue hasta un mes después de haber terminado sus tratamientos cuando empezó a tener la sensación de que levantarse de la cama por la mañana constituía para ella una tarea enorme. Empezó a sentirse angustiada ante la idea de tomar una ducha, y evitaba mirarse en el espejo a toda costa. Afortunadamente, y con la ayuda de una terapeuta, un grupo de apoyo en la lucha contra el cáncer, la meditación y las clases de yoga, pudo ir elaborando poco a poco su dolor. Entonces pudo desarrollar una nueva relación con su cuerpo, en la que reconocía tanto la aflicción por su pérdida como el aprecio por su genuina belleza y por el apoyo recibido.

La mama forma un tejido rico en simbolismos. De recién nacidos, aprendemos rápidamente a asociar la tibieza, suavidad y olor dulzón de la madre con el delicioso néctar que nutre nuestro cuerpo y nuestra alma. Los montículos glandulares que brotan en la muchacha pubescente forman los identificadores anatómicos más evidentes que distinguen al ser humano femenino de su homónimo masculino. Las glándulas mamarias nos recuerdan nuestra herencia biológica como mamíferos. El pecho humano puede ser el mandala primordial que nos promete las recompensas definitivas cuando alcanzamos el centro del símbolo. Si tenemos en cuenta las poderosas asociaciones que mantenemos con el pecho, no es nada sorprendente que el cáncer de este tejido cree tanta y tan profunda angustia física, emocional y espiritual.

Puesto que soy un hombre, no puedo pretender que aprecio plenamente la importancia de tener un cáncer de mama. Aunque, en Estados Unidos, casi 1.500 hombres desarrollan cada año un cáncer de mama, esa cifra palidece en comparación con las 180.000 mujeres estadounidenses a las que anualmente se les diagnostica un cáncer de mama. Se trata, con mucha diferencia, del tumor maligno más común al que se enfrenta la mujer, y se calcula que casi una de cada ocho mujeres desarrollará un cáncer de mama durante su existencia. Eso supone, aproximadamente, el doble de la incidencia del cáncer de mama experimentado hace sesenta años. Comparativamente, el cáncer de pulmón en las mujeres aparece en un distante segundo puesto, con menos de la mitad de casos diagnosticados al año, aunque es mayor el número anual de mujeres que mueren de cáncer de pulmón que de cáncer de mama. Gracias en parte a un diagnóstico precoz y a una mejora en los protocolos de tratamiento, el índice de mortalidad del cáncer de mama ha disminuido durante los pasados años, a pesar del aumento de la incidencia general.[1]

No conocemos la causa del cáncer de mama. Aunque hay un aumento en el riesgo de que una hija desarrolle cáncer de mama si su madre o su hermana también se han visto afectadas, la genética parece desempeñar únicamente un papel menor. A pesar de que tienen un cierto papel otros factores, como la edad que tenía una mujer cuando le empezaron los períodos menstruales, cuando se quedó embarazada por primera vez y cuando se inició la menopausia, lo cierto es que en más de la mitad de las ocasiones no se pueden identificar factores de riesgo. Esta falta de comprensión continúa motivando la investigación de otras causas que puedan explicar la elevada incidencia de esta enfermedad.

La sospecha de que tiene que haber factores de riesgo modificables para el cáncer de mama procede de los estudios que demuestran una amplia variación en la incidencia de esta enfermedad en todo el mundo. El índice de cáncer de mama en Estados Unidos y Europa es de cuatro a siete veces más alto que en China y Japón. Aunque quizá cabría pensar que eso indica que la enfermedad afecta con mayor probabilidad a ciertos grupos étnicos o raciales más que a otros, no parece ser así. Al examinar a las mujeres asiáticas que emigraron a Occidente, se observa que su riesgo de cáncer de mama se eleva cuanto más tiempo permanecen en Occidente. Las mujeres estadounidenses de origen asiático nacidas en Estados Unidos, tienen índices de cáncer de mama casi iguales a las de las estadounidenses caucásicas.[2] La mayoría de científicos que estudian el cáncer están ahora de acuerdo en que los factores ambientales y de estilo de vida tienen que desempeñar un papel significativo en los elevados índices de cáncer de mama detectados en Occidente.

La dieta y el cáncer de mama

Si hay factores sobre los que podemos influir por medio de nuestras decisiones, ¿cuáles son éstos? La nutrición es el ámbito que recibe la mayor atención, y aunque hay muchas señales positivas, todavía no sabemos lo efectivos que pueden ser los métodos nutricionales en la prevención y el tratamiento del cáncer de mama. Como ya hemos visto en el capítulo 3 sobre la nutrición, hay una vinculación bastante fuerte entre la grasa animal de la dieta y el cáncer de mama. Hay dos teorías básicas que tratan de explicar el por qué. Sabemos que las dietas altas en grasas saturadas pueden alterar la composición grasa de las membranas celulares y reducir la potencia de las células del sistema inmunitario.[3] La grasa de la dieta también se asocia con los niveles más elevados de estrógeno en circulación, lo que puede contribuir al desarrollo del cáncer de mama.[4] No obstante, la relación entre grasa y cáncer de mama no es tan simple. Sabemos que las dietas con alto contenido en grasa aparecen asociadas con la obesidad. Pero resulta que tener sobrepeso puede *disminuir* ligeramente el riesgo de cáncer de mama en mujeres que se encuentran en sus años reproductivos, y *aumentarlo* en mujeres que han pasado por la menopausia. Aunque se sigue debatiendo acerca de su grado de importancia, creo que se puede afirmar con seguridad que reducir el consumo de grasa animal es una medida beneficiosa en caso de afrontar un cáncer de mama.

El otro aspecto del tema de la grasa de la dieta es el papel desempeñado por la fibra en el cáncer de mama. Muchos estudios realizados en todo el mundo han demostrado que en aquellas culturas cuyas dietas son ricas en fibra, son menos las mujeres que desarrollan un cáncer de mama. Como las frutas, verduras y granos enteros son las fuentes con mayor abundancia de fibra, las personas que siguen dietas con alto contenido en fibra también suelen comer una menor cantidad de grasa animal. Las mujeres vegetarianos, tanto pre como posmenopáusicas, suelen mostrar niveles más bajos de estrógeno en circulación, debido posiblemente a que la fibra vegetal impide la reabsorción del estrógeno que se ha liberado en su bilis.

Es importante tener en cuenta que ciertos tipos de alimentos vegetales parecen tener efectos protectores específicos. La fibra de la soja, junto con otros ingredientes químicos, parece tener singulares beneficios para aumentar la salud en los casos de cáncer de mama. Las pistas obtenidas por los estudios de laboratorio y por la investigación clínica sugieren que la clase de sustancias fitoquímicas conocidas como isoflavonoides pueden convertirse en formas naturales de estrógeno capaces de bloquear la tendencia del tejido mamario a experimentar cambios malignos. Las sustancias químicas naturales contenidas en la soja, añadidas a células de cáncer de mama cultivadas en un disco de Petri, inhiben su crecimiento, pero no está claro que podamos conseguir los niveles similares de isoflavonoides que han demostrado ser efectivos en estos estudios de laboratorio por el simple procedimiento de comer más alimentos derivados de la soja.[5] Estudios similares hechos con animales demuestran que las ratas con cáncer de mama, alimentadas con una dieta con alto contenido de soja, muestran menos metástasis que sus hermanas a las que no se administran las sustancias fitoquímicas de la soja. En China y Japón, las mujeres consumen cantidades mucho más elevadas de alimentos de soja que las mujeres occidentales, lo que puede constituir una de las importantes razones por las que tienen menos de un 20 por ciento de cáncer de mama en comparación, por ejemplo, con Estados Unidos.

Otra sustancia química potencialmente útil para luchar de un modo natural contra el cáncer de mama se encuentra en la coliflor. Esta sustancia, conocida como carbinol, también puede actuar para bloquear los efectos causantes del cáncer de los estrógenos sobre las células mamarias. Muchos ambientalistas temen que las sustancias químicas sintéticas del aire, el agua y la tierra imiten a nuestras hormonas naturales, provocando así la formación del cáncer. Se ha sugerido que las sustancias químicas naturales de las plantas que se encuentran en los productos de la soja y en las verduras pueden ayudar a desactivar o bloquear los efectos de estos perturbadores tóxicos endocrinos sobre nuestros tejidos.

Si se enfrenta usted a un cáncer de mama, mi recomendación fundamental relacionada con la nutrición es la de reducir sustancialmente el consumo de grasa animal y complementar su dieta de verduras y cereales integrales con alimentos derivados de la soja, como el tofu, el tempeh y la leche de soja. Además de obtener más de estas importantes sustancias fitoquímicas curativas, esta dieta es rica en vitaminas antioxidantes, y la alta fibra que contiene le ayudará a regular el funcionamiento de los intestinos.

Vitaminas y cáncer de mama

¿Tiene sentido tomar suplementos de vitaminas si se enfrenta a un cáncer de mama? A lo largo de los años, una serie de informes han sugerido que el betacaroteno y las vitaminas A, C y E pueden tener un efecto protector en los casos de cáncer de mama. De estos nutrientes antioxidantes, el betacaroteno y la vitamina A han demostrado tener el beneficio más continuado, aunque esos efectos han sido modestos. Tomar vitaminas suplementarias no ha demostrado tener un beneficio tan claro como seguir una dieta que sea naturalmente rica en vitaminas antioxidantes. Parece que la naturaleza ha preparado las sustancias químicas curativas en las formas que son más nutritivas: frutas y verduras frescas en lugar de pastillas y cápsulas.

De otra sustancia bioquímica natural llamada coenzima Q se ha dicho que ayuda a algunas mujeres con cáncer de mama. Este compuesto desempeña un papel importante en la producción de energía por parte de las células, y una deficiencia del mismo parece contribuir al daño del ADN. Aunque algunos llaman a esta sustancia *vitamina* Q10, no se puede clasificar legítimamente como una vitamina, pues a diferencia de éstas somos totalmente capaces de sintetizarla a través de nuestros propios procesos metabólicos. Recientes informes han sugerido que puede tener una actividad antioxidante, lo que nos recuerda de nuevo que muchas sustancias naturales pueden tener beneficios curativos a través de mecanismos muy diferentes. Un oncólogo y su grupo de investigación de Dinamarca administraron 390 mg diarios de coenzima Q a 32 mujeres, e informaron de mejoría en seis casos.[6] Más tarde describieron a otras tres mujeres que experimentaron mejorías bastante notables y que los investigadores achacaron a la coenzima Q.[7] Lamentablemente, y después de unos resultados iniciales tan esperanzadores, la investigación científica que se ha llevado a cabo es bastante limitada en este sentido. Es interesante indicar, sin embargo, que a pesar de esas pruebas científicas tan limitadas, ahora se puede adquirir la coenzima Q en casi todas las tiendas de dietética. Hasta la fecha no se ha visto ningún informe de toxicidad debido a esta sustancia.

Como ya sugerí en el capítulo 4, creo que es razonable tomar un buen suplemento multivitamínico y antioxidante mientras se le aplican los tratamientos quimioterapéuticos o los de radiación, sobre todo si le disminuye el apetito y le resulta difícil seguir una dieta equilibrada. A largo plazo estoy convencido de que es prudente complementar la dieta con betacaroteno adicional, con el objetivo de tomar diariamente unas 25.000 unidades internacionales (UI). Aunque puede tomarlas como suplemento vitamínico, una de las mejores formas de asegurarse de recibir dosis adecuadas de este importante antioxidante es bebiendo diariamente zumo de zanahoria recién exprimido. Doscientos gramos aportan unas 15.000 UI, de modo que tomar dos vasos al día será suficiente. Aunque quizá observe por ello una ligera coloración naranja de la piel, el betacaroteno no es tóxico y se convierte en vitamina A según se vaya necesitando. Por el momento, no creo que haya pruebas suficientes para aumentar las dosis de vitamina E o C, pero debería tomar cantidades adecuadas si sigue una dieta equilibrada, con bajo contenido en grasa y alto en fibra.

Conciencia del cuerpo

Cuando nuestros cuerpos enferman, a menudo apartamos la atención de ellos y la hundimos más profundamente en nuestras mentes. Ser consciente de nuestros estados físicos es algo sencillamente demasiado incómodo, así que tratamos de desviar la atención hacia algo situado en el pasado o en el futuro. Habitualmente, veo a mujeres con cáncer de mama que levantan una barrera psicológica y emocional entre su conciencia y sus cuerpos. Evitan examinar y tocar sus cuerpos, y se sienten todavía más incómodas permitiendo que un ser querido vea su vulnerabilidad física. Este tipo de evitación psicológica después de una operación quirúrgica puede ser inicialmente una respuesta natural y saludable, permitiendo que transcurra algún tiempo para que se produzca la curación física y emocional. Pero en algún momento es esencial para el proceso curativo aprender a ver, sentir y amar el cuerpo después de que haya pasado por una transformación física.

El toque amoroso. La forma más directa que tenemos de mostrar afecto y aprecio es tocar amorosamente al objeto de nuestro amor. En cuanto se sienta preparada, la animo a que se empiece a acariciar el pecho y la zona de las mamas, alrededor de la cicatriz. Si se le ha practicado una lumpectomía o una mastectomía, empiece por el brazo del lado afectado. Procure que sus manos estén lavadas y tibias y empiece por aplicar un suave masaje a cada uno de los dedos, moviéndose desde los extremos hacia la muñeca. Luego, de una manera lenta, aplique masaje sobre el antebrazo, comprimiendo los músculos alrededor de todo el brazo. Al llegar al codo, utilice un movimiento circular y suave de pellizqueo. Siga comprimiendo los músculos de la parte superior del brazo, moviéndose repetidas veces desde el codo hacia el hombro y viceversa. Aplíquese masaje sobre el hombro, de forma circular, apretándose suavemente a medida que se mueve a lo largo del grupo superior de fibras musculares, entre el omóplato y la nuca. Masajee muy suavemente la zona situada por debajo de la clavícula, moviéndose repetidamente desde el hombro al esternón. Ahora, aplique un masaje muy ligero, en un movimiento circular alrededor del lugar en el que le practicaron la operación quirúrgica. Tenga la intención consciente de enviar energía curativa, compasiva y cariñosa a los tejidos que se han visto desafiados por su enfermedad y por los tratamientos aplicados para curara. Si la herida se ha cerrado por completo, procure utilizar un aceite de masaje muy ligero, como el de almendra, oliva o yuyuba, al que puede añadir unas pocas gotas de vitamina E. Además, y para aumentar la curación y reducir la incomodidad, aplicarse un masaje diario puede ayudar a aliviar la hinchazón debida a la interrupción del drenaje linfático causada por el tumor, la operación o la radiación.

Realice este masaje cada día y, cuando se sienta cómoda, hágalo mientras se mire en el espejo. Si practica este procedimiento antes de tomar un baño o una ducha, deje que el aceite le empape la piel durante unos pocos minutos antes de lavarlo con un jabón ligero. Si brotan emociones fuertes que salen a la superficie, déjelas fluir mientras siente la aflicción por su pérdida, al mismo tiempo que expresa su aprecio por el proceso de recuperación.

Según el Ayurveda y la medicina tradicional china (MTC), tenemos una serie de puntos vitales en la superficie de nuestro cuerpo que podemos estimular para intensificar nuestras fuerzas curativas. Conocidos como puntos *marma* en el Ayurveda y como puntos meridianos en la MTC, se considera que estos lugares específicos son los puntos de conjunción entre la conciencia y la materia. Aplicar un masaje suave a estos lugares se ha utilizado tradicionalmente para estimular la fuerza vital cuando ésta se encontraba bloqueada. Procure aplicar un masaje suave a una zona situada a la derecha, por debajo del punto medio de las clavículas, en su unión con los hombros. Se dice que, al frotar este punto durante un par de minutos, con un suave movimiento circular, se estimula el *pran,* o fuerza vital, en la zona del pecho. Uno de los principales puntos vitales, conocido como Hridaya o marma del «corazón», se halla situado sobre el centro del esternón. Al aplicar un aceite esencial aromático diluido se logra una suave estimulación química de este punto vital. Pruebe a frotarse con unas pocas gotas de aceite de albahaca, salvia, junípero, menta o tomillo después de tomar una ducha de agua ti-

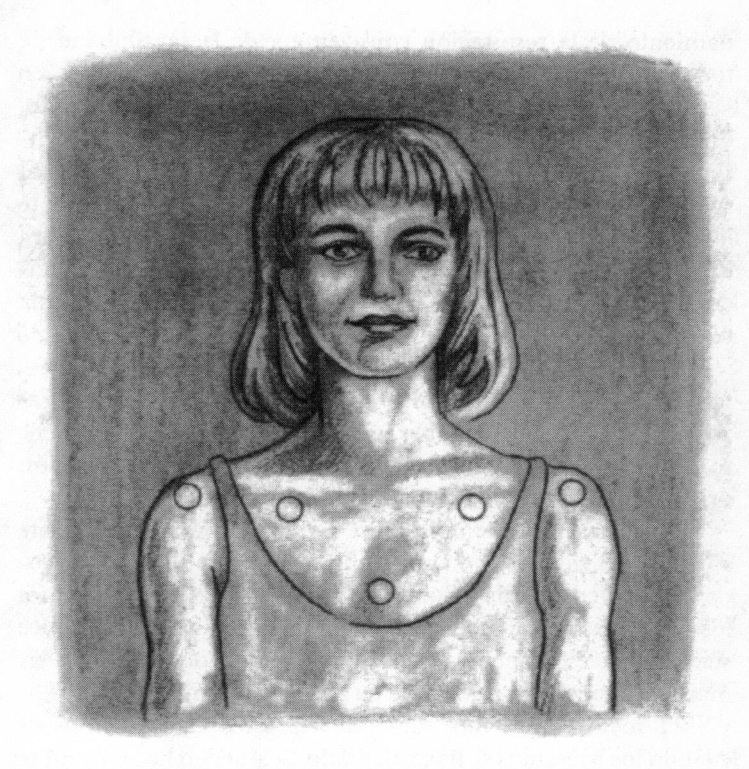

Figura 5. ***Puntos marma***

bia, y disfrute de la suave estimulación que ofrecen estos aceites naturales.

Estiramientos suaves. Después de una operación quirúrgica o un tratamiento de radiación, es habitual que se tensen y pongan rígidos los tejidos de los alrededores. Cuando sucede eso, es fácil caer en un ciclo negativo en el que la incomodidad de los tejidos acortados limita el movimiento, creando así más incomodidad. En cuanto el cirujano le diga que puede hacerlo, empiece por realizar suaves ejercicios de estiramiento para expandir los músculos del pecho. Los ejercicios deben realizarse con acompañamiento de la respiración consciente y de la sensibilidad de todo su cuerpo.

Le recomiendo los siguientes tres ejercicios de estiramiento. En el primero de ellos, coloque los puños juntos a unos diez centímetros por delante del esternón, con los brazos paralelos al suelo. Con una inhalación lenta y profunda, lleve suavemente los codos hacia atrás, manteniéndolos así por un momento, para luego volver a juntar los puños al exhalar el aire. Repita el ejercicio tres veces, estirándose hasta una posición en la que note una tensión cómoda, pero no llegando al punto de la incomodidad.

En el segundo ejercicio, entrelace los dedos delante del esternón y, con una inhalación lenta y profunda, eleve los dos brazos por delante de usted sobre su cabeza. Sostenga el estiramiento unos pocos segundos y luego baje las manos a su posición original. Repita este ejercicio de tres a cinco veces.

En el tercer ejercicio, empiece con las manos sobre la parte superior del vientre y, con una respiración profunda, hágalas rodar hacia fuera, en dirección a los costados, al tiempo que retira los codos hacia atrás como si tratara de que se tocaran. Realice suavemente este ejercicio unas pocas veces, volviendo con las manos a la posición de delante en cada exhalación.

El mejor momento para realizar estos estiramientos es cuando los músculos se han calentado. Se pueden hacer durante unos pocos minutos mientras toma una ducha. Procure practicarlos con conciencia y sensibilidad. Llegue hasta el punto de notar una tensión que le sea cómoda, pero sin exagerar, pues un estiramiento excesivo aumentará la tensión, en lugar de la flexibilidad que anda buscando. Respire profundamente durante la práctica de los ejercicios y sentirá que mejora su nivel de energía y la vitalidad en su pecho.

Curación emocional

Enfrentarse a una enfermedad amenazadora para la vida es indudablemente doloroso. Piense en lo alterados que pueden sentirse los seres humanos por las cosas pequeñas de la vida, como un pequeño accidente de automóvil, una declaración de impuestos más alta de lo esperado o el comentario insensible de un amigo; es por tanto plenamente comprensible que surjan oleadas de emociones dolorosas cuando tenga que enfrentarse con el desafío más grande que le plantea la vida. Concédase a sí misma la libertad y el tiempo para experimentar sus emociones sin la continua necesidad de ser un valeroso soldado. Lo mismo que sucede con un divieso, las heridas emocionales necesitan liberar lo que ha estado contenido para que pueda producirse una curación profunda.

No hay una forma correcta de procesar la aflicción y el dolor emocional asociados con la enfermedad. A algunas personas les parece beneficioso pasar algún tiempo a solas, en la naturaleza, mientras que otras prefieren una constante compañía humana en la que encuentran el apoyo que necesitan. Sentirse un tanto aislada emocionalmente de su familia y amigos es una reacción corriente al enterarse de que tiene la enfermedad. Los estudios han demostrado que las mujeres que participan en grupos de apoyo se sienten mejor y viven más tiempo. La animo encarecidamente a comunicar sus temores y esperanzas a los familiares y amigos cariñosos y a solicitar su apoyo para su viaje curativo. Sienta sus sentimientos, expréselos y escriba sobre ellos, al mismo tiempo que trata de conectarse con el sereno océano subyacente que hay dentro de usted y que está más allá de las oleadas de emociones que perturban su paz. Busque el significado más profundo y la oportunidad del crecimiento espiritual inherente en cada crisis, y tenga fe en que la vida siempre nos impulsa a seguir un viaje evolutivo.

Si se siente abrumada por la tristeza, procure comunicarse con quienes atienden a su salud y estar abierta a recibir ayuda farmacéutica temporal que le permita superar los momentos más duros. Muchos de los nuevos antidepresivos inhibidores selectivos de la reabsorción de la serotonina (SSRI) son muy efectivos, con relativamente pocos efectos secundarios, y pueden ayudarle a aumentar las sustancias químicas naturales del cerebro que elevan el ánimo. El corazoncillo, hipérico o hierba de San Juan (*Hypericum perforatum*), una hierba muy conocida por los herboristas antiguos, ha demostrado en varios estudios ser un antidepresivo efectivo para síntomas suaves a moderados. La dosis habitual recomendada es de 300 miligramos tres veces al día. Esta hierba tiene muy pocos efectos secundarios conocidos, aunque es posible que tarde un mes o más en notar un beneficio. Aunque el hipérico hace que la piel de ciertos animales sea sensible a la luz solar, este efecto no se ha observado en las personas. En Alemania, donde la herboristería es cada vez más aceptada por el sistema médico oficial, cada año se recetan más dosis de corazoncillo que de todos los medicamentos farmacéuticos antidepresivos juntos. El hipérico es un don de la naturaleza, que puede ser un ingrediente útil de un programa curativo holista.

Nutrir a la que nutre

Desde su más tierna infancia, la mayoría de mujeres han recibido mensajes de que al menos una parte de su papel en la vida consiste en cuidar de los demás. Como madres, hermanas, hijas, esposas y amantes, las mujeres se entregan a menudo hasta el agotamiento. Si se reconoce a sí misma como una persona capaz de agotarse en la entrega a los demás, apelo a usted para que se tome tiempo para sí misma mientras se recupera del cáncer. Procure estar tan dispuesta a recibir amor y apoyo como lo ha estado para ofrecerlo a los demás. Si tiene dificultades para pedir ayuda, incluso con una enfermedad grave, considere que será de mucho mayor servicio para los demás si está dispuesta a nutrirse a sí misma. Un pozo vacío no puede apagar la sed de los demás. Abra su corazón al espíritu curativo que existe dentro de sí misma y de las personas que la aman, y se encontrará bien acompañada mientras recorre su camino hacia la integridad completa.

Cáncer de próstata: restringir el flujo

> Se dice que la parte más larga del viaje es la de cruzar la puerta.
>
> Marcus Terentius Varro

Sam Spiegel se enorgullecía de su buena forma y de lo bien que se sentía a los 55 años. Había dejado de fumar varios años antes, se ejercitaba con regularidad en su club de gimnasia y, recientemente, había cambiado la dieta. Afortunadamente, y gracias a su éxito en los negocios, Sam no se veía excesivamente sobrecargado por pasar la pensión de alimentos a sus dos ex esposas. Cuando acudió a su chequeo médico anual, estaba convencido de que le darían el visto bueno. En consecuencia, se sintió muy angustiado cuando el médico le dijo que notaba un pequeño nódulo en la próstata. Aunque el primer impulso de Sam fue ignorar el consejo del médico de hacerse una biopsia, el extremado nivel del antígeno específico de la próstata (PSA) encontrado en su análisis lo convenció para acudir a la consulta del urólogo. La biopsia demostró la existencia de un cáncer precoz, localizable y tratable.

Mientras Sam pasaba por el tratamiento, buscó el significado de su enfermedad. Examinó no sólo el mensaje que le enviaba su cáncer, sino que también se preguntó por qué había sido en su próstata. En sus sueños y meditaciones, Sam empezó a ver su cáncer de próstata como una metáfora de su uso de la energía masculina. En sus relaciones personales y laborales descubrió pautas que sugerían la existencia de obstáculos en su capacidad para expresar su energía y creatividad en formas que fuesen mutuamente positivas. Su viaje hacia la salud se estaba produciendo en los niveles físico, emocional y espiritual.

¿Qué se puede decir de una enfermedad que, en último término, aparece en más de dos terceras partes de los hombres si viven hasta la edad de 80 años? Eso es lo que nos dicen sobre el cáncer de próstata los estudios realizados en hombres que han muerto de otras causas. En la mayoría de los casos, el cáncer sólo se detectó bajo el examen microscópico (llamado cáncer histológico o latente) y raras veces causó problemas clínicos. Y, sin embargo, el cáncer de próstata es ahora la enfermedad maligna diagnosticada con mayor frecuencia en Estados Unidos, con más de 300.000 nuevos casos diagnosticados cada año.

No es un cáncer tan corriente en otras partes del mundo. El índice de cáncer de próstata clínicamente aparente entre los hombres afroamericanos es 25 veces más alto que el de los hombres japoneses, y 120 más alto que la incidencia entre los chinos de Shanghai.[8] Un nivel alto de hormonas masculinas es un factor de riesgo importante en el cáncer de próstata, pero eso, por sí solo, no cuenta toda la historia. Aunque los índices de cáncer de próstata latente pueden ser similares en el mundo, hay grandes diferencias en cuanto a la rapidez con la que crece el cáncer microscópico hasta el punto de ser detectable.

La glándula próstata es el único órgano del cuerpo que continúa creciendo durante toda su vida. La próstata de un hombre de 65 años de edad es de dos a tres veces más grande que cuando tenía veinte años. Normalmente, la próstata libera proteínas, enzimas, metales y otras sustancias que ayudan al esperma a moverse con eficiencia, pero sigue siendo un misterio el por qué continúa aumentando de tamaño hasta mucho después de la probabilidad de que un hombre engendre un hijo. Sabemos que el cáncer de próstata pasa por muchas fases antes de que se exprese como problema médico. En la primera fase ocurren mutaciones genéticas que conducen a la aparición de un número limitado de células prostáticas cancerosas. Es posible que éstas nunca causen daño alguno y que sólo sean descubiertas incidentalmente durante una autopsia. En un cierto porcentaje de hombres, el tumor crece lo suficiente como para que el cáncer de próstata se pueda diagnosticar mediante una palpación o un aumento del antígeno específico de la próstata (PSA). Si hay otros cambios genéticos, las células cancerosas de la próstata se pueden liberar de ésta y viajar a otras partes del cuerpo, afectando habitualmente a los nodos linfáticos y a los huesos. Todo ese proceso puede tardar años en producirse, y es muy posible que un cáncer de próstata pequeño y localizado nunca cause problemas amenazadores para la vida.

Dependiendo de la fase en que se encuentre el cáncer, los tratamientos médicos habituales pueden variar desde un control preventivo hasta una terapia hormonal, cirugía, radiación y quimioterapia. Con el aumento de la conciencia sobre este cáncer tan corriente, cada vez es mayor el número de hombres al que se les diagnostica en una fase precoz de la enfermedad. Se discute cuál es el mejor tratamiento para la enfermedad de próstata precoz y localizada, sobre todo teniendo en cuenta que el cáncer puede crecer sólo de una forma muy lenta a lo largo de los años, aunque el cáncer de próstata en los hombres jóvenes suele ser más agresivo. En el otro extremo del espectro, el cáncer de próstata metastásico es una enfermedad grave y amenazadora para la vida, cuyo control exige con frecuencia la aplicación de quimioterapia y de terapia hormonal.

Hormonas, dieta y la próstata

Sabemos que el cáncer de próstata es sensible a las hormonas masculinas. Los estudios de las culturas donde existen los eunucos han demostrado que los hombres incapaces de producir hormonas masculinas raras veces padecen cáncer de próstata. La manipulación hormonal es una forma importante de tratamiento en los hombres que tienen cáncer de próstata, aunque no todas las células cancerosas mantienen la sensibilidad a las hormonas masculinas durante el curso de la enfermedad. Tras reconocer que los índices de cáncer de próstata clínico varían ampliamente en todo el mundo y que las hormonas masculinas tienen un efecto provocador, los investigadores han examinado factores que puedan explicar las enormes diferencias entre las culturas. Una vez más, la dieta parece tener un papel importante.

Lo mismo que sucede con el cáncer de mama, la incidencia del cáncer de próstata es mayor en aquellas sociedades donde las grasas animales forman una parte importante de la dieta. Al seguir la evolución de los hombres japoneses que emigraron desde su país natal a Estados Unidos, se observó que su riesgo de cáncer de próstata se aproxima gradualmente al del país anfitrión, debido presumiblemente a que empezaron a seguir un estilo de vida y una dieta más típicamente estadounidense. No sabemos en realidad cómo influye la grasa de la dieta en el cáncer de próstata, pero se sospecha que altera la producción de hormonas sexuales. En un interesante estudio en el que se comparan los niveles de hormonas masculinas entre los hombres negros estadounidenses y sudafricanos, se ha demostrado que éstos últimos, alimentados con una típica dieta estadounidense, experimentan aumentos en sus niveles de testosterona, mientras que los hombres negros estadounidenses alimentados con una dieta predominantemente vegetariana mostraron el efecto opuesto.[9]

La historia se vuelve más interesante. Como ya se ha dicho antes, los hombres chinos son los que muestran la menor incidencia de cáncer de próstata en el mundo. Y, naturalmente, los productos de la soja, ricos en fitoestrógenos, constituyen una parte importante de su dieta diaria. De hecho, se ha sugerido que la persona típica que vive en China consume hasta 35 veces más productos de soja que el estadounidense medio. Un grupo de investigadores de Europa y China examinaron el fluido prostático de hombres sanos chinos, ingleses y portugueses y descubrieron niveles sustancialmente elevados de ciertos fitoestrógenos naturales en los hombres chinos en comparación con los europeos.[10] Ello sugiere, una vez más, que las sustancias naturales existentes en los productos de la soja y en las verduras tienen un efecto protector contra el cáncer.

¿Ayuda una dieta rica en fitoestrógenos a alguien que ya tiene un cáncer de próstata? Todavía es demasiado pronto para hacer esa afirmación, aunque un reciente informe procedente de Australia ofrece alguna esperanza, en el sentido de que puede ser valioso añadir fitoestrógenos a la dieta. En dicho informe, un hombre de 66 años con cáncer de próstata tomó 160 mg diarios de fitoestrógenos durante una semana, antes de someterse a una operación quirúrgica de la próstata. Cuando el cirujano lo operó, descubrió que muchas de las células cancerosas habían muerto, una respuesta que habitualmente sólo se observa después de haber administrado elevadas dosis de medicamentos estrógenos.[11]

Como suele suceder en la naturaleza, las cosas no son tan sencillas como quisiéramos. Recientes estudios que han examinado la relación entre la grasa y el cáncer de próstata, han descubierto que uno de los componentes de la grasa, llamado ácido alfalinolénico, puede ser la parte asociada con un aumento del riesgo.[12] Casi todo el ácido alfalinolénico que se ingiere con la dieta procede de las carnes rojas y de la mantequilla, siendo los aceite de semilla de lino, de colza y de soja sus fuentes botánicas. El ácido alfalinolénico constituye aproximadamente el 50 por ciento del aceite de semilla de lino, el 12 por ciento del aceite de colza, y el 70 por ciento del aceite de soja.

¿Qué hacer con esta información? Puesto que no existe esencialmente ningún riesgo, le animaría a reducir su consumo total de grasa en la dieta, en favor de frutas, verduras y cereales. Los fitoestrógenos encontrados en los productos de la soja parecen ser los más beneficiosos, aunque también pueden ser importantes otras sustancias fitoquímicas presentes en las lentejas, el salvado de avena, el ajo, la calabaza, las peras y las ciruelas. ¿Qué decir sobre las preocupaciones potenciales por el ácido graso que se encuentra en el aceite de soja y en el de semilla de lino? Creo que esta información únicamente destaca el riesgo de tratar de concentrar la atención en un solo componente de un producto natural. Es posible que finalmente se confirme que el ácido alfalinolénico tiene un efecto estimulante sobre el cáncer de próstata, pero sospecho que también se demostrará que los otros beneficios de los alimentos ricos en fitoestrógeno superan con creces los efectos de un solo ácido graso que sólo representa el 7 por ciento del aceite de soja. La cantidad de ácido fitolinolénico que se encuentra en una ración estándar de tofu supone menos de un tercio de un 1 por ciento de la grasa total recomendada diariamente en la dieta. Hasta que no dispongamos de más información, no propugno añadir aceite de semilla de lino a la dieta, pero sí los productos derivados de la soja, como el tofu, el tempeh y la proteína vegetal hidrolizada.

¿Vale la pena tomar suplementos de vitaminas o minerales? En diversas ocasiones, se ha sugerido que las vitaminas A, C, E y D ofrecen cierta protección contra el cáncer de próstata, aunque los beneficios no han sido ni abrumadores ni estables.Una de las sustancias nutricionales más prometedoras que pueden ser útiles en el cáncer de próstata es el licopene, un carotenoide que no se convierte en vitamina A. Los tomates son la principal fuente de este potente antioxidante, que parece tener la propensión de concentrarse en la glándula prostática. En varios estudios se ha demostrado que los hombres que incluyen los tomates en su dieta corren un riesgo sustancialmente menor de sufrir un cáncer de próstata.[13, 14] Los tomates se pueden consumir frescos, como sopa, zumo o en forma de salsa. Incluso parecen beneficiarse los que comen pizza con regularidad. Así pues, y a menos que sea alérgico a los tomates, le animo a comerlos en abundancia, junto con otras verduras, frutas, cereales integrales y legumbres.

Conciencia del cuerpo

Lo mismo que sucede con cualquier enfermedad, los hombres con cáncer de próstata tienen tendencia a apartar su atención de la zona de dificultad. Teniendo en cuenta la carga emocional asociada con los órganos reproductores, no es sorprendente que algunos hombres quieran restar importancia al significado de este cáncer tan común. No obstante, he descubierto que los hombres con cáncer de próstata que están dispuestos a concentrar la atención en sus cuerpos, experimentan a menudo sensaciones más positivas y menos temerosas sobre sus vidas y su salud.

Además de un masaje diario con aceite, animo a los hombres con cáncer de próstata a realizar un masaje perineal con aceite de almendra o de oliva tibio. Aplicar el aceite, con un movimiento acariciante a lo largo de las partes interiores de los muslos y en la zona situada entre el ano y el escroto. Después, tomar un baño de asiento tibio y practicar ejercicios de tensión y liberación del músculo del esfínter anal, utilizando un procedimiento recomendado a menudo a las mujeres embarazadas, conocido como Kegels o tonificantes pelvianos. En la tradición yógica, a ese ejercicio se le llama «cerradura de la raíz».

Para realizar los ejercicios tonificantes pelvianos, siéntese cómodamente, estire y enderece la columna vertebral hacia arriba y eleve el pecho. Utilizando un movimiento de contracción y elevación, tire del perineo hacia arriba y hacia el interior. Sienta cómo se contraen el ano y las nalgas al tiempo que se elevan, pero mantenga relajado el resto del cuerpo. Sostenga esta postura mientras efectúa cinco respiraciones profundas, relaje los músculos del suelo pelviano y luego repita el proceso. Este ejercicio ayuda a tonificar la musculatura pelviana y anima el flujo de energía hacia esta zona.

Los dos siguientes ejercicios de apertura y estiramiento pelvianos también pueden ser útiles para mejorar el flujo de energía, sobre todo si se está recuperando de una operación o de la radiación. Antes de practicarlos, consulte con el urólogo para comprobar cuándo es seguro realizar estas posturas, y hágalas siempre con sensibilidad y conciencia.

1. *Postura de la mariposa.* Siéntese cómodamente sobre una superficie firme y acolchada, con la columna vertebral recta. Coloque delante de usted las plantas de los pies, juntas, con las rodillas inclinadas. Extienda suavemente las piernas, de modo que note una ligera tensión en la ingle. Mantenga esta postura durante un momento, respirando con facilidad en la tensión y volviendo después a la posición de descanso. Procure no sobrepasar el punto de extensión que le resulte cómodo.

2. *Postura del caballo.* Sitúese de pie, con las piernas separadas aproximadamente por el doble de ancho de los hom-

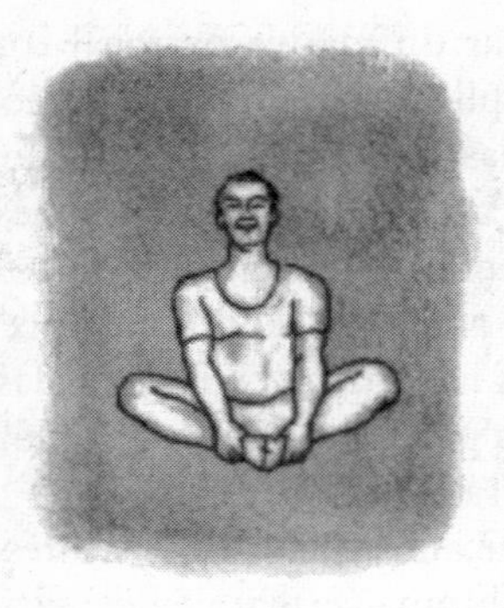

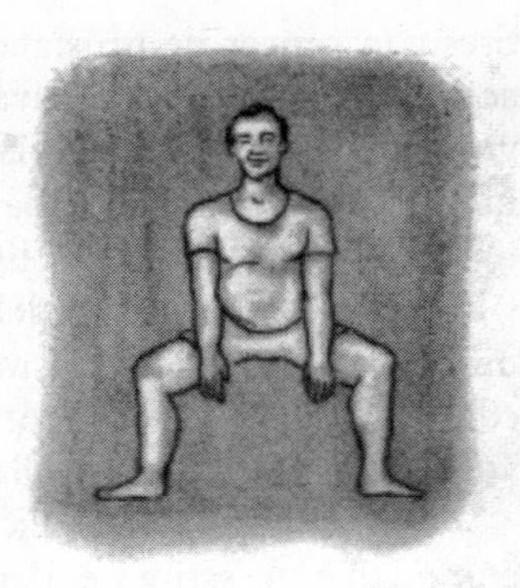

Postura de la mariposa Postura del caballo

Figura 6. **Posturas de yoga**

bros, y con los dedos de los pies mirando hacia fuera. Sosteniendo el peso con las manos sobre los muslos, incline lenta y cuidadosamente las rodillas hasta que note un suave estiramiento. Mantenga esta postura mientras respira unas pocas veces y luego regrese a la postura erecta.

Emociones y masculinidad

Aunque le parezca un tópico, creo que es cierto que los hombres no se sienten tan cómodos como las mujeres a la hora de explorar o expresar sus emociones. Sospecho que, tanto por naturaleza como por cultura, los hombres tienden a afrontar sus temores y ansiedades por medio de la actividad, antes que del procesado y la expresión emocional. Y, sin embargo, el dolor emocional de afrontar nuestra mortalidad es real y ofrece una poderosa oportunidad de curación y sabiduría.

Le animo a buscar el significado de su cáncer de próstata. El factor de riesgo más importante de esta enfermedad es ser un hombre. Puesto que las hormonas masculinas provocan cáncer de próstata, tiene cierta validez la sugerencia de que cuanto más nos dejamos llevar por nuestra energía masculina, tanto mayor riesgo corremos de tener un cáncer de próstata. Lo mismo que le sucedió a Sam, del que se ha hablado al principio de este capítulo, no es infrecuente que los hombres con cáncer de próstata hayan alcanzado mucho éxito en el mundo, pero hayan tenido dificultades en sus relaciones personales. El guerrero poderoso que impulsa a los hombres compite a menudo con nuestras fuerzas más blandas y nutritivas. La energía masculina, tanto en el caso del hombre como en el de la mujer, está de suyo orientada hacia la consecución de objetivos y anda continuamente a la búsqueda de alcanzar logros. La energía femenina, tanto en la mujer como en el hombre, viene gobernada por las estaciones, los ciclos y los ritmos. Es de suyo autorreferencial, intuitiva y no lineal. Un ser humano completo, tanto si es hombre como mujer, puede viajar por cualquiera de los dos ámbitos y experimentar las recompensas de ambos aspectos de nuestras naturalezas.

Enfrentarnos a una enfermedad grave nos permite la oportunidad de explorar y despertar aspectos de nuestras naturalezas que pueden haber estado previamente dormidos. Si se enfrenta a un cáncer de próstata, le animo a mirar dentro de sí mismo y a preguntarse qué más necesita para sentirse realizado. Evalúe sus relaciones y cure aquellas que necesiten de atención. Busque aquellas cosas que siempre ha deseado hacer, pero que ha venido posponiendo desde hace años o quizá durante toda su vida, debido a las responsabilidades y plazos acuciantes. A pesar de toda la angustia que supone el cáncer, también trae consigo un don oculto, que es el de recordarnos que cada momento es precioso. Si hubo alguna vez un momento propicio para curar las heridas del pasado o para vivir un sueño soñado durante toda la vida, ¡el momento es éste! Le animo a aprovechar esta oportunidad para profundizar en su conexión con la sabiduría eterna de la vida, que nos llama serenamente para recordarnos quiénes somos realmente.

Cáncer y sexualidad

Nuestros cuerpos son fuentes de placer y de dolor. Cuando experimentamos tensión física, anticipamos con agitación cualquier sensación o movimiento físico. El cáncer le cobra un tributo sustancial a nuestro cuerpo, y la idea de recibir placer sexual cuando siente dolor puede parecerle remota e incluso repugnante. Además de la incomodidad física, en el proceso del cáncer hay otros componentes que pueden influir sobre nuestra sexualidad. La imagen del cuerpo se ve afectada a menudo por la pérdida de pelo causada por los tratamientos, los cambios en el peso, las cicatrices de las operaciones y las alteraciones en los niveles hormonales. La perspectiva de intimidad física puede ser intimidante, sobre todo si el cáncer ha afectado a un órgano sexual. Y, sin embargo, la energía sexual es la esencia de la fuerza vital y, cuando el momento sea apropiado, puede ser un componente importante del proceso curativo.

Le animo a amar su cuerpo precisamente por lo que ha pasado, y no a pesar de ello. Durante todo su viaje curativo, procure atender y cuidar su cuerpo con amor y compasión. Envíele pensamientos de aprecio por tolerar las difíciles terapias que se le han tenido que aplicar. Cuide sensiblemente de su cuerpo, de una forma diaria, como una fuente de placer. A medida que se vaya recuperando de sus tratamientos, explore con suavidad las sensaciones alrededor de las zonas tratadas, descubra las fronteras entre la comodidad y la incomodidad. A medida que progrese su curación, observe el cambio que se produce hacia una mayor facilidad en su cuerpo y la expansión de las sensaciones agradables.

Recuerde que puede hacer el amor sin tener relaciones sexuales. Cuando esté preparado para compartir intimidad física con su pareja, aproxímense el uno al otro como seres espirituales, utilizando sus cuerpos para expresar amor. Procuren crear un espacio sagrado, cuidando de las vistas, los sonidos y los aromas de su ambiente. Toque al otro con sensibilidad y sutileza, transmitiéndole su respuesta de lo que le resulta cómodo y lo que no. Jueguen con la energía que se genera y jueguen con los cuerpos; por eso se lo llama juego previo. Si surgieran emociones fuertes, concédanse tiempo para procesarlas. Los objetivos del verdadero acto amoroso son la intimidad y el disfrute, antes que la relación sexual y el orgasmo. Avancen a un ritmo que sea completamente seguro para usted, comunicando a su pareja cualquier temor o incomodidad que pueda sentir. Confíe en su intuición y en las señales que le envía su cuerpo en cuanto a qué es positivo para usted, y no cruce los límites debido a alguna expectativa preconcebida. Si la otra persona está lo bastante cerca de usted como para mantener intimidad física, lo estará para que usted se sienta libre de comunicarle sus necesidades emocionales.

Si el cáncer o su tratamiento ha tenido como resultado cambios estructurales en sus órganos sexuales, hable de sus preocupaciones con el médico, para disponer de información exacta acerca de las limitaciones físicas que deba conocer. La mayoría de los médicos no han recibido una formación amplia y adecuada para hablar de los temas de la sexualidad, pero son capaces de contestar de un modo competente las preguntas que se les puedan plantear al respecto. Puesto que, muy probablemente, el médico no iniciará la conversación, será responsabilidad de usted el hacerle las preguntas que le preocupen.

Reconozca su vulnerabilidad, que es la esencia de la verdadera intimidad. Como sucede en cualquier otro aspecto de la vida, el cáncer ofrece la oportunidad de curación a niveles más profundos de nuestras mentes y de nuestros cuerpos. La sexualidad se encuentra inextricablemente entrelazada con el tejido de la vida y puede ser una profunda fuente de energía curativa cuando las personas se acercan a ella con reverencia.

Cáncer de colon: el obstructor silencioso

> Soy hijo del primer pez que saltó a tierra, pero la noticia todavía no ha llegado a oídos de mis intestinos.
>
> W. S. Merwin

A los 64 años de edad, Jonathan Hilms III era un buen hombre. Estaba convencido de que los hombres de veras comen carne, y utilizaba su copa doble de whisky para relajarse por la noche, al tiempo que dejaba de lado todo lo que no concordase con su modelo clásico de hombre de negocios estadounidenses, de actitud dura y firme. Cuando acudió al médico a causa del ardor que empezaba a despertarle por la noche, esperaba que le diera una rápida receta de algún antiácido, pero se mostró de acuerdo en someterse a un examen más meticuloso, ante la insistencia del médico. Cuando en su deposición aparecieron restos de sangre, estaba convencido de que eran consecuencia de la úlcera. De mala gana, aceptó la recomendación del médico de examinar todo el tracto digestivo para buscar la fuente de donde procedía la sangre. Durante la práctica de una colonoscopia, se descubrió un pequeño pólipo maligno en el intestino grueso, que fue fácil y completamente extirpado. A pesar del susto que se llevó, el señor Hilms reanudó su estilo de vida de siempre, más convencido que nunca de que los conocimientos estadounidenses pueden conseguir cualquier cosa.

Nos enorgullecemos justificadamente de la capacidad de nuestro sistema médico para hacer diagnósticos precoces. Las mamografías, los niveles de PSA y las pruebas que detectan cantidades microscópicas de sangre en las deposiciones, nos permiten detectar los cánceres en fases cada vez más precoces. Estos avances en la detección precoz nos han transmitido una falsa sensación de seguridad que, expresada de forma un tanto simple, viene a ser como sigue: en realidad, no necesito hacer cambios en mi estilo de vida porque la medicina moderna me volverá a poner en forma en el caso de que enferme. Afortunadamente, y por lo que se refiere al cáncer de colon, muchos casos se detectan bastante pronto y se pueden curar, pero estoy seguro de que muchas de las personas que afrontan esta enfermedad cambiarían una cura por la prevención.

Últimamente he venido pensando en el viejo dicho según el cual «unos gramos de prevención valen lo que un kilo de curas» y me doy cuenta de que en esa frase hay otro nivel expresivo. Claro que es mejor y más barato prevenir que se produzca un incendio que tratar de apagarlo una vez que ha estallado. El otro aspecto que contiene esa frase es el reconocimiento de que las herramientas que pueden ser efectivas en la prevención pueden ser menos potentes una vez que se ha presentado el problema. En el cáncer de colon, por ejemplo, está claro que la dieta desempeña un papel muy importante en elevar o disminuir el riesgo. Lo que ya no está tan claro es la potencia que puede tener un método nutricional una vez que ya ha aparecido el cáncer. Los métodos holísticos ofrecen un valor tremendo a la hora de mejorar la calidad de vida en las personas con cáncer. Mi esperanza es que si es usted lo bastante afortunado como para alcanzar el punto en el que haya dejado atrás su encuentro con el cáncer, continúe asumiendo esos comportamientos que intensifican la salud y aumentan la vida, por los beneficios diarios que le aportan, tanto si tiene una enfermedad grave como si no. Inícielos ahora por el valor que le aportan para ayudarle a afrontar los desafíos del cáncer. Continúe asumiéndolos durante el resto de su vida por el valor que le aportan para ayudarle a realizar y experimentar el misterio y la grandeza de vivir la vida como un ser humano.

El desafío del cáncer de colon

Aunque se cuenta entre los cánceres malignos más comunes en el mundo occidental, el de colon es relativamente raro en India, América latina y África. El índice de cáncer de colon en Connecticut es casi diez veces mayor que la incidencia en Bombay, India. Los índices más elevados del mundo se encuentran en América del Norte, Australia y Nueva Zelanda. Es interesante observar que, por razones que todavía no están claras, la incidencia más baja que existe en el mundo, ajustada por edad, se encuentra en los israelíes no judíos, cuyo riesgo de cáncer de colon es de entre un tercio y un cuarto del que se encuentra entre los judíos israelíes nativos.[15]

Como ya hemos visto con otros tumores, el riesgo de cáncer de colon, al margen de la incidencia en el propio país de origen, se acerca al índice del país de destino cuanto más tiempo se reside en él. Si hubiera usted nacido en Japón, China o América latina y hubiese emigrado a Estados Unidos, cuando llevara viviendo veinte años en este país su índice de riesgo se acercaría mucho al de los estadounidenses oriundos del país, independientemente de su origen étnico. En general, las personas que viven en los países industrializados tienen índices de cáncer de colon superiores al de las que viven en países en desarrollo, y quienes viven en las ciudades corren un riesgo superior al de los que viven en las zonas rurales. Una vez más, el principal culpable parecen ser nuestros abundantes hábitos dietéticos. Los estudios han demostrado de forma estable que una dieta baja en fibra y alta en grasas animales contribuye directamente al desarrollo del cáncer de colon. En aquellas sociedades donde las verduras forman el plato principal de las comidas y la carne roja es cara, el cáncer de colon es proporcionadamente raro.

Generalmente, no pensamos en nuestros intestinos. Mientras no llamen nuestra atención, están lejos de nuestras preocupaciones diarias, anatómica y psicológicamente. La misma palabra «intestinos» conjura imágenes de un ámbito profundo, oscuro, húmedo, envuelto en sombras. Y, sin embargo, casi todo lo que comemos termina siendo procesado en el colon, que se halla constantemente expuesto a los productos de desecho de lo que consumimos. Teniendo en cuenta que el contenido del intestino es lo que queda después de haber absorbido todo lo que es nutritivo, no debería sorprendernos que la exposición a todas esas toxinas a lo largo de los años de la vida termine por provocar enfermedad. Los productos no digeridos de la nutrición que entran en la corriente fecal transportan una gran cantidad de carcinógenos. Se ha demostrado que el colesterol, los ácidos de la bilis y las proteínas animales alteradas tienen capacidad para crear mutaciones en el ADN de nuestro colon. Las carnes fritas, asadas y ahumadas parecen tener una inclinación particular para activar los elementos carcinógenos.

Contrarrestar las amenazas

¿Cómo mitigar el efecto de estas sustancias químicas de desecho sobre nuestras vulnerables células intestinales? Reduzca su ingestión de grasas animales y aumente la de frutas, verduras y granos enteros. La abundancia de fibra existente en este programa nutritivo actúa mediante varios mecanismos posibles. El alto contenido en fibra acelera el movimiento del alimento a través del tracto digestivo, de modo que los carcinógenos disponen de menos tiempo para realizar su trabajo maligno. La fibra también parece vincularse con las sustancias químicas potencialmente causantes de cáncer, haciéndolas así menos peligrosas. Finalmente, la fibra puede alterar las poblaciones de bacterias de los intestinos, que contribuyen a la creación de ciertos carcinógenos.

Además de la fibra, se han explorado las vitaminas antioxidantes C y E y el betacaroteno como posibles protectores del colon. Se ha sugerido que todos ellos ofrecen cierta protección, pero los resultados no han sido universalmente positivos. Se ha demostrado, en estudios de laboratorio, que la vitamina A acelera la muerte de las células de cáncer de colon en los animales, aunque no sabemos si eso mismo sucede en las personas.[16] Nuestro oligoelemento amigo, el selenio (véase el capítulo 4), también ha demostrado tener un efecto protector contra el cáncer de colon en modelos animales.[17]

Otras decisiones que crean un ambiente desfavorable para el cáncer de colon incluyen evitar el tabaco y pasar menos tiempo de sedentarismo y hacer más ejercicio. Las personas físicamente activas corren aproximadamente la mitad del riesgo de sufrir un cáncer de colon que aquellas otras que raras veces hacen ejercicio. Una de las explicaciones de este extraordinario beneficio es que el ejercicio estimula la liberación de sustancias químicas naturales que aceleran el movimiento a través del tracto digestivo, reduciendo el tiempo del que disponen los carcinógenos potenciales para dañar las células que recubren el colon. Si su trabajo no le exige realizar una actividad física de forma regular, empiece a mover el cuerpo hoy mismo.

Los beneficios de los productos lácteos

Cada vez que hablo sobre el papel de los productos lácteos como parte de una dieta equilibrada, suelo encontrar personas que abrigan sentimientos fuertes respecto de este tema. En ciertos círculos nutricionales, los productos lácteos se clasifican casi al lado del cianuro por su toxicidad potencial sobre los seres humanos. Y, sin embargo, según el Ayurveda, los productos lácteos se consideran entre los alimentos de que disponemos que más promueven la salud. Los estudios que examinan el papel de los productos lácteos sobre el cáncer de colon han sugerido de forma persistente que tienen un efecto protector. Los principales beneficios parecen ser los aportados a nuestros cuerpos por el calcio y la vitamina D.[18] Se cree que el calcio se vincula con ácidos grasos y biliares potencialmente carcinógenos, transformándolos en jabones inofensivos que no irritan el recubrimiento del intestino. La vitamina D, que tiene un importante papel en el metabolismo del calcio, parece representar su propio papel en la regulación de la forma en que se dividen las células. En aquellas zonas donde se recibe más luz solar diurna, las personas tienen concentraciones superiores de vitamina D e índices más bajos de cáncer de color. Así pues, los productos lácteos tienen un doble valor cuando se trata del cáncer de colon.

Comprendo las preocupaciones que tienen las personas con sensibilidad por el medio ambiente acerca de los productos lácteos. En general, no tratamos a las vacas con demostraciones ejemplares de compasión y atención. No obstante, aumenta el número de granjas lácteas comprometidas en mejorar el tratamiento de los animales, permitiéndoles un acceso regular a terrenos de pastos abiertos y evitando el uso de hormonas. Aunque la leche orgánica que se obtiene de estas granjas cuesta más cara, le animo a emplear ese dinero extra para apoyar a esos granjeros. Para mí tiene sentido pensar que el tratamiento ético de los animales no puede sino aumentar los beneficios para la salud de los productos que nos ofrezcan.

Sentimientos en las entrañas

Una digestión, absorción y eliminación saludables son las claves del bienestar. Si se enfrenta a un cáncer de colon, es evidente que su zona de eliminación exige su atención. Aunque su tendencia sea a desviar la conciencia de la zona enferma, dirigir la atención hacia los intestinos puede tener un poderoso efecto curativo. Le animo por tanto a realizar el siguiente ejercicio.

- Caliente una pequeña botella de aceite de ricino, dejándola un rato bajo el grifo del agua caliente. Disponga también de una toalla delgada de algodón y de una almohadilla o una bolsa de agua caliente. Utilizando el aceite de ricino tibio, aplíquese un masaje suave sobre el vientre con movimientos que sigan los del sentido de las manecillas del reloj. Procure tener las manos tibias. Empiece por la parte inferior derecha del abdomen, moviéndose a lo largo del lado derecho, hacia la zona del hígado, bajo las costillas. Luego, aplique el masaje sobre la parte superior del vientre, desde la derecha a la izquierda y a continuación hacia abajo, a lo largo del lado izquierdo, hasta la pelvis. Empiece con un movimiento ligero y acariciante, para ir aumentando ligeramente la presión con cada nuevo ciclo. Si recientemente ha sido sometido a una operación quirúrgica, aplique suaves caricias alrededor de la incisión, evitando cualquier lugar en el que todavía quede alguna herida fresca. Cierre los ojos al masajearse el vientre y visualice una energía dorada y curativa que fluye hacia su abdomen. Imagine el tracto digestivo que mueve cómodamente los alimentos a lo largo de su trayecto, absorbiendo nutrientes y eliminando toxinas. Bajo el calor y la luz de su energía curativa, visualice que se fusionan todos los obstáculos que se oponen a una digestión, absorción y eliminación normal.

- Ahora, coloque la toalla sobre su vientre y cúbrala con la almohadilla eléctrica o la bolsa de agua caliente. Procure que la temperatura no sea demasiado alta. Deje que el calor impregne su vientre, imaginándolo como una dorada luz curativa. Cada vez que respire, libere la tensión que ha llevado en sus entrañas y sustitúyala por relajación, comodidad y confianza. Al acercarse al final del ejercicio, comprométase a tomar únicamente alimentos sanos y nutritivos que faciliten la curación de su tracto digestivo.

Integración de la información

Si se enfrenta a un cáncer de colon, ¿qué puede hacer por sí mismo para facilitar el proceso curativo? Primero y principal, siga los consejos del médico que le atiende. Un tumor canceroso en el colon es curable si se diagnostica y trata a tiempo. Para crear el ambiente digestivo más sano posible, reduzca la ingestión de grasas animales y aumente el consumo de frutas y verduras frescas ricas en fibra. Reduzca la cantidad de fritos que come y procure que la dieta contenga por lo menos 1.500 mg de calcio diarios. Durante la aplicación de los tratamientos, será prudente tomar diariamente una buena fórmula vitamínica antioxidante, con adecuados contenidos de vitamina C (1 gramo), vitamina E (300 UI) y betacaroteno (25.000 UI), pero a largo plazo debería asegurarse un consumo adecuado de vitaminas si sigue una dieta con abundancia de frutas, verduras y cereales integrales. Procure beber cada día muchos zumos frescos de frutas y verduras, junto con una infusión de jengibre tibia. Inicie un programa diario de ejercicios, preferiblemente al aire libre, donde pueda estar conectado con su medio ambiente natural. Utilice la inmediatez de esta enfermedad para examinar todos los temas de su vida (relaciones, trabajo, espiritualidad) y concédase permiso a sí mismo para tomar las decisiones que le aporten un mayor amor, felicidad y autorrealización.

Curación consciente

El camino que conduce a la integridad completa exige perseverancia, flexibilidad y apertura. A medida que realiza su viaje hacia la salud, tendrá nuevas experiencias y descubrirá nueva información que profundizarán su sabiduría de la vida. El desafío en este proceso, como en todos los aspectos de la vida, consiste en extraer aquello que sea beneficioso y desprenderse de lo que no lo sea. Para valorar las muchas recomendaciones que se cruzarán en su camino, necesitará utilizar tanto el corazón como la cabeza. La mayor parte de este libro se ha dedicado a compartir los métodos que considero útiles para acceder e interpretar la sabiduría que llevamos con nosotros. Lo que nos digan las entrañas y los corazones acerca de algo, puede ayudarnos a guiarnos para tomar decisiones más sanas. La inteligencia de nuestro cuerpo es profunda y poderosa.

También tenemos el poder de discernir, lo que nos permite analizar y valorar críticamente la información que pueda ser útil para nuestra salud. Vivimos en una era de la información y, gracias a la tecnología, podemos tener acceso instantáneo al pensamiento de otras muchas personas en todo el mundo, en mucha mayor medida de lo que nunca ha ocurrido en toda la historia de la humanidad. Le animo a aprovechar esta red de energía e información y a continuar ampliando su conocimiento sobre su enfermedad y los métodos curativos disponibles. Hay una serie de valiosos recursos de información fiable sobre la salud, accesibles a través de la red de Internet.[19] Una de las páginas más útiles es la National Library of Medicine [Biblioteca Nacional de Medicina de Estados Unidos], que se puede consultar en *www.nlm.nih.gov.* Puede entrar en la sección PubMed y solicitar una búsqueda del tema que le interese, como por ejemplo «cáncer de próstata y dieta» o «cáncer de mama y betacaroteno». Otra fuente poderosa y muy fiable de información sobre el cáncer la encontrará a través de una página producida en colaboración por el International Cancer Information Center [Centro Internacional de Información sobre el Cáncer, ICIC], el National Cancer Institute [Instituto Nacional del Cáncer de Estados Unidos, NCI] y el Office of Cancer Communications [Oficina de Comunicaciones sobre el Cáncer], conocida como CancerNet, que se encuentra en *http://cancernet.nci.nih.gov.*

Procure mantener la mente y el cuerpo abiertos a recibir guía de todas las fuentes útiles y evite crear fronteras arbitrarias entre métodos holísticos y alopáticos. Como redes localizadas de energía consciente dentro del vasto océano de energía e información, tenemos derecho intrínseco a utilizar la sabiduría curativa almacenada de todo el mundo y de todas las épocas. En el ámbito de la medicina mente-cuerpo podemos acceder a información curativa utilizando nuestras mentes y nuestros cuerpos para el beneficio de ambos.

Compromiso con la integridad completa

Nuestros cuerpos son el producto final de nuestras experiencias e interpretaciones. Para cambiar nuestros cuerpos tenemos que cambiar nuestras experiencias. Comprométase a cambiar su vida en el sentido de un mayor amor y atención hacia usted mismo y hacia quienes estén más cerca de usted.

1. Me comprometo a convertirme en un experto sobre el tipo de cáncer al que me enfrento, para tener la seguridad de que se han considerado todas las opciones de tratamiento potencialmente útiles.
2. Me comprometo a establecer una línea de comunicación sana con las personas que cuidan de mi salud, basada en la confianza mutua, el respeto y la asociación.
3. Trataré en todo momento mi cuerpo con amor, compasión y reverencia, apreciando su notable resistencia ante la adversidad.

15
El destino desconocido

Enfrentarnos al temor a la muerte asumiendo la vida

> Mientras no hayamos hecho las paces con la muerte, no podremos establecer las paces con la vida. Mientras no hayamos aceptado toda la realidad de la vida, no podremos vivir con una satisfacción significativa y un propósito maduro.
>
> RABINO ALVIN I. FINE

> Mientras no se conozca la vida, ¿cómo se puede conocer la muerte?
>
> CONFUCIO

Afrontar el cáncer supone afrontar la propia mortalidad. El médico quizá le asegure que el tumor está controlado y que sus probabilidades de una remisión completa son excelentes. Quizá le haya informado que el cáncer se ha extendido pero que el tratamiento cuenta con una buena probabilidad de alcanzar éxito. Lamentablemente, también el médico le puede decir que la terapia médica moderna tiene poco que ofrecer y que únicamente le queda un tiempo limitado. Sea cual fuere la comunicación directa que escuche, también está recibiendo mensajes que cada uno de nosotros escucha pero que reprime de forma cotidiana:

la vida es delicada..., la vida es breve..., procure disfrutar del tiempo que le queda de estar aquí..., celebre la vida.

El cáncer sitúa en pleno centro de atención las preguntas fundamentales de la vida: ¿por qué estoy aquí? ¿Cuál es el significado de mi vida? ¿Hay un Dios? ¿Le importo realmente? ¿Qué ocurrirá cuando muera? ¿Seguiré existiendo de alguna forma después de haber abandonado mi cuerpo? ¿Hay un cielo y un infierno? ¿Existe la reencarnación? La mayoría de nosotros nos hemos hecho estas preguntas en una u otra ocasión durante nuestras vidas, y las respuestas son diferentes para cada uno de nosotros. Nuestras vidas son un viaje de descubrimiento en el que vamos recogiendo fragmentos de verdad que encajamos en nuestro cuadro de la vida, como piezas de un rompecabezas. En algún momento, a lo largo del camino, percibimos una sensación del gran cuadro y, a partir de ese momento, nos vemos transformados para siempre.

Nos hallamos juntos en esta milagrosa nave espacial, viajando a través del universo. Hemos subido a este vehículo en el momento de nacer, y saldremos de él en el momento de morir y, a lo largo del trayecto, nos regocijaremos y sufriremos, ganaremos y perderemos, aprenderemos y olvidaremos. Al vernos enfrentados a una enfermedad grave, nos encontramos ante una urgencia y, no obstante, la urgencia ha estado ahí durante todo el tiempo. Sólo tenemos que ver las noticias de la televisión para darnos cuenta de que nunca podemos predecir realmente cuándo se nos va a acabar nuestro tiempo. Una persona con cáncer puede sobrevivir a alguien que, aparentemente no sufre ninguna enfermedad, pero que sucumbe, víctima de un accidente de automóvil. No obstante, la inevitabilidad de nuestro tiempo limitado en este plano de la existencia se nos presenta con toda su crudeza cuando nos vemos obligados a enfrentarnos al cáncer.

Respuestas ante la muerte

Cuando se afronta una pérdida, es natural sentir temor. El impulso vital está incrustado en nuestro ser, y tanto si somos una ameba unicelular como un complejo homínido, estamos diseñados para la autoconservación. Es rara el alma humana tan iluminada que afronta la muerte con total ecuanimidad. La mayoría de nosotros pasamos por un proceso de liberación en el que rendimos aquellos aspectos de nosotros mismos que son efímeros, al mismo tiempo que tenemos cada vez más claro cuál es nuestra naturaleza esencial. Elizabeth Kübler-Ross, doctora compasiva e investigadora, describió cinco fases psicológicas por las que pasa la gente cuando se enfrenta con una enfermedad amenazadora de muerte: negación, cólera, regateo, depresión y aceptación.[1] Aunque nunca se ha demostrado de modo convincente que esta secuencia sea exacta o universal, su descripción del proceso de morir centró la atención en un tema que nuestra sociedad ha descuidado gravemente. Para mí ha sido muy beneficioso utilizar las cinco fases de la doctora Kübler-Ross como estructura para explorar los muchos y diferentes sentimientos que experimentan las personas cuando se enfrentan a un cáncer. Existe una vasta gama de respuestas a la hora de afrontar nuestra mortalidad. Cada respuesta es válida e importante para las personas que la experimentan, y tiene que ser reconocida para que esas personas se sientan completas. Exploremos un repertorio ampliado de respuestas a la hora de afrontar nuestra muerte y veamos qué lecciones nos ofrece cada una de ellas.

Incredulidad

Cuando nos sucede algo inesperadamente malo, al principio es natural dudar de su realidad. Eso se aplica tanto si hablamos de ser despedidos del trabajo, como de descubrir que nos han robado la cartera o recibir noticias descorazonadoras acerca de nuestra salud. La conmoción que nos produce la información amenazadora nos aturde emocionalmente, de una forma similar a como sucede con el trauma físico, que provoca un estado de anestesia. Se trata de una respuesta protectora que nos da tiempo para digerir el mensaje al ritmo que seamos capaces de manejar. Cabe anticipar una cierta negación cuando recibimos una información abrumadora e imprevista, ya sea buena o mala. Si recibe una llamada telefónica informándole que ha ganado un gran premio en metálico, su primera respuesta sería con bastante probabilidad: «¡No me lo creo!». En el esquema original propuesto por la doctora Kübler-Ross, se describió la negación como una primera fase común. Es bastante raro que la persona mantenga un estado de negación, excepto cuando la información se le ha presentado de una forma tan insensible que la persona se cierra, literalmente, y es incapaz de abordar directamente los temas acuciantes que tiene que afrontar.

> Después de tres meses de sufrir una tos seca y persistente, la señora Rose acudió al médico, que ordenó practicar una radiografía, debido a su historial previo como fumadora. Al día siguiente, la señora Rose recibió por su contestador automático la noticia de que debía concertar lo antes posible una cita con un neumólogo. Inmediatamente, abrumada por el pánico, llamó al médico, quien le dijo que se observaba una «sombra» preocupante en el pulmón y que había que investigar. Ella no pudo ver al neumólogo durante varios días y, para entonces, ya se sentía aterrorizada. Al entrar en la sala de examen, las primeras palabras del neumólogo fueron: «Comprenderá usted que habrá que operarla para extirpar el cáncer de pulmón, y aplicarle después radiación y quimioterapia para reducir las probabilidades de que se produzca una metástasis». La señora Rose quedó tan conmocionada que ya no recuerda nada más de lo que se le dijo aquel día. Cuando acudió el Centro Chopra, insistió tercamente en que no quería someterse a ningún tratamiento médico y

sólo deseaba métodos «alternativos naturales». Afortunadamente, después de ganarnos su confianza durante varios días, estuvo dispuesta a ver a nuestro especialista en neumología, quien le planteó las opciones terapéuticas que aumentarían al máximo sus probabilidades de obtener un buen resultado, al mismo tiempo que la apoyaba para utilizar los métodos complementarios mente-cuerpo.

La incredulidad y la negación son componentes saludables iniciales para afrontar el cáncer y el potencial de muerte que trae consigo. Como sucede con todos los aspectos de la naturaleza humana, hay un momento y un lugar apropiados para la negación y un momento para superarla. Procure buscar a personas que atiendan su salud y le apoyen, capaces de ayudarle a procesar los dolorosos fragmentos de información a los que tenga que enfrentarse, a un ritmo que sea apropiado para usted. Por otro lado, no permita que la negación interfiera en la toma de decisiones que le permitan alcanzar el nivel de integración más alto.

Esperanza

La esperanza es un aspecto esencial de la vida y puede adquirir muchas formas. La mayoría de la gente que afronta un cáncer confía en que se curará de su enfermedad. Si no se cura, confía en tener una vida prolongada. Si no es posible una vida prolongada, confía en una vida significativa y de alta calidad. En algún momento, la esperanza pasa de permanecer con vida a toda costa a confiar únicamente en una muerte pacífica. Un buen médico siempre presentará la información de un modo que sea correcto y que apoye la posibilidad de esperanza. Si cada vez que sale de la consulta de su médico se siente descorazonado, comunique sus sentimientos con sinceridad y, si fuera necesario, busque otro médico.

La esperanza es la ventana que mantiene nuestros corazones abiertos a los dones de la vida. Cada día que despierte, exprese silenciosamente o en voz alta sus esperanzas para ese día.

No tienen por qué ser necesariamente profundas. Quizá tenga la esperanza de que se produzca algo tan simple como la visita de un buen amigo, la oportunidad de sentir el sol sobre su cara otro día más, el placer de escuchar el canto de los petirrojos, el alivio de no sentir dolor durante varias horas o, simplemente, el poder evacuar fácilmente el contenido de los intestinos. Una vez que haya expresado sus esperanzas, ponga en marcha sus intenciones movilizando a su equipo de apoyo para que le ayude a realizar sus deseos. Rece a su Dios por aquellas cosas que hayan sucedido, tanto por las que eran probables como por las milagrosas.

Cólera

Aunque se ha considerado que la cólera es una fase estándar del proceso de reconciliación con una enfermedad amenazadora para la vida, creo que es más común en la gente que tiene cáncer, la dificultad para aceptar, experimentar y expresar su cólera. La cólera es una reacción natural cuando nos sentimos heridos, y no cabe la menor duda de que el cáncer causa un daño a nuestros cuerpos y a nuestras mentes. La cólera encauzada puede ser provechosa y muy valiosa para desencadenar una profunda liberación emocional. La cólera no encauzada puede ser destructiva y complicar la angustia que experimenten usted y sus seres queridos.

Tómese tiempo para entrar en contacto con su cólera. ¿Con quién está tan enojado? ¿Con un amigo o familiar por no haberle proporcionado el apoyo que estaba necesitando? ¿Con su médico o la persona que atiende a su salud, por no haberle dedicado el tiempo suficiente o por no contar con herramientas suficientes para curarle? ¿Con Dios, por crear un mundo que incluye la enfermedad y la muerte? ¿Consigo mismo, por sus pecados percibidos de omisión o comisión? Escriba sobre su cólera sin filtrarla o juzgarse a sí mismo. Luego, lleve a cabo alguna acción que la exprese y la libere. Arroje piedras al mar, tome un bate de plástico y golpee una almohada, déjese arrastrar por un frenesí de gritos. Una vez que se haya disipado la descarga emocional, exprésese con palabras dichas en voz alta o por escrito, asuma la responsabilidad sobre sus sentimientos de cólera. Si se ha concedido a sí mismo permiso para sentir y liberar su cólera de una manera que no cause daño a los demás o a sí mismo, dispondrá de una tremenda cantidad de energía y fuerza vital.

Frustración

La frustración es casi una experiencia universal, puesto que se trata del resultado de nuestras herramientas imperfectas y a menudo inadecuadas para tratar el cáncer. La mayoría de la gente con cáncer siente la «gran» frustración de que la enfermedad se niega a desaparecer por la propia y pura voluntad de que así suceda. No obstante, a menudo son las pequeñas frustraciones las que nos atrapan en torbellinos de innecesaria angustia. La ropa que no le sienta bien, el cabello que no crece lo bastante deprisa, la compañía de seguros que se muestra difícil a la hora de afrontar gastos, el tener que esperar demasiado tiempo en la consulta del médico...; estos son los problemas cotidianos capaces de erosionar su actitud ecuánime. Esas perturbaciones también son buenas oportunidades para practicar el vivir desde la conciencia. La paciencia se considera una virtud porque no es algo que se dé con facilidad o de modo natural en muchos de nosotros. Como persona naturalmente impaciente, he descubierto que la siguiente «meditación de la paciencia» puede ser útil para mantenerme centrado cuando tengo poco control sobre lo que me rodea.

- Cuando observe que se siente frustrado mientras espera por algo que sabe que finalmente se producirá, utilice sus sensaciones internas para entrar en la conciencia del momento presente. Sea consciente de su impaciencia y dirija la atención hacia su cuerpo. Observe dónde experimenta tensión y respire conscientemente para llevar el aliento hacia esa zona. Cada vez que respira, libere la tensión que contiene y observe cualquier presión que pueda notar en la nuca, la mandíbula, los hombres, la espalda o las piernas. Preste atención especial a la resistencia en su pecho, aflojando y liberando a propósito su respiración con lentas inhalaciones y exhalaciones profundas. Cambie su diálogo interno desde una anticipación ansiosa a otra de aprecio por el momento de quietud que se está permitiendo a sí mismo.

Si practica este proceso, quizá observe que las situaciones que previamente asociaba con frustración las considera ahora como pequeños regalos. Esperar algo que sabemos se producirá nos ofrece un breve respiro de nuestra constante necesidad de decidir qué paso dar a continuación. Si espera en la consulta de su médico, por ejemplo, puede disfrutar de la pausa entre las acciones practicando la meditación de la paciencia. El tiempo pasará de ese modo mucho más rápidamente y verá usted transformada una experiencia incómoda en otra gratificante.

Lamentarse de algo

Lamentarse de algo es una de las emociones más dolorosas que se pueden experimentar. Al contemplar retrospectivamente nuestras vidas, todos recordamos momentos y circunstancias en las que desearíamos hacer retroceder el video y tener una segunda oportunidad. Quizá deseemos haber seguido un camino diferente, haber tomado una decisión distinta, utilizar palabras diferentes para comunicar algo, habernos arriesgado más o haber dedicado más tiempo a estar con las personas queridas. No se castigue a sí mismo con lamentaciones, pues puede tener la seguridad de que, en cualquier momento del pasado, hicimos las cosas lo mejor que pudimos, dado el nivel de conciencia que tuvimos en esos momentos. Ahora, precisamente, tiene una oportunidad de establecer una diferencia en su calidad de vida buscando la salud plena con alguien con quien compartió dolor. En el servicio religioso judío del Día de la Expiación hay una hermosa expresión que dice: «En el Día de la Expiación se expían las transgresiones contra Dios, pero las que se han cometido entre un ser humano y otro, no quedan expiadas hasta que ambos hayan hecho las paces».[2]

Afrontar la muerte es su mayor oportunidad para hacer las paces con su vida puesto que, realmente, no tiene nada que perder y lo tiene todo por ganar. Aproveche la oportunidad que le brinda la muerte para perdonar a aquellas personas que, con sus palabras o acciones, le hayan causado algún daño, intencionado o no, y pida el perdón de aquellas a las que usted pueda haber herido.

Negociación

Originalmente descrita como regateo por la doctora Kübler-Ross, la negociación es el proceso mediante el que una persona moribunda trata de acordar un mejor trato con su destino. Es un proceso psicológico muy básico que hemos utilizado la mayoría de nosotros durante nuestras vidas. «Te lo ruego, Señor, si me ayudas a ser el capitán del equipo, no volveré a torturar a mi hermano pequeño.» Y, de hecho, varios estudios han demostrado que somos capaces de prolongar nuestras vidas mientras esperamos a que suceda un acontecimiento significativo en ellas. La mortalidad entre los judíos desciende fuertemente la semana antes de la Pascua y se eleva en una cantidad proporcionada la semana después de la fiesta.[3] De modo similar, la mortalidad entre los chinos desciende sustancialmente la semana antes del Festival Lunar de la Cosecha, para aumentar a la semana siguiente.[4] Estos descubrimientos sólo son ciertos para aquellos grupos que conceden una gran importancia a un acontecimiento determinado. Los significados que atribuimos a la vida producen un impacto directo sobre nuestros sistemas de sanación.

La negociación puede ser un componente importante en la curación del cuerpo, la mente y el alma. Añade un apoyo sustancial a un cambio en la vida el hecho de creer que se está regateando con el destino. A menudo, las personas con cáncer están dispuestas a intentar nuevas formas de pensar, hablar y actuar, que despreciaron cuando estaban sanas. La mayoría están dispuestas a hacer lo que sea con tal de permanecer con vida, incluido seguir protocolos experimentales de tratamiento, intervenciones mente-cuerpo, terapias alternativas, procesos de clarificación emocional y prácticas espirituales, si creen ayudar con ello. Los grandes cambios en el estilo de vida son los fragmentos del regateo que están dispuestos a ofrecer los modernos pacientes de cáncer con la esperanza de ganar tiempo con ello. Considero que esa respuesta es una oportunidad para la transformación personal, puesto que permite tomar de nuevo una decisión consciente en cuanto a cómo se desea vivir la vida. Aunque la motivación que lo impulsa sea el vivir más tiempo, el aportar conciencia a cada momento ofrece beneficios tangibles en el ahora. Vivir plenamente es nuestro derecho de nacimiento, aunque eso suponga tener que afrontar nuestra muerte para asumir abiertamente esa verdad.

Aflicción

Si, a pesar de todos sus esfuerzos, le parece que está perdiendo la batalla contra el cáncer, es natural sentirse afligido por ello. Sentir tristeza ante la pérdida es una emoción intrínseca de toda experiencia humana, y no hay mayor pérdida que la de nuestra individualidad. La pérdida de tiempo, de control, de comodidad, de independencia, son pérdidas reales que experimentamos a medida que nos acercamos al final de la vida, y es normal sentirse afligidos por ello. No hay una forma fácil de evitar esta angustia, y aunque no siente bien el estar a solas con el propio dolor, es esencial que se tome tiempo y espacio para experimentarlo. Le recomiendo que se conceda a sí mismo la oportunidad de llorar abierta y libremente cada día. Es triste que no podamos permanecer en la Tierra hasta haber hecho todo lo que desearíamos hacer. También es triste que sólo estemos aquí durante tan poco tiempo, que no veamos crecer a nuestros hijos y nietos, pero no tenemos la culpa de que morir sea una característica inevitable de la vida. La muerte está eternamente al acecho, induciéndonos a vivir plenamente.

Si sabe que se está muriendo a causa de su enfermedad, asuma su tristeza y compártala con sus amigos y seres queridos.

Cuénteles cómo le gustaría afrontar el proceso de su muerte. Muchas personas no saben cómo actuar o se sienten muy incómodas cuando alguien se está muriendo, y aunque no es nuestra tarea el hacerlas sentirse cómodas, resulta útil darles permiso para expresar su tristeza, temores y preocupaciones. Está bien pensar en la muerte y en hablar de ello. El hecho de hacerlo así no acelerará su llegada, sino que profundizará la conexión con aquellas personas que le acompañarán a lo largo del proceso.

Morir no es una señal de fracaso, puesto que lo importante es la calidad y no la cantidad de su vida. Los grandes santos mueren igual que los grandes pecadores, y también todos los que estamos entre unos y otros. Mueren los sobrios vegetarianos y mueren los empedernidos comedores de carne, y también todos los que estamos entre unos y otros. Mueren las personas profundamente religiosas al igual que los devotos ateos, y también todos los que estamos entre unos y otros. En su tristeza, la aflicción que siente no es sólo por usted, sino por toda persona que haya vivido. Pero la tristeza más profunda es la que se siente por quienes no han logrado aprovechar plenamente la milagrosa oportunidad de ser humanos.

Lo bueno es que nunca resulta demasiado tarde para asumir el momento. Comparta su corazón y su espíritu con quienes le rodean, y su vida tendrá un significado. No podemos cambiar los acontecimientos del pasado, sino únicamente la interpretación que hagamos de ellos. Si hemos aprendido de nuestro pasado, nuestras vidas habrán tenido un valor para nosotros mismos y para toda la humanidad.

Rendición

En la vida de cada uno de nosotros llega un momento en el que ya no sentimos ganas de luchar. La rendición noble es más probable que se produzca cuando sabemos en el fondo de nuestros corazones que hemos hecho nuestro mejor esfuerzo y dado lo mejor de nosotros mismos. Un número incalculable de acontecimientos han contribuido a que su vida haya llegado hasta este momento, y luchar contra la corriente de la vida es como luchar contra toda la naturaleza. Hay un momento para nadar y un momento para permitir que la corriente nos arrastre hacia la siguiente fase. En nuestra rendición, únicamente reconocemos lo que ha sido la verdad durante todo el tiempo: que la naturaleza tiene el poder último y supremo sobre nuestras vidas. Rendición no es lo mismo que resignación, puesto que en esta última hay una actitud reacia que no existe en la verdadera rendición. La aceptación sigue a la rendición, surge en cuanto renunciamos a lo que nos ata, y permite que fluya a través de nosotros la fuerza unificadora del espíritu. La rendición es el reconocimiento de que dejarse llevar nos traerá consigo aquello que hemos estado buscando durante toda nuestra vida: paz.

En el proceso de liberación, aceleramos la desvinculación entre lo que es transitorio y lo que es real. Lo real persiste y es independiente del tiempo y de las circunstancias. Lo efímero sigue un proceso en el que hay un principio, un tiempo medio y un final. Nuestros cuerpos, emociones, relaciones, creencias y posesiones siguen ciclos de nacimiento, mantenimiento y disolución. En consecuencia, si hemos tratado de establecer seguridad y comodidad en nuestra vida únicamente a través de posesiones y posiciones, nos sentiremos naturalmente inseguros e incómodos al encontrarnos con que esos objetos de identificación se separan de nosotros. Aunque los grandes sabios del mundo nos han dicho continuamente que estamos en este mundo pero no somos de este mundo, la mayoría de nosotros ha creado vínculos que intenta mantener y duele ver que esos lazos se separan. Y, sin embargo, incluso cuando se experimenta el dolor y la pérdida, se observa que queda la experiencia: el que ha tenido esa experiencia. Esa presencia de testigo es la que mantiene la continuidad de su vida. Esa es la esencia de lo que se es.

Según el Ayurveda, los seres humanos están compuestos por capas de conciencia. Nuestra capa más densa es el cuerpo físico, compuesto de materia y energía. Más sutil que la vaina física es la capa emocional, que abarca nuestros sentimientos acerca de nosotros mismos y el mundo. Todavía más sutil es la capa de las convicciones y creencias, en la que llevamos nuestras opiniones y aquellas ideas que consideramos como ciertas. Más cerca de nuestro núcleo están las semillas del recuerdo y el deseo que han estado impulsando nuestras vidas durante todo este tiempo. Cada uno de nosotros llega a este mundo con su propio y singular proyecto para lo que necesitamos para alcanzar placer, satisfacción y realización en nuestras vidas. Finalmente, en el corazón mismo de nuestra existencia está aquello que subyace, apoya y, en realidad, se convierte en todas las otras capaz de nuestro ser. Esa es nuestra verdadera naturaleza, nuestro estado fundamentado de la existencia, nuestro espíritu. Eso es lo que realmente somos porque eso es el aspecto que nunca ha nacido y, por tanto, nunca puede morir. Los Upanisads expresan esta verdad esencial de una forma muy hermosa:

El Yo omnisciente nunca nació.
Y tampoco morirá. Más allá de causas y efectos,
ese Yo es eterno e inmutable.
Cuando muere el cuerpo, el Yo no muere.
Si el asesino cree que puede asesinar,
o el que mata cree que puede matar,
ninguno de los dos conoce la verdad: el Yo eterno
ni mata, ni se le puede matar.[5]

Al avanzar a través de ese proceso que nos conduce a la muerte, nos desprendemos de nuestros vínculos con las capas no esenciales. Una mujer hermosa o un hombre agraciado pierden su vinculación con el aspecto físico y dejan de identificarse con su cabello, rostro o figura. Luego, renuncian a su identificación con su actividad en el mundo. El presidente de una gran empresa renuncia a su posición de autoridad, un abogado pierde su vinculación con su papel como litigante. A medida que progresa la progresiva retirada de la individualidad, nos desprendemos de nuestras emociones más fuertes, como juicio, culpa y resentimiento, que se disuelven. La cólera hacia un ex cónyuge, progenitor o hermano se transforma en aceptación, perdón y amor. La renuncia a la vinculación con nuestra capa de convicciones, con nuestras opiniones, hace que pierda el poder que ejercía sobre nosotros en cuanto aceptamos y asumimos la ambigüedad de la vida. Nuestra perspectiva se amplía en cuanto nos damos cuenta de que este plano se caracteriza por la coexistencia de los opuestos. Al rendir todos esos aspectos por los que definimos nuestras vidas, acabamos por comprender que esas vinculaciones no hacen sino, simplemente, construir nuestro ego. En la disolución de la individualidad amanece la universalidad.

Gratitud

Aunque el pensamiento de morir repentinamente a causa de una parada cardiaca durante el sueño puede parecernos atractivo, la falta de tiempo para prepararnos y establecer las paces con los amigos y los seres queridos constituye el inconveniente de una muerte rápida. A medida que aumenta el número de personas que eligen vivir y morir conscientemente, veo cada vez a más personas que alcanzan un bendito estado en el que sus cuerpos experimentan una entropía progresiva. Su ser se ve infundido por un estado de aceptación, paz y gratitud, hasta el punto de que, aun cuando experimenten algo de dolor físico, no sufren. Junto con un estado de paz y gratitud, hay sabiduría. Habitualmente, la sabiduría se expresa como una profunda percepción de la unidad de la vida.

> El señor Alexander ha pasado por un año muy difícil con su cáncer de colon. Después de que la operación quirúrgica inicial demostrara que el tumor se había extendido hacia los tejidos adyacentes, se sometió a un aplazado tratamiento quimioterapéutico. Cuando ya empezaba a adaptarse a la necesidad de que se le practicara una colostomía, se descubrió que tenía metástasis en el hígado. Tras un breve tratamiento experimental de quimioterapia, decidió que ya había tomado medicamentos más que suficientes y pasó varias semanas en una clínica de cuidados alternativos contra el

cáncer en México. Cuando se puso de manifiesto que el cáncer progresaba a pesar de todo, acudió al Centro Chopra. No buscaba curación, sino que más bien confiaba en encontrar a alguien que le ayudara a prepararse para la muerte.

Durante la semana que pasó con nosotros, el señor Alexander aprendió meditación y dijo que, cuando experimentaba un estado expandido de conciencia, dejaba de sentir dolor por primera vez en varios meses. Le pareció especialmente significativo el espacio sagrado que guiaba la meditación y estaba convencido de que el ser celestial que visualizaba era su ángel guardián. Al darse cuenta de que todavía tenía cosas pendientes de sanar con sus hijos, al regresar a su hogar llegó a un claro compromiso con ellos. Por primera vez en su vida, se concedió permiso a sí mismo para, simplemente, ser él mismo, sin presiones tendentes a alcanzar un objetivo. Se creó su propio repertorio de música y de aromas, que asociaba con un pacífico estado de aceptación.

Hablé con el señor Alexander un mes más tarde, momento en el que ya apenas podía levantarse de la cama. A pesar de su evidente incomodidad física, me dijo que nunca se había sentido más seguro y confiado en el universo. A pesar de que previamente era un hombre al que le costaba mucho expresar sus sentimientos, dijo que ahora se daba cuenta de lo mucho que amaba a su familia y su propia vida, y que se sentía muy agradecido por el tiempo que se le había concedido. Nunca se había considerado a sí mismo como una persona particularmente religiosa, pero ahora comprendía que Dios había creado el mundo como una expresión de amor y que, en último término, el amor era la única verdad que había en la vida.

Dos días más tarde me llamó su esposa para decirme que había fallecido mientras dormía. Me dijo que pareció sentirse verdaderamente feliz durante sus últimos días y, ante su sorpresa y a pesar de la angustia de verlo apagarse poco a poco, cada vez que se sentaba a su lado y le tomaba de la mano, también ella se sentía a salvo y feliz.

El proceso de la muerte de cada persona es tan singular como lo ha sido su vida. Las experiencias descritas aquí no son ni universales ni completas. La gente varía mucho entre experiencias de rendición y de aceptación y sentimientos de angustia y aflicción. No resulta fácil desprendernos de nuestra envoltura mortal y no existe una forma correcta de morir. Abra su corazón al amor que le rodea y permita que éste le lleve a un lugar de paz.

Rituales de desprendimiento

Recientemente, asistí al funeral de un familiar cercano. Después de las habituales oraciones que se rezan en un servicio religioso junto a la tumba, varias personas que habían estado muy cerca de este hombre hablaron sobre el valor que había añadido a sus vidas. Se contaron hermosas historias sobre su determinación y vitalidad a la vista de una enfermedad que se prolongó en el tiempo. Un tema común fue cómo su amor por la música y el arte había inspirado a muchas personas. Una vez acabado el servicio religioso, otro pariente y yo hablamos acerca de lo poco que sabemos decirle a las personas lo que realmente sentimos por ellas hasta que ya han muerto. Podemos aprovechar el proceso de la muerte para expresar abiertamente lo que hay en nuestros corazones, para que luego no tengamos que lamentarnos en el momento de su muerte.

Si se siente preparado para hacerlo así, imagine cómo le gustaría que fuesen sus últimos días. ¿Dónde le gustaría morir? ¿Con quién querría estar? Pídale a sus amigos y a sus seres queridos que creen un espacio propicio para sus últimos momentos. Es un verdadero honor ayudar a alguien a morir, y una verdadera oportunidad para profundizar la espiritualidad. No prive a aquellas personas que le importen de la oportunidad de estar ahí, para usted, en sus últimos días.

Los rituales que se celebren después de nuestro fallecimiento están destinados a los supervivientes. En cada cultura humana del mundo y desde tiempos inmemoriales, celebrar un funeral sirve para dos propósitos: honrar a la persona fallecida y ofrecer apoyo a los afligidos por su pérdida. Imagine lo que le gustaría que escuchara la gente de usted cuando falleciera. Es posible que sea recitar su poema favorito, interpretar su música preferida o leer una hermosa oración. Esos rituales ayudan a los supervivientes a mantener su conexión con el espíritu del ser querido. Ayudan a crear significado en las vidas de las personas a las que ha amado. Yo los veo como el equivalente emocional de un testamento o última voluntad. El mensaje final que deje a sus seres queridos forma parte del legado de su corazón.

El siguiente paso

¿Qué ocurre después de que hayamos exhalado nuestro último suspiro? Esta cuestión se ha venido explorando dentro de los ámbitos de las tradiciones religiosas y espirituales, pero hasta hace muy poco había sido evitado resueltamente por la mayoría de científicos. Entonces, en 1975, el doctor Raymond Moody publicó su libro *Life after Life* (Vida después de la vida), en el que se describían las experiencias cercanas a la muerte de 150 pacientes.[6] Se trataba de personas que habían sufrido un cese temporal de sus funciones vitales, debidas generalmente a un gran trauma, intento de suicidio y parada cardiaca. Aunque no todas las personas informaron sobre toda la gama de experiencias, Moody descubrió un notable grado de similitud en las narraciones. Después de su informe, otros médicos y psicólogos encontraron inspiración para interrogar a la gente que había resucitado y describieron así descubrimientos casi idénticos.[7, 8]

Esos informes me parecen fascinantes y prometedores y me resultan extremadamente familiares. Una experiencia de muerte clínica temporal tiene varios rasgos característicos. En la fase inicial, la gente informa haber experimentado una profunda sensación de paz y calma. A menudo comentan que las palabras son inadecuadas para describir la intensidad de sus sentimientos de consuelo. Son comunes las afirmaciones como «Tuve una sensación de paz total... ya había dejado de sentirme asustado», o «Todo lo que sentí fue calor y el grado de consuelo más grande que haya sentido jamás».[9, 10]

La segunda fase de muchas de las experiencias de muerte clínica temporal implica la separación del cuerpo. Denominada con frecuencia «experiencia fuera del cuerpo», la gente suele describir que vio su cuerpo y a las personas que lo rodeaban desde una cierta distancia. Un hombre cuyo corazón se detuvo durante una operación informó tras su reconocimiento: «Recuerdo que estaba allí, levantado en el aire, mirando hacia abajo... viéndome a mí mismo sobre la mesa de operaciones, rodeado de toda aquella gente que trabajaba conmigo. Lo que más me llamó la atención fueron los colores. Todo lo que había en la sala de operaciones tenía un color muy brillante».[9]

La siguiente fase para muchas personas supone el viajar a través de un espacio oscuro, descrito a menudo como un túnel. Aunque de niños solemos asociar la oscuridad con el temor, la mayoría de las personas que han pasado por experiencias de muerte clínica temporal describen la oscuridad como consoladora y segura. Una joven a la que se le había detenido el corazón describió más tarde su experiencia diciendo: «Fui cada vez menos capaz de ver y sentir. Finalmente, descendía por un túnel largo y negro, con una especie de luz tremendamente viva que parecía explotar al final. Salí de pronto del túnel hacia la luz».[11]

Experimentar la luz después de haberse movido por la oscuridad es un componente de las experiencias de muerte clínica temporal en todo el mundo. Generalmente, se identifica la luz con una presencia celestial, que varía, según el trasfondo cultural o religioso de la persona. Un cristiano suele identificar la luz con Cristo, una persona de fe judía puede experimentarla como un ángel, y un hindú como una divinidad con la que está familiarizado. Al aproximarse a la luz, la gente informa a menudo de la experiencia de ver su propia vida revisada hacia atrás, no desde la perspectiva de juicio, sino como una oportunidad para aprender. Durante esta fase se informa a veces del encuentro con seres queridos que han muerto previamente y que ahora sirven de guía a la persona que pasa por la experiencia. Es entonces cuando tiene que tomarse la decisión acerca de retroceder. Aunque al principio del proceso son muchas las personas reacias a dejar sus vidas, una vez llegadas a esta fase, la belleza y el embeleso producidos por la luz son tan intensos que la persona se siente decepcionada cuando se encuentra de regreso a su cuerpo. Una paciente de cirugía cardiaca a corazón abierto describió del siguiente modo su experiencia de la luz: «Fue como si, de repente, pudiera experimentar toda esa sensación de amor y alegría que me rodeaba por completo. La mirada se vio atraída automáticamente hacia ese lado y pude observar ese círculo de luz en la distancia. Nunca lo olvidaré. Y pude sentir todo ese amor procedente de aquella luz. Un amor que me rodeaba por completo».[12]

La última fase de la experiencia de muerte clínica temporal es la de entrar en la luz, en la que la gente relata una belleza inexpresable. Los colores, las sensaciones y los sonidos se describen como celestiales. Un caballero al que asistí y que tuvo este tipo de experiencia debido a una sobredosis de droga, informó de su experiencia de fusión en la luz, diciendo:

> Me sentí transportado a un plano de belleza que no era terrenal. Todo mi dolor se evaporó y sentí la perfección inherente de la creación. Me vi infundido por una luz divina que parecía ser de amor concentrado, de una intensidad como nunca había experimentado o imaginado. Vi dentro de esta luz todo el universo que era creado y disuelto como una fuente que hiciera brotar el mundo a partir del puro ser. Tuve la sensación de fundirme con el Creador y comprendí que, a pesar de mis luchas, todo era tal y como se suponía que debía ser. La

> luz era tan pura y clara que pensé: «Por eso se dice hágase la luz». No quería alejarme y, sin embargo, se me dijo más tarde que había permanecido «ausente» durante menos de dos minutos, aunque para mí había estado mucho más allá del tiempo.

No todo el que ha pasado por una experiencia de muerte clínica temporal informa de alguna o de todas estas experiencias que, de todos modos, distan mucho de ser raras. En la mayoría de los estudios realizados, aproximadamente la mitad de las personas interrogadas después de resucitar informan acerca de alguno de los elementos antes descritos. Un reciente y fascinante informe de la revista inglesa *The Lancet* puso de manifiesto que cuanto más cercana a la muerte estaba la persona, tanto más probablemente informaba después de haber experimentado las fases posteriores de ver o entrar en la luz.[13] De ello parecería desprenderse que si morir es un viaje, pocas personas habrán llegado hasta los ámbitos más alejados para regresar desde allí y hablarnos de ellos. En un estudio de más de cien personas que tuvieron experiencias de muerte clínica temporal, realizado por el doctor Kenneth Ring, sólo el diez por ciento informaron de haber entrado en la luz, en comparación con el 60 por ciento que sintieron la primera fase de paz y bienestar.

¿Qué pensar de todas estas experiencias cercanas a la muerte? Los psicólogos sugieren que estas experiencias son el reflejo imaginativo de nuestros deseos, nacido de los mecanismos de defensa del ego, movilizados para proteger nuestras mentes del terror de la aniquilación. Los neurofisiólogos sugieren que estas experiencias cercanas a la muerte son el resultado de los cambios bioquímicos que se producen como consecuencia de la privación de oxígeno. Naturalmente, ninguno de nosotros sabrá realmente qué nos sucede cuando morimos hasta que nos llegue la hora. Personalmente, estas imágenes me parecen profundamente atrayentes y tranquilizadoras. Las descripciones me parecen muy familiares, como si llevara conmigo recuerdos similares en lo más profundo de mi almacén de impresiones. El hecho de que muchos de los elementos de las experiencias cercanas a la muerte relatados por los occidentales sean descritos igualmente por aborígenes australianos, nativos norteamericanos, maoríes neozelandeses o gentes de China, India y Guam apoya su universalidad entre los seres humanos.[14]

Es muy posible que los budistas tibetanos sean los que han trazado la crónica del viaje de la muerte con mayor detalle que ninguna otra tradición espiritual. Según el *Libro tibetano de los muertos*, escrito por los monjes tibetanos del siglo VIII, avanzamos a través de seis fases diferentes a lo largo de cincuenta días, hasta que elegimos nuestra siguiente encarnación.[15] Tras salir de nuestros cuerpos por la parte superior de nuestras cabezas, experimentamos primero la luz clara primordial en la fase de transición conocida como Chi-ka'i Bardo. Después de unos pocos días de adaptación a nuestro estado no físico, pasamos por muchos ámbitos celestiales diferentes, hasta que finalmente regresamos al plano físico. Aquellos de nosotros que tienen conciencia suficiente para permanecer plenamente conscientes de nuestra naturaleza espiritual sin ataduras, a pesar de encontrarse con mundos de divinidades pacíficas e iracundas, alcanzan el estado del Buda perfecto, liberado del ciclo de la muerte y el renacimiento.

A los alumnos budistas se los anima a practicar el abandono del cuerpo en las técnicas de meditación avanzadas conocidas como Pho-ba. Según el budismo tibetano, cuanto mejor preparado se está para la transición fuera del cuerpo, tanto más fácil y menos angustioso es el proceso cuando llega el verdadero momento de la muerte. Aunque la práctica completa del Pho-ba exige la guía de un maestro experimentado, puede probar a efectuar la siguiente y sencilla meditación guiada. Grabe con su propia voz, con una tonalidad suave, mientras lee lentamente la visualización, o pídale a un amigo o familiar que le guíe a través de ella.

- Sea consciente de su respiración, permitiendo que el temor, el dolor y la resistencia se liberen cada vez que respira. A cada nueva exhalación, relaje los músculos de la nuca, los hombros, el pecho, el abdomen y la espalda, dejando que una relajación suave y cómoda le llene el cuerpo. A medida que profundiza en su quietud, observe cómo su cuerpo se hace más pesado. Deje que aumente el peso de su cuerpo al tiempo que la conciencia le transporta a un acontecimiento ocurrido el día anterior. Recuerde con detalle los sonidos, vistas y sensaciones de una situación en la que participó. Ahora, recuerde algún acontecimiento que tuviera lugar dentro del año anterior. Recuerde los sonidos, vistas y sensaciones, mientras vuelve a ser testigo de la circunstancia.

- Continúa retrocediendo en el tiempo, deteniéndose para revisar acontecimientos significativos en su vida: un matrimonio, un divorcio, el nacimiento de un hijo, la muerte de un ser querido. Para cada situación, escuche los sonidos, sienta las sensaciones, vea las imágenes. Retroceda ahora en su imaginación al tiempo en que se encontró flotando en la matriz de su madre. Imagine los sonidos, las sensaciones y las vistas, mientras sigue retrocediendo en el tiempo hasta una época anterior a ser concebido, como un espíritu que flota libremente, observando a sus padres y el ambiente en el que nacería. Es usted conciencia que todavía no se ha condensado en materia.

- Ahora revise su vida hacia delante, pasando por su niñez, estudios, relaciones importantes, trabajos y acontecimientos importantes ocurridos hasta que haya vuelto a sus circunstancias actuales. Proyéctese hacia el futuro, hasta el día en que abandonará su cuerpo. Imagine el instante de exhalar su último suspiro. Al salir de su cuerpo, imagine la escena de sus momentos finales. Ahora imagine una luz pura y clara, que se hace cada vez más y más brillante en su conciencia. Sienta el calor, el amor y la bendición de esta energía celestial que envuelve su alma mientras se ve transportado hacia un ámbito divino. Escuche la música celestial, imagine el hermoso ambiente celestial, sienta el consuelo y la alegría que producen. Ha llegado de regreso al hogar donde se encuentra la fuente de su ser.

- Ahora, lentamente, reoriéntese con respecto a su actual tiempo y espacio, notando la silla o la cama donde se encuentra, escuchando los sonidos que se producen en la estancia, regresando a su cuerpo.

Ahora sabe que su espíritu no está localizado en el tiempo o en el espacio. Nunca ha estado atado al pasado y nunca estará atado al futuro.

Regreso a la integridad completa

Toda persona que se enfrenta al cáncer espera que, como resultado de la quimioterapia moderna, las técnicas complementarias, los métodos alternativos o un milagro, pueda superar su enfermedad y la vida recupere un cierto grado de normalidad. Afortunadamente, son muchas las personas que consiguen ver hecha realidad esa esperanza. La medicina moderna dispone de armas poderosas para combatir contra la enfermedad, y los métodos mente-cuerpo diseñados para ampliar la energía curativa intrínseca ayudan a expandir nuestro arsenal terapéutico.

Sin embargo, y a pesar de nuestros mejores esfuerzos e intenciones, la gente con cáncer sigue muriendo. Si ese es el resultado definitivo, no lo considero por ello como un fracaso. La interpretación que hacemos de nuestras experiencias es lo que crea nuestra realidad. Morir es una oportunidad suprema para el crecimiento espiritual, pues en el proceso de liberarnos de nuestra envoltura física aprendemos que nuestra verdadera naturaleza es la santidad. Frecuentemente, la gente piensa en cómo cambiaría su vida si sólo dispusiera de un año más. Afrontar directamente nuestra mortalidad nos impulsa a vivir cada día más plenamente, a apreciar las cosas más simples que solemos dar por sentadas cuando creemos disponer de todo el tiempo del mundo.

A medida que nuestra separación se disuelve en la unidad, recuperamos nuestras naturalezas esenciales como seres no materiales compuestos de energía consciente. Somos verdaderamente seres de luz. En la última fase de nuestra curación llegamos más allá del temor, el dolor y el sufrimiento. En la comprensión y experiencia de nuestra naturaleza esencial como seres espirituales creados a partir del amor… regresamos a la integridad completa.

Enfrente se extiende el océano de Paz.
Oh, timonel, navega hacia el mar abierto.
Serás mi eterno compañero.
Tómame, sí, tómame en tus brazos.
La estrella Polar brillará
iluminando el camino que conduce a la eternidad.
Oh, Señor de la liberación,
tu perdón y tu misericordia
serán mi eterno sustento
en mi viaje a las costas de la eternidad.
Que los lazos de la Tierra se disuelvan,
que el poderoso universo me tome en sus brazos
y pueda conocer, sin temor alguno,
al Gran Desconocido.[16]

RABINDRANATH TAGORE

Epílogo

Un reciente artículo publicado en el *New England Journal of Medicine* se lamentaba de que, a pesar de los miles de millones gastados durante el último cuarto de siglo en la investigación del cáncer, no se hubiese producido un cambio general en la mortalidad relacionada con la edad de esta enfermedad común tan temida.[1] El artículo desató una tormenta de enérgicas respuestas de los médicos e investigadores del cáncer, que discutían la conclusión de que deberíamos gastar más dinero en prevención, en lugar de concentrar tantos recursos en el tratamiento. Otro informe reciente de la American Cancer Society sugería que, gracias en buena medida a los resultados de los programas de prevención y detección precoz, estamos asistiendo a una ligera reducción en la incidencia y la mortalidad de los casos de cáncer en Estados Unidos.[2] No creo que la causa de reducir el sufrimiento producido por el cáncer quede bien servida con este fuego cruzado entre los defensores de la prevención y los que defienden el tratamiento. Confío y creo que, con las nuevas herramientas científicas que nos proporciona la biología molecular, la ingeniería genética y la inmunoterapia, veremos avances importantes en nuestra capacidad para diagnosticar y tratar enfermedades malignas durante el próximo cuarto de siglo. También confío y creo que reconoceremos, como sociedad, el papel que tienen las decisiones sobre el estilo de vida y la toxicidad del ambiente en el desarrollo del cáncer, y que reduciremos colectivamente nuestra tolerancia a las impurezas en nuestras vidas. Es mi más ferviente deseo que aceptemos y asumamos cada vez más, como sociedad, el papel que desempeñan los métodos mente-cuerpo en la mejora de la calidad de vida de aquellas personas que se enfrentan a una enfermedad grave.

He escrito este libro con la intención de abrir la puerta a una visión más amplia de lo que es la salud y la enfermedad, la vida y la muerte, una visión que abarque el cuerpo, la mente y el espíritu. El cáncer no se puede afrontar con efectividad si sólo se enfoca desde una perspectiva materialista. Un problema de salud que se cobra muchas más vidas que ninguna otra enfermedad, aparte de las cardiacas, nos está lanzando un grito de advertencia sobre la forma en que vivimos. Mi esperanza es que, a medida que escuchemos colectivamente este mensaje, el cáncer no tenga necesidad de gritar tan alto para llamar nuestra atención.

Rezo para que quienes se enfrentan al cáncer y las personas que los aman encuentren curación y paz en sus vidas. Que las sugerencias y ofertas planteadas en este libro los ayuden a aliviar el sufrimiento, al mismo tiempo que a expandir su amor y sabiduría.

Apéndice

Referencias bibliográficas ayurvédicas generales

Chopra, D. , *Perfect Health*, Harmony Books, Nueva York, 1991.

Frawley, D., *Ayurvedic Healing – A Comprehensive Guide*, Passage Press, Salt Lake City (Utah), 1989.

Heyn, B., *Ayurveda – The Indian Art of Natural Medicine and Life Extension*, Healing Arts Press, Rochester (Vermont), 1990.

Joshi, S. V., *Ayurveda and Panchakarma*, Lotus Press, Twin Lakes (Wisconsin), 1997.

Lad, V., *Ayurveda – The Science of Self-Healing*, Lotus Press, Santa Fe (Nuevo México), 1984.

Ranade, S., *Natural Healing through Ayurveda*, Passage Press, Salt Lake City (Utah), 1993.

Rhyner, H. H., *Ayurveda – The Gentle Health System*, Sterling Publishing, Nueva York, 1994.

Simon, D., *The Wisdom of Healing*, Harmony Books, Nueva York, 1997.

Svoboda, R. E., *Ayurveda – Life, Health and Longevity*, Arkana Penguin Books, Londres, 1992.

Svoboda, R. E., Ayurveda: medicina milenaria de la India, Ediciones Urano, Barcelona, 1995. *(N. del E.)*

Tiwari, M., *Ayurveda – Secrets of Healing*, Lotus Press, Twin Lakes (Wisconsin), 1995.

Notas

Introducción

1. E. Easwaren, *The Upanishads*, Nilgiri Press, Petaluma (California), 1987, pág. 191.

Capítulo 1. Comprender el cáncer

1. R. Doll y R. Peto, «The causes of cancer: Quantitative estimates of avoidable risks of cancer in the United States today», *Journal of the National Cancer Institute*, nº 66, 1981, pp. 1191-1308.
2. K. K. Carroll y H. T. Kohr, «Dietary fat in relation to tumorigenesis», *Progress in Biochemistry and Pharmacology*, nº 10, pp. 308-353.
3. R. L. Phillips, L. Garfinkel y cols., «Mortality among California Seventh-day Adventists for selected cancer sites», *Journal of the National Cancer Institute*, nº 65, 1980, pp. 1097-1107.
4. F. B. Locke y H. King, «Cancer mortality risk among Japanese in the United States», *Journal of the National Cancer Institute*, nº, 65, 1980, pp. 1149-1156.
5. C. Berman, «Primary carcinoma of the liver», *Advances in Cancer Research*, nº 5, 1985, pp. 55-96.
6. P. Buell, «Changing incidence of breast cancer in Japanese-American women», *Journal of the National Cancer Institute*, nº 51, 1973, pp. 1479-1483.
7. T. M. Crisp, D. Clegg y R. L. Cooper, «Special report on environmental endocrine disruption: An effects assessment and analysis», Risk Assessment Forum, U. S. Environmental Protection Agency, Washington, D. C., 1997, pp. 1-116.

Capítulo 2. Escuchar a hurtadillas la conversación mente-cuerpo

1. J. Salk, , *Anatomy of Reality*, Columbia University Press, Nueva York, 1983.
2. S. Cohen, S., «Psychological stress and susceptibility to the common cold», *New England Journal of Medicine*, nº 325, 1991, pp. 606-612.
3. J. K. Kiecolt-Glaser, R. Glaser y cols., «Modulation of celular immunity in medical students», *Journal of Behavioral Medicine*, nº 9, 1986, pp. 5-21.
4. M. W. Linn, B. S. Linn y J. Jensen, «Stressful life events, dysphoric mood, and immune responsiveness», *Psychological Reports*, nº 54, 1984, pp. 219-222.
5. R. Ader, «Behaviorally conditioned immunosuppresion», *Psychosomatic Medicine*, nº 37, 1975, pp. 333-342.
6. D. H. Bovbjerg . y W. H. Redd, «Anticipatory nausea and immune suppression in cancer patients receiveing cycles of chemotherapy: Conditioned responses», en H. Schmoll, U. Tewes y N. P. Plotnikoff (eds.), *Psychoneuroimmunology*, Hogrefe & Huber Publishers, Lewiston (Nueva York), págs. 237-250.
7. O. C. Simonton, S. Matthews-Simonton y J. Creighton, *Getting Well Again: A step-by-step self-help guide to overcoming cancer for patients and their families*, J. P. Tarcher, Los Ángeles, 1978. Hay traducción al castellano: *Recuperar la salud: una apuesta por la vida*, Los Libros del Comienzo, Madrid, 1990. *(N. del E.)*
8. D. Spiegel y S. Sands, «Group therapy and hypnosis reduce metastatic breast carcinoma pain», *Psychosomatic Medicine*, nº 45, 1983, pp. 333-339.
9. D. Spiegel, R. Bloom y cols., «Effect of psychosocial treatment on survival of patients with metastatic breast cancer», *Lancet*, nº 2, 1989, pp. 888-891.
10. F. Fawzy, N. Cousins y cols., «A structured psychiatric intervention for cancer patients», *Archives of General Psychiatry*, nº 47, 1990, pp. 720-725 y 729-735.

Capítulo 3. Curación nutricional

1. B. Armstrong y R. Doll, «Environmental factors and cancer incidence and mortality in different countries, with special reference to dietary practices», *International Journal of Cancer*, nº 15, 1975, pp. 617-631.
2. W. A. Creasey, *Dietary fats: Diet and cancer*, Lea & Febiger, Filadelfia, 1985.
3. D. Kritschevsky y D. M. Klurfeld, «Dietary fiber and cancer», en R. B. Alfin-Slater y D. Kritchevsky (eds.), *Cancer and Nutrition*, Plenum Press, Nueva York, 1991, pp. 211-220.
4. S. Bellman, «Onion and garlic oils inhibit tumor promotion», *Carcinogenesis*, nº 4, 1983, pp. 1063-1065.
5. A. J. Alldrick, «Diet and mutagenesis», en W. A. Creasey (ed.), *Nutrition, Toxicity, and Cancer*, CRC Press, Boca Ratón (Florida), 1991, pp. 281-300.
6. B. T. Ji, W. H. Chowy cols., «Green tea consumption and the risk of pancreatic and colorectal cancers», *International Journal of Cancer*, nº 70, 1997, pp. 255-258.
7. W. Zheng, T. J. Doyle y cols., «Tea consumption and cancer incidence in a prospective cohort study of postmenopausal women», *American Journal of Epidemiology*, nº 144, 1996, pp. 175-182.
8. A. J. Clifford, S. E. Ebeler y cols., «Delayed tumor onset in transgenic mice fed an amino acid-based diet supplemented with red wine solids», *American Journal of Clinical Nutrition*, nº 64, 1996, pp. 748-756.
9. J. P. Carter, G. P. Saxe y cols., «Hypothesis: Dietary management may improve survival from nutritionally linked cancers based on analysis of representative cases», *Journal of the American College of Nutrition*, nº 12, 1993, pp. 209-226.
10. M. Gerson, *A Cancer Therapy: Result of fifty cases*, Totality Books, Del Mar (California), 1977.

Capítulo 4. Sustancias bioquímicas heroicas

1. B. N. Ames, B. N., M. K. Shigenaga y T. M. Hagen, «Oxidants, antioxidants, and degenerative diseases of aging», *Proceedings of the National Academy of Science (U. S. A.)*, nº 90, 1993, pp. 7915-7922.
2. C. G. Moertel, T. R. Flemming y cols., «High dose vitamin C versus placebo in the treatment of patients with advanced cancer who have had no prior chemotherapy», New England Journal of Medicine, nº 312, 1985, pp. 137-141.
3. D. F. Birt, «Update on the effects of vitamins A, C, E and selenium on carcinogenesis», *Proceedings of the Society of Experimental Biology and Medicine*, nº 183, 1986, pp. 311-320.
4. R. A. Jacob, «Vitamin C», en M. E. Shils, J. A. Olson y M. Shike (eds.), *Modern Nutrition in Health and Disease*, Lea & Febiger, Filadelfia, 8ª ed., 1994.
5. P. G. Shiilotri, y K. S. Bhat, «Effect of megadoses of vitamina C on bactericidal activity of leukocytes», *American Journal of Clinical Nutrition*, nº 30, 1977, pp. 1977-1981.
6. S. N. Meydani, M. Meydany y cols., «Vitamin E supplementation and in vivo immune response in healthy elderly subjects», *Journal of the American Medical Association*, nº 277, 1997, pp. 1380-1386.
7. B. G. Sanders y K. Kline, «Nutrition, immunology and cancer: An overview», en J. B. Longenecker y cols. (eds.), , *Nutrition and Biotechnology in Heart Disease and Cancer*, Plenum Press, Nueva York, 1995.
8. C. L. Rock, C. L., R. A. Jacob y P. E. Bowen, «Update on the biological characteristics of the antioxidant micronutrients: Vitamin C, vitamin E, and the carotenoids», *Journal of the American Dietetic Association*, nº 96, 1996, pp. 693-702.
9. H. Faure, C. Coudray y cols., «5-hydroxymethyluracil excretion, plasma TBARS and plasma antioxidant vitamins in adriamycin-treated patients», *Free Radical Biology and Medicine*, nº 20, 1996, pp. 979-983.
10. R. Chinery, J. A. Brockmany cols., «Antioxidants enhance

the cytotoxicity of chemotherapeutic agents in colorectal cancer», *Nature Medicine*, nº 3, 1997, pp. 1233-1241.

11. I. Bairati, F. Brochety cols., «Prevention of second primary cancer with vitamin supplementation in patients treated for head and neck cancers», *Bulletin du Cancer Radiotherapie*, nº 83, 1996, pp. 12-16.
12. D. L. Tribble y E. Frank, «Dietary antioxidants, cancer, and atherosclerotic heart disease», *Western Journal of Medicine*, nº 161, 1994, pp.605-612.
13. G. N. Schrauzer, «Selenium and cancer: A review», *Bioinorganic Chemistry*, nº 5, 1976, pp. 275-281.
14. J. Chen, C. Geissler y cols., «Antioxidant status and cancer mortality in China», *International Journal of Epidemiology*, nº 21, 1992, pp. 624-635.
15. J. D. Potter y K. Steinmetz, «Vegetables, fruits and phytoestrogens ans preventive agents», *Iarc Scientific Publications*, nº 139, 1996, pp. 61-90.
16. D. F. Birt y E. Bresnick, «Chemoprevention by nonnutrient components of vegetables and fruit», en R. B. Alfin-Slater y D. Kritchevsky (eds.), *Cancer and Nutrition*, Plenum Press, Nueva York, 1991, pp. 221-260.
17. C. Marwick, «Learning how phytochemicals help fight disease. (Medical News & Perspectives)», *Journal of the American Medical Association*, nº 274, 1995, pp. 1328-1330.
18. J. Dwyer, «Is there a need to change the American diet?», en American Institute for Cancer Research (ed.), *Dietary Phytochemicals in Cancer Prevention and Treatment*, Plenum Press, Nueva York, 1996, pp. 189-198.
19. T. B. Brazelton, W. Dietz y G. D. Comerci, citado en A. A. Skolnick, «Experts debate food stamp revision», *Journal of the American Medical Association*, nº 274, 1995, p. 782.

Capítulo 5. La sabiduría de las hierbas

1. N. R. Fransworth, y R. W. Morris, «Higher plans – The sleeping giant of drug development», *American Journal of Pharmacy*, nº 147, 1976, pp. 46-52.

2. J. A. Duke, J. A. (1997), «Ethnobotany: The rices of medicinal plants», *Complementary Medicine for the Physician*, nº 2, 1997, p. 15.
3. V. E. Tyler, *Herbs of Choice*, Pharmaceutical Products Press, Nueva York, 1994, pp. 143-146.
4. B. N. Ames, R. Magaw y L. S. Gold, «Ranking possible carcinogenic hazards», *Science*, nº 236, 1987, pp. 271-279.
5. C. Steinmuller, J. Roesler y cols., «Polysaccharides isolated from plant cell cultures of *Echinacea purpurea* enhance the resistance of immunosuppressed mice against systemic infections with *Candida albicans* and *Listeria monocytogenes*», *International Journal of Immunopharmacology*, nº 15, 1993, pp. 605-614.
6. B. Lau, H. C. Ruckle y cols., «Chinese medicinal herbs inhibits growth of murine renal cell carcinoma», *Cancer Biotherapy*, nº 9, 1994, pp. 153-161.
7. R. D. Budhiraja y S. Sudhir, «Review of biological activity of withanolides», *Journal of Scientific and Industrial Research*, nº 40, 1987, pp. 488-491.
8. D. B. Mowrey y D. E. Clayson, «Motion sickness, ginger and psychophysics», ,*Lancet*, nº 1, 20 de marzo,1982, pp. 655-657.
9. H. Schulz, C. Stolz y J. Muller, «The effect of valerian extract on sleep polygraphy in poor sleepers: A pilot study», *Pharmacopsychiatry*, nº 27, 1994, pp. 147-151.
10. R. B. Arora y B. R. Madan, «Cardiovascular pharmacotherapeutics of six medicinal plants indigenous to India», *Award Monograph Series*, Number 1, Hamdard National Foundation, 1965, Nueva Delhi, India.
11. E. M. Blass y J. Blom, «Beta-casomorphin causes hypoalgesia in 10-day-old rats: Evidence of central mediation», *Pediatric Research*, nº 39, 1996, pp. 199-203.

Capítulo 6. Lucha contra el cáncer

1. S. P. Singh, S. K. Abraham y P. C. Kesavan, «Radioprotection of mice following garlic pretreatment», *British Journal of Cancer*, 74 (suplemento), nº 27, 1996, pp. S102-S104.

2. R. L. Jin, L. Wan y T. Mitsuishi, «Effects of shi-ka-ron and Chinese herbs in mice treated with anti-tumor agent mitomycin C», *Chung Kuo Chung Hsi I Chieh Ho Tsa Chih*, nº 15, 1995, pp. 101-103.
3. D. T. Chu, W. L. Wong y G. M. Mavligit, «Immunotherapy with Chinese medicinal herbs. II. Reversal of cyclophosphamide-induced immune suppression by administration of fractionated *Astragalus membranaceus* in vivo», *Journal of Clinical and Laboratory Immunology*, nº 25, 1988, pp. 125-129.
4. K. S. Khoo y P. T. Ang, «Extract of *Astragalus membranaceus* and *Ligustrum lucidum* does not prevent cyclophophamide-induced myelosuppression», *Singapore Medical Journal*, nº 36, 1995, pp. 387-390.
5. M. S. Mitchell, W. Harel y cols., «Active specific immunotherapy of melanoma with allogenic cell lysates. Rationale, result, and possible mechanisms of action», *Annals of the New York Academy of Science*, nº 690, 1993, pp. 153-166.
6. S. Nicholson, S., C. S. R. Gooden y cols., «Radioimmunotherapy after chemotherapy compared to chemotherapy alone in the treatment of advanced ovarian cancer: A matched analysis», *Oncology Reports*, nº 5, 1998, pp. 223-226.
7. H. P. Vollmers, F. Hensel y cols., «Tumor-specific apoptosis induced by the human monoclonal antibody SC-1: A new therapeutical approach for stomach cancer», *Oncology Reports*, nº 5, 1998, pp. 35-40.
8. P. B. Jacobsen, D. H. Bovbjerg y cols., «Conditioned emotional distress in women receiving chemotherapy for breast cancer», *Journal of Consulting and Clinical Psychology*, nº 63, 1995, pp. 108-114.
9. D. H. Bovbjerg y W. H. Redd (1992), «Anticipatory nausea and immune suppression in cancer patients receiving cycles of chemotherapy: Conditioned responses?», en H. Schmoll, U. Tewes, N. P. Plotnikoff (eds.), *Psychoneuroimmunology*, Hogrefe & Huber Publishers, Lewiston (Nueva York), 1992, pp. 237-250.

10. R. Ader, «Behaviorally conditioned immunosuppression», *Psychosomatic Medicine*, nº 37, 1975, pp. 333-342.
11. H. Shibata, R. Fujiwara y cols., «Restoration of immune function by olfactory stimulation with fragrance», en H. Schmoll, U. Tewes, N. P. Plotnikoff (eds.), *Psychoneuroimmunology*, Hogrefe & Huber Publishers, Lewiston (Nueva York), 1992.

Capítulo 7. Imaginar la integridad completa

1. L. Dossey, *Healing Words*, HarperCollins, Nueva York. Hay traducción al castellano: Palabras que curan: *el poder de la plegaria y la práctica de la medicina*, Ediciones Obelisco, Barcelona, 1981. *(N. del E.)*
2. A. P. French, J. Tupin y cols., «Physiological changes with a simple relaxation method», *Psychosomatics*, nº 22, 1981, pp. 794-801.
3. R. K. Wallace y H. Benson, «The physiology of mediation», *Scientific American*, nº 226, 1972, pp. 84-90.
4. A. O. Massion, J. Teas y cols., «Meditation, melatonin and breast/prostate cancer: Hypothesis and preliminary data», *Medical Hypothesis*, nº 44, 1995, pp. 39-46.
5. O. C. Simonton, S. Matthews-Simonton y J. Creighton, *Getting Well Again: A step-by-step, self-help guide to overcoming cancer for patients and their families*, J. P. Tarcher, Los Ángeles, 1975.

Capítulo 8. Curación sensual

1. X. Mehrabian y X. Ferris, «Inference in attitudes from nonverbal communication in two channels», *Journal of Consulting Psychology*, nº 31, 1967, pp. 248-252.
2. M. Good, M., «Effects of relaxation and music on postoperative pain: A review», *Journal of Advanced Nursing*, nº 24, 1996, pp. 905-914.
3. L. Zimmerman, J. Nieveen y cols., «The effects of music interventions on postoperative pain and sleep in coronary ar-

tery bypass graft (CABG) patients», *Scholarly Inquiry for Nursing Practice*, nº 10, 1996, pp. 153-170.
4. J. Kaminski y W. Hall, «The effect of soothing music on neonatal behavioral states in the hospital newborn nursery», *Neonatal Network*, nº 15, 1996, pp. 45-54.
5. J. M. Standley y F. S. Moore, «Therapeutic effects of music and mother's voice on premature infants», *Pediatric Nursing*, nº 21, 1995, pp. 509-512.
6. C. G. Mornhinweg y R. R. Voignier, «Music for sleep disturbance in the elderly», *Journal for Holistic Nursing*, nº 13, 1995, pp. 248-254.
7. M. J. Lowis y J. Hughes, «A comparison of the effects of sacred and secular music on elderly people», *Journal of Psychology*, nº 131, 1997, pp. 45-55.
8. P. Belin, P. van Eeckhout y cols., «Recovery from nonfluent aphasia after melodic intonation therapy: A PET study», *Neurology*, nº 47, 1996, pp. 1504-1511.
9. C. Marwick, «Leaving concert hall for clinic, therapists now test music's «charms»», *Journal of the American Medical Association*, nº 275, 1996, pp. 267-268.
10. B. Blumenstein, M. Bar-Eli y G. Tenenbaum, «The augmenting role of biofeedback: Effects of autogenic, imagery and music training on physiological indices and athletic performance», *Journal of Sports Sciences*, nº 13, 1995, pp. 343-354.
11. K. Johnston y J. Rohaly-Davis, «An introduction to music therapy: Helping the oncology patient in the ICU», *Critical Care Nursing Quarterly*, nº 18, 1996, pp. 54-60.
12. V. E. Keller, «Management of nausea and vomiting in children», *Journal of Pediatric Nursing*, nº 10, 1995, pp. 280-286.
13. K. Le Mée, *Chant*, Bell Tower, Nueva York, 1994.
14. C. E. Sabo y S. R. Michael, «The influence of personal massage with music on anxiety and side effects associated with chemotherapy», *Cancer Nursing*, nº 19, 1996, pp. 283-289.
15. T. M. Field, S. M. Schanberg y cols., «Tactile/kinesthetic stimulation effects on preterm neonates», *Pediatrics*, nº 77, 1986, pp. 654-658.

16. T. Field, «Massage therapy for infants and children», *Journal of Developmental and Behavioral Pediatrics*, nº 16, 1995, pp. 105-111.
17. F. Scafidi y T. Field, «Massage therapy improves behavior in neonates born to HIV-positive mothers», *Journal of Pediatric Psychology*, nº 21, 1996, pp. 889-897.
18. T. Field, N. Grizzle y cols., «Massage and relaxation therapies' effects on depressed adolescent mothers», *Adolescence*, nº 31, 1996, pp. 903-911.
19. S. H. Cady y G. E. Jones, «Massage therapy as a workplace intervention for reduction of stress», *Perceptual and Motor Skills*, nº 84, 1997, pp. 157-158.
20. C. Dunn, J. Sleep y D. Collett, «Sensing an improvement: An experimental study to evaluate the use of aromatherapy, massage, and periods of rest in an intensive care unit», *Journal of Advanced Nursing*, nº 21, 1995, pp. 34-40.
21. M. Curtis, «The use of massage in restoring cardiac rhythm», *Nursing Times*, nº 90, 1994, pp. 36-37.
22. M. Groer, J. Mozingo y cols., «Measures of salivary secretory immunoglobulin A and state anxiety after a nursing back rub», *Applied Nursing Research*, nº 7, 1994, pp. 2-6.
23. G. Ironson, T. Fields y cols., «Massage therapy is associated with enhancement of the immune system's cytotoxic capacity», *International Journal of Neuroscience*, nº 84, 1996, pp. 205-217.
24. M. Rhiner, B. R. Ferrell y cols., «A structured nondrug intervention program for cancer pain», *Cancer Practice*, nº 1, 1993, pp. 137-143.
25. A. T. Ferrell-Torry y O. J. Glick, «The use of therapeutic massage as a nursing intervention to modify anxiety and the perception of cancer pain», *Cancer Nursing*, nº 16, 1993, pp. 93-101.
26. J. G. Jung, «Dream symbols of the process of individuation», en C. G. Jung (ed.), *The Integration of the Personality*, Farrar & Rinehart, Nueva York, 1939, pp. 96-204.

27. J. Argüelles y M. Argüelles, *Mandala*, Shambala, Berkeley (California), 1972, p. 53.
28. W. Redd y S. Manne, «Fragrance reduces patient anxiety during stressful medical procedures», *Focus on Fragrance*, edición de verano, 1, 1991.
29. J. P. Foreyt, «Control of overeating by aversive therapy», *Dissertation Abstracts International*, nº 30, 1970, pp. 56-88.
30. T. Kumori, R. Fujiwara y cols., «Effects of citrus fragrance on immune function and depressive states», *Neuroimmunomodulation*, nº 2, 1995, pp. 174-180.
31. G. Buchbauer, L. Jirovetz y cols., «Fragrance compound and essential oils with sedative effects upon inhalation», *Journal of Pharmaceutical Sciences*, nº 82, 1993, pp. 660-664.
32. H. Shibata, R. Fujiwara y cols., «Restoration of immune function by olfactory stimulation with fragrance», en H. Schmoll, U. Tewes y N. P. Plotnikoff (eds.), *Psychoneuroimmunology*, Hogrefe & Huber Publishers, Lewiston (Nueva York), 1992, pp. 161-171.

Sugerencias de sonidos curativos

J. Asher, *Feet in the Soil*, New Earth Records, Boulder (Colorado), 1995, (303) 444-9122.

B. BecVar y B. BecVar, *The Magic of Healing Music*, Shining Star Productions, San Rafael (California), 1997, (415) 456-6568.

The Benedictine Monks of Santo Domingo de Silos, Chant, EMI Records, 1982, Madrid.

Endangered Species, *Dancing in the Trance*, Global Pacific Records, 1995, Sonoma (California).

D. y S. Gordon, *Sacred Spirit Drums*, Sequoia Records, 1996, Topanga (California).

S. Gorn, S. *Luminous Ragas*, Interworld Music Associates, 1994, Brattleboro (Vermont).

G. S. Sachdev, *Vedic Music*, Infinite Possibilites, 1995, Sudbury (Massschusetts), (800) 858-1808.

Capítulo 9. Un momento para cada propósito

1. C. Focan, D. Focan-Henrard y cols., «Cancer associated alteration of circadian rhythms in carcinoembryonic antigen (CEA) and alpha-fetoprotein (AFP) in humans», **Anticancer Research**, nº 6, 1986, pp. 1137-1144.
2. T. V. Driessche, , «Research on the molecular basis of circadian rhythmicity. The celular approach», en W. T. J. M. Hekkens, G. A. Kerkhof y W. J. Rietveld (eds.), *Trends in Chronobiology*, Pergamon Press, Oxford (Gran Bretaña), 1988, pp. 19-29.
3. M. Irwin, A. Mascovich y cols., «Partial sleep deprivation reduces natural killer cell activity in humans», *Psychosomatic Medicine*, nº 56, 1994, pp. 493-498.
4. V. Lacoste y L. Wetterberg, «Individual variations of rhythms in morning and evening types with special emphasis on seasonal differences», en L. Wetterberg (ed.), *Light and Biological Rhythms in Man*, Pergamon Press, Oxford (Gran Bretaña), 1993, pp. 287-304.
5. A. Samel, H. M. Wegman y cols., «Influence of melatonin treatment on human circadian rhythmicity before and after a simulated nine hour time shift», *Journal of Biological Rhythms*, nº 6, 1991, pp. 235-248.
6. Society of light treatment and biological rhythms, «Consensus statement on the efficacy of light treatment for SAD», *Light Treatment and Biological Rhythms Bulletin*, nº 3, 1990, pp. 5-9.
7. H. Bartsch, C. Bartsch y cols., «The relationship between the pineal gland and cancer. Seasonal aspects», en L. Wetterberg (ed.), *Light and Biological Rhythms in Man*, Pergamon Press, Oxford (Gran Bretaña), 1993, pp. 337-347.
8. F. Levi, «Chronotherapy of cancer: Biological basis and clinical applications», *Pathologie Biologie*, nº 42, 1994, pp. 338-341.
9. C. Focan, «Circadian rhythms and cancer chemotherapy», *Pharmacology and Therapeutics*, nº 67, pp. 1-52.

Capítulo 10. Curación emocional

1. R. Grossarth-Maticeky H. J. Eysenck, «Personality, stress and disease: Description and validation of a new inventory», *Psychological Reports*, nº 66, 1990, pp. 355-373.
2. J. L. Levenson, C. Bemis y B. A. Presberg, «The role of psychological factors in cancer onset and progression: A critical appraisal», en C. E. Lewis, C. O'Sullivan y J. Barraclough (eds.), *The Psychoimmunology of Cancer*, Oxford University Press, Nueva York, 1994, pp. 246-264.
3. H. Baltrusch, W. Stangel y M. Waltz, «Cancer from the behavioral perspective: The type C pattern», *Activitaf Nervosa Superior*, nº 30, 1988, pp. 18-20.
4. J. W. Pennebaker, J. K. Kiecolt-Glaser y R. Glaser, «Disclosures of traumas and immune function: Health implications for psychotherapy», *Journal of Consulting and Clinical Psychology*, nº 56, 1988, pp. 239-245.
5. K. J. Petire, R. J. Booth y cols., «Disclosure of trauma and immune response to a hepatitis B vaccination program», *Journal of Consulting and Clinical Psychology*, nº 63, 1995, pp. 787-792.
6. E. Heim, «Coping and adaptation in cancer», en C. L. Cooper y M. Watson (eds.), *Cancer and Stress: Psychological, biological and coping studies*, John Wiley and Sons, Chichester (Gran Bretaña), 1991, pp. 197-235.
7. D. Spiegel, J. Bloom y cols., «Effect of psychosocial treatment on survival of patients with metastatic breast cancer», *Lancet*, nº 2, 1989, pp. 888-891.

Capítulo 11. Curación a través de la expresión

1. C. G. Jung, *Memories, Dreams, Reflections*, Vintage Books, Nueva York, 1965, p. 196.
2. W. S. Condon y L. W. Sander, «Neonate movement is synchronized with adult speech: Interactional participation and language acquisition», *Science*, nº 183, 1974, pp. 99-101.
3. J. W. Pennebaker, J. K. Kiecolt-Glaser y R. Glaser, «Disclosu-

res of traumas and immune function: Health implications for psychotherapy», *Journal of Consulting and Clinical Psychology*, nº 56, 1988, pp. 239-245.

Referencias generales

J. Argüelles y M. Argüelles, *Mandala*, Shambhala, Boston, 1995.

J. Chodorow, J., *Dance Therapy & Depth Psychology*, Routledge, Londres, 1991.

E. Feder y B. Feder, *The Expressive Arts Therapies*, Prentice-Hall, Inc., Englewood Cliffs (Nueva Jersey), 1981.

A. Gilroy y C. Lee, *Art and Music: Therapy and research*, Routledge, Londres, 1995.

C. G. Jung, *Man and His Symbols*, Doubleday, Garden City (Nueva Jersey). Hay traducción al castellano: *El hombre y sus símbolos*, Noguer y Caralt Editores, Barcelona, 1997. *(N. del E.)*

N. Rogers, *The Creative Connection*, Science & Behavior Books, Inc., Palo Alto (California), 1993.

Música sugerida para los ejercicio de terapia del movimiento

Clásica

J. S. Bach, *Conciertos de Brandenburgo 1-6*, Vienna Master Series, 1991, Pilz Media Group, Múnich.

J. S. Bach, *Concierto para dos violines en Re menor*, Yehudi Menuhin y Christian Ferras, violines, 1959, EMI Seraphim, Londres.

L. van Beethoven, *Sonata para piano núm. 8 «Patética»*, Anton Dikov, piano, 1990, Delta Music, Los Ángeles.

J. Brahms, *Concierto para piano núm. 1 en Re menor, opus 15*, segundo movimiento (*Adagio*), András Schiff, piano, 1989, London Records, Londres.

Contemporánea

S. Ciani, ,*Pianissimo*, 1990, Private Music, Los Ángeles.

C. Franke, *Enchanting Nature*, 1994, Earthtone Records, West Hollywood (California).

S. Halpern, *Gifts of the Angels*, 1994, Sound Rx, San Anselmo (California).

D. Lanz, *Return to the Heart*, 1991, Narada Productions, Milwaukee (Wisconsin).

Capítulo 12. La mejor medicina

1. L. B. Ames, «Development of interpersonal smiling response in the pre-school years», *Journal of Genetic Psychology*, nº 74, 1949, pp. 273-291.
2. M. Kenderdine, M., «Laughter in the pre-school child», *Child Development*, nº 2, 1931, pp. 228-230.
3. I. Maclean, «Dr. Rabelais's 500 year old prescription», *British Medical Journal*, nº 308, 1994, pp. 803-804.
4. N. Cousins, «Anatomy of an Illness as Perceived by the Patient», *New England Journal of Medicine*, nº 295, 1976, pp. 1458-1463.
5. N. Cousins, *Anatomy of an Ilness as Perceived by the Patient*, W. W. Norton, Nueva York, 1979.
6. L. Berk, S. Tan y cols., «Neuroendocrine and stress hormone changes during mirthful laughter», *American Journal of the Medical Sciences*, nº 298, 1989, pp. 390-396.
7. L. Berk, «The laughter-immune connection: New discoveries», *Humor and Health Journal*, nº 5, 1996, pp. 1-5.
8. S. Yoshino, J. Fuhimori y M. Kohda, «Effects of mirthful laughter on neuroendocrine and immune system in patients with rheumatoid arthritis», *Journal of Rheumatology*, nº 23, 1996, pp. 793-794.
9. K. P. Spiegel, «Early conceptions of humor», en J. H. Goldstein y P. E. McGhee (eds.), *The Psychology of Humor*, Academic Press, Nueva York, 1972, pp. 4-34.
10. M. Gellkopf, S. Kreitler y M. Sigal, «Laughter in a psychia-

tric ward. Somatic, emotional, social and clinical influences on schizophrenic patients», *Journal of Nervous and Mental Disease*, nº 181, 1993, pp. 283-289.
11. M. Weisenberg, I. Tepper y J. Schwarzwald, «Humor as a cognitive technique for increasing pain tolerance», *Pain*, nº 63, 1995, pp. 207-212.
12. Osho, *Meditation – The First and Last Freedom*, Rebel Publishing House, Colonia (Alemania), 1992, pp. 47-50.
13. T. Robbin, *Jitterbug Perfume*, Bantam Books, Nueva York, 1984, pp. 380-381.

Capítulo 13. Sopesar las opciones

1. D. M. Eisenberg, R. C. Kessler y cols., «Unconventional medicine in the United States: Prevalence, costs and patterns of use», *New England Journal of Medicine*, nº 328, 1993, pp. 246-252.
2. N. C. Elder, A. Gillcrist y R. Minz, «Use of alternative health care by family practice patients», *Archives of Family Medicine*, nº 6, 1997, pp. 181-184.
3. B. R. Cassileth, «Unorthodox cancer medicine», *Cancer Investigation*, nº 4, 1986, pp. 591-598.
4. J. C. Bailar y H. L. Gornik, «Cancer undefeated», *New England Journal of Medicine*, nº 336, 1997, pp. 1569-1574.
5. D. B. Mowrey y D. E. Clayson, «Motion sickness, ginger and psychophysics», *Lancet*, nº 1, 20 de marzo 1982, pp. 655-657.
6. T. M. Field, S. M. Schanberg y cols., «Tactile/kinesthetic stimulation effects on preterm neonates», *Pediatrics*, nº 77, 1986, pp. 654-658.
7. S. Green, «A critique of the rationale for cancer treatment with coffee enemas and diet», *Journal of the American Medical Association*, nº 268, 1992, pp. 3224-3227.
8. E. K. Rowinsky, «The development and clinical utility of the taxane class of antimicrotubule chemotherapy agents», *Annual Review of Medicine*, nº 48, 1997, pp. 353-374.
9. C. G. Moertel, T. R. Fleming y cols., «A clinical trial of

amygdalan (Laetrile) in the treatment of human cancer», *New England Journal of Medicine*, nº 306, 1982, pp. 201-206.

10. J. Mathews, «Sharks still intrigue cancer researchers», *Journal of the National Cancer Institute*, nº 84, 1992, pp. 1000-1002.
11. B. O'Regan y C. Hirshberg, *Spontaneous Remission: An annotated bibliography*, Institute of Noetic Sciences, Sausalito (California), 1993.
12. D. C. Cherkin y F. A. MacCornack, «Patient evaluation of low back pain care from family physicians and chiropractors», *Western Journal of Medicine*, nº 150, 1989, pp. 351-355.
13. B. W. Koes, L. M. Bouter y cols., «A blinded randomized clinical trial on manual therapy and physiotherapy for chronick back and neck complaints: Physical therapy measures», *Journal of Manipulative and Physiological Therapeutics*, nº 15, 1992, pp. 16-23.
14. R. M. Coan, C. Wong y P. L. Coan, «The acupuncture treatment of low back pain: A randomized controlled study», *American Journal of Chinese Medicine*, nº 9, 1980, pp. 326-332.
15. P. A. Christensen, M. Noreng y cols., «Electroacupuncture and postoperative pain», *British Journal of Anaesthesia*, nº 62, 1989, pp. 258-262.
16. C. A. Vincent, «A controlled trial of the treatment of migraine by acupuncture», *Clinical Journal of Pain*, nº 5, 1989, pp. 305-312.
17. J. W. Dundee, J. Yang y C. McMillan, «Non-invasive stimulation of the P-6 (Neiguan) antiemetic acupuncture point in cancer chemotherapy», *Journal of the Royal Society of Medicine*, nº 84, 1991, pp. 210-212.
18. P. Fisher, A. Greenwood y cols., «Effects of homeopathic treatment on fibrositis (fibromyalgia), *British Medical Journal*, nº 299, 1989, pp. 365-366.
19. D. T. Reilly, C. McSharry y cols., «Is homeopathy a placebo response? Controlled trial of homeopathic potencies, with

pollen in hayfever as a model», *Lancet*, nº 2, 1986, pp. 881-886.

20. R. G. Gipson, S. L. M. Gipsony cols., «Homeopathic therapy in rheumatoid arthritis: Evaluation by double-blind clinical therapeutic trial», *British Journal of Clinical Pharmacology*, nº 9, 1980, pp. 453-459.
21. E. Davenas, F. Beauvais y cols., «Human basophil degranulation triggered by very dilute antiserum against IgE», *Nature*, nº 333, 1988, pp. 816-818.

Referencias generales

W. J. Diamond, W. L. Clowden, con B. Goldberg, *An Alternative Medicine Definitive Guide to Cancer*, Future Medicine Publishing, Tiburón (California), 1997. (Es una extensa exposición sobre los métodos alternativos de lucha contra el cáncer, con una fuerte perspectiva antiestablishment y proalternativa.)

A. Fugh-Berman, *Alternative Medicine: What Works*, Odonian Press, Tucson (Arizona), 1996. (Una investigación muy equilibrada, que se lee con facilidad, sobre los estudios científicos publicados acerca de la medicina alternativa.)

J. Jacobs, J., *The Encyclopedia of Alternative Medicine*, Journey Editions, Boston, ed. de 1996. (Una guía fácil de utilizar por parte del usuario sobre los métodos alternativos, con hermosas fotografías.)

Capítulo 14. Especificidades holistas

1. S. L. Parker, T. Tong y cols., «Cancer statistics, 1997», *CA – A Cancer Journal for Clinicians*, nº 47, 1997, pp. 5-27.
2. R. G. Ziegler, R. N. Hoover y cols., «Migration patterns and breast cancer risk in Asian-American women», *Journal of the National Cancer Institute*, nº 85, 1993, pp. 1819-1827.
3. L. A. Cohen, D. O. Thompson y cols., «Dietary fat and mammary cancer II. Modulation of serum and tumor lipid composition and tumor prostaglandins by different dietary fat: Association with tumor incidence patterns», *Journal of the National Cancer Institute*, nº 77, 1986, pp. 43-51.

4. R. Prentice, D. Thompson y cols., «Dietary fat reduction and plasma estradiol concentration in healthy postmenopausal women», *Journal of the National Cancer Institute*, nº 82, 1990, pp. 129-134.
5. G. Peterson y S. Barnes, «Genistein inhibits both estrogen and growth factor-stimulated proliferation of human breast cancer cells», *Cell Growth and Differentiation*, nº 7, 1996, pp. 1345-1351.
6. K. Lockwood, S. Moesgaard y K. Folkers, «Partial and complete regression of breast cancer in patients in relation to dosage of coenzyme Q10», *Biochemistry and Biophysics Research Communication*, nº 199, 1994, pp. 1504-1508.
7. K. Lockwood, S. Moesgaard y cols., «Progress on therapy of breast cancer with vitamin Q10 and the regression of metastases», *Biochemistry and Biophysics Research Communication*, nº 212, 1995, pp. 172-177.
8. K. J. Pienta y P. S. Esper, «Risk factors for prostate cancer», *Annals of Internal Medicine*, nº 118, 1993, pp. 793-803.
9. P. Hill, E. L. Wynder y cols., «Diet and urinary steroids in black and white North American men and black South African men», *Cancer Research*, nº 39, 1979, pp. 5101-5105.
10. M. S. Morton, A. Matos-Ferreira y cols., «Measurement and metabolism of isoflavonoids and lignans in the human male», *Cancer Letters*, nº 114, 1997, pp. 145-151.
11. F. O. Stephens, «Phytoestrogens and prostate cancer: Possible preventive role», *Medical Journal of Australia*, nº 167, 1997, pp. 138-140.
12. P. H. Gann, C. H. Hennekens y cols., «Prospective study of plasma fatty acids and risk of prostate cancer», *Journal of the National Cancer Institute*, nº 86, 1994, pp. 281-286.
13. E. Giovannucci, A. Ascherio y cols., «Intake of carotenoids and retinol in relation to risk of prostate cancer», *Journal of the National Cancer Institute*, nº 87, 1995, pp. 1767-1776.
14. S. K. Clinton, C. Emenhiser y cols., «Cis-trans lycopene isomers, carotenoids, and retinol in the human prostate», *Can-*

cer Epidemiology and Biomarks Preview, nº 5, 1996, pp. 8223-8233.
15. C. Muir, J. Waterhouse y cols., «Cancer incidence in five continents», *International Agency for Research on Cancer (IARC)*, vol. 5, núm. 88, 1987, Lyon (Francia).
16. S. Maziere, P. Cassand y cols., «Vitamin A and apoptosis in colonic tumor cells», *International Journal for Vitamin and Nutrition Research*, nº 67, 1997, pp. 237-241.
17. B. S. Reddy, A. Rivenson.y cols., «Chemoprevention on colon cancer by organoselenium compounds and impact of high- or low-fat diets», *Journal of the National Cancer Institute*, nº 89, 1997, pp. 506-512.
18. M. Lipkin, H. L. Newmark y G. Kelloff (eds.), *Calcium, Vitamin D and Prevention of Colon Cancer*, CRC Press, Boca Ratón (Florida), 1991.
19. R. Sikorski y R. Peters, «Oncology ASAP – Where to find reliable cancer information on the Internet», *Journal of the American Medical Association*, nº 277, 1997, pp. 1431-1432.

Capítulo 15. El destino desconocido

1. E. Kübler-Ross, *On Death and Dying*, Macmillan Publishing Company, Nueva York, 1969. Hay traducción al castellano: *Sobre la muerte y los moribundos*, Grijalbo Mondadori, Barcelona, 1993. *(N. del E.)*
2. C. Stern, Liturgy Committee of the Central Conference of American Rabbis, *Gates of Repentance*, Central Conference of American Rabbis and Union of Liberal and Progressive Synagogues, Nueva York, 1979, p. 251.
3. D. P. Phillips y E. W. King, «Death takes a holiday: Mortality surrounding major social occasions», *Lancet*, nº 2, 1998, pp. 728-732.
4. D. P. Phillips y D. G. Smith, «Postponement of death until symbolically meaningful occasions», *Journal of the American Medical Association*, nº 263, 1990, 1947-1951.
5. E. Easwaran, «Death as teacher: The Katha Upanishad», *The Upanishads*, Nilgiri Press, Tomales (California), 1987, p. 86.

6. R. A. Moody, *Life after Life*, Bantam Books, Nueva York, 1975.
7. K. Ring, *Life at Death*, Coward, McCann and Geoghegan, Nueva York, 1980.
8. M. B. Sabom y S. Kreutziger, «The experience of near death», *Death Education*, nº 1, 1977, pp. 195-203.
9. K. Ring, «Frequency and stages of the prototypic near-death experience», en C. R. Lundhal (comp.), *A Collection of Near-Death Research Reading*, Nelson-Hall Publishers, Chicago, 1982, pp. 110-147.
10. R. A. Moody, «The experience of dying», en C. R. Lundhal (comp.), *A Collection of Near-Death Research Reading*, Nelson-Hall Publishers, Chicago, 1982, pp. 89-109.
11. K. J. Drab, «The tunnel experience: Reality or hallucination?», *Anabiosis*, nº 1, 1981, pp. 126-152.
12. B. Greyson, «Varieties of near-death experience», *Psychiatry*, nº 56, 1993, pp. 390-399.
13. J. E. Owens, E. W. Cook e I. Stevenson, «Features of «near-death experience» in relation to whether or not patients were near death», *Lancet*, nº 336, 1990, pp. 1175-1177.
14. A. Kellehear, «Near-death experiences across cultures», en *Experiences Near Death*, Oxford University Press, Nueva York, 1996, pp. 22-41.
15. R. A. F. Thurman, *The Tibetan Book of the Dead*, Bantam Books, Nueva York, 1994.
16. R. Tagore, *Wings of Death – The Last Poems of Rabindranath Tagore*, traducido al inglés del bengalí por Aurobindo Bose, Butler & Tanner Ltd., Londres. (Nota: este poema se recitó por primera vez durante el servicio conmemorativo de la muerte de Tagore.)

Referencias generales

D. Barton, *Dying and Death – A clinical guide for caregivers*, Williams & Wilkins Company, Baltimore, 1977.

T. K. Basford, *Near-Death Experiences – An annotated bibliography*, Garland Publishing, Nueva York, 1990.

R. A. Kalish, *Death, Grief, and Caring Relationships,* Brooks/Cole Publishing Company, Monterey (California), 1958.
R. J. Kastenbaum, *Death, Society and Human Experience,* Macmillan Publishing Company, Nueva York, 1991.
E. Kübler-Ross, *Death – The final stage of growth,* Prentice-Hall, Englewood Cliffs (Nueva Jersey), 1975.
C. R. Lundahl (comp.), *Collection of Near-Death Research Reading,* Nelson-Hall Publishers, Chicago, 1982.
S. B. Nuland, *How We Die,* Vintage Books, Nueva York, 1995. Hay traducción al castellano: *Cómo morimos,* Alianza Editorial, Madrid, 1997. *(N. del E.)*

Epílogo

1. J. C. Bailar y H. L. Gornik, «Cancer undefeated», *New England Journal of Medicine,* nº 336, 1997, pp. 1569-1574.
2. P. A. Wingo, L. A. Ries y cols., «Cancer incidence and mortality, 1973-1995. A report card for the U. S.», *Cancer,* nº 82, 1998, pp. 1197-1207.